乡村医生实用中医手册

张晓梅　王凤珍　主编

中国中医药出版社
·北 京·

图书在版编目（CIP）数据

乡村医生实用中医手册 / 张晓梅，王风珍主编 .
—北京：中国中医药出版社，2017.10（2018.12重印）
ISBN 978-7-5132-4421-3

Ⅰ . ①乡… Ⅱ . ①张… ②王… Ⅲ . ①中医学—手册
Ⅳ . ① R2-62

中国版本图书馆 CIP 数据核字（2017）第 219677 号

中国中医药出版社出版
北京市朝阳区北三环东路 28 号易亨大厦 16 层
邮政编码 100013
传真 010-64405750
河北新华第二印刷有限责任公司印刷
各地新华书店经销

开本 880×1230 1/32 印张 13.875 字数 359 千字
2017 年 10 月第 1 版 2018 年 12 月第 2 次印刷
书号 ISBN 978 – 7 – 5132 – 4421 –3

定价 48.00 元
网址 www.cptcm.com

社 长 热 线 010-64405720
购 书 热 线 010-89535836
维 权 打 假 010-64405753

微信服务号 zgzyycbs
微商城网址 https://kdt.im/LIdUGr
官 方 微 博 http://e.weibo.com/cptcm
天猫旗舰店网址 https://zgzyycbs.tmall.com

如有印装质量问题请与本社出版部联系（010-64405510）

《乡村医生实用中医手册》

编委会

主　编　张晓梅　王凤珍

副主编　李　游　张存华

编　委　（以姓氏笔画为序）

于小林　王　晨　王紫娟　刘　哲

刘彧杉　肖俊杰　肖胜男　张宇婷

孟丽红　姚金芳　秦慧慧　顾潇枫

潘　鸿

编写说明

乡村医生是我国医疗卫生服务队伍的重要组成部分，是最贴近亿万农村居民的健康“守护人”，是发展农村医疗卫生事业、保障农村居民健康的重要力量。近年来特别是新一轮医药卫生体制改革实施以来，乡村医生整体素质稳步提高，服务条件显著改善，农村居民基本医疗卫生服务的公平性、可及性不断提升。但也要看到，乡村医生队伍仍是农村医疗卫生服务体系的薄弱环节，难以适应农村居民日益增长的医疗卫生服务需求。

2015 年 3 月，《国务院办公厅关于进一步加强乡村医生队伍建设的实施意见》（即 13 号文）出台，其主要目标是，通过 10 年左右的努力，力争使乡村医生总体具备中专及以上学历，逐步具备执业助理医师及以上资格，乡村医生各方面合理待遇得到较好保障，基本建成一支素质较高、适应需要的乡村医生队伍，促进基层首诊、分级诊疗制度的建立，更好保障农村居民享受均等化的基本公共卫生服务和安全、有效、方便、价廉的基本医疗服务。其中第十三条更是明确：建立乡村全科执业助理医师制度。做好乡村医生队伍建设和全科医生队伍建设的衔接。在现行的执业助理医师资格考试中增设乡村全科执业助理医师资格考试。

据此，国家中医药管理局中医师资格认证中心与国家医学考试中心共同完成了乡村全科执业助理医师资格考试大纲及相关考试用书的编写。但是，由于种种原因限制，其中医内容并不能展开，许多也只是点到为止，未能很好地体现中医“简、便、验、廉”的特点与在基层的普适性，因此，我们编写了这本手册，希望通过此书，能让基层医生熟悉中医基本理论知识、掌握应用中医基本技术，从而处理、治疗常见疾病。

《乡村医生实用中医手册》编委会

2017 年 6 月 7 日

目　录

上篇　基础篇

下篇　临床篇

上篇

基础篇

第一章 藏 象

藏象是指藏于体内的内脏及其表现于外的生理病理征象及与自然界相通应的事物和现象。“藏”，是藏于体内的内脏，包括五脏、六腑和奇恒之腑。由于五脏是所有内脏的中心，故“藏”之所指，实际上是以五脏为中心的五个生理病理系统。“象”，是这五个生理病理系统的外在生理病理现象和比象。

第一节 五 脏

五脏即心、肺、肝、脾、肾五个脏器的总称。其共同生理特点是藏而不泄，满而不能实。

1. 心的生理机能与特性

（1）主血脉：指心气推动和调控血液在脉道中运行，流注全身，发挥营养和滋润作用。心主血脉包括心主血和主脉两个方面。心主血的基本内涵，是心气能推动血液运行，以输送营养物质于全身脏腑形体官窍。另一内涵是心有生血的作用，即所谓“奉心化赤”。饮食水谷经脾胃之气的运化，化为水谷之精，水谷之精再化为营气和津液，营气和津液入脉，经心火（即心阳）的作用，化为赤色血液，即《素问·经脉别论》所谓“浊气归心，淫精于脉”。心主脉，指心气推动和调控心脏的搏动和脉的舒缩，使脉道通利，血流通畅。

（2）藏神：又称主神明或主神志，指心有统帅全身脏腑、经络、形体、官窍的生理活动和主司意识、思维、情志等精神活动的作用。心所藏之神，既是主宰人体生命活动的广义之神，又包括意识、思维、情感等狭义之神。

2. 肺的生理机能与特性

（1）主气，司呼吸：包括主呼吸之气和主一身之气两个方面。

肺主呼吸之气，指肺是气体交换的场所。通过肺的呼吸作用，不断吸进清气，排出浊气，吐故纳新，实现机体与外界环境之间的气体交换，以维持人体的生命活动。肺主呼吸，实际上是肺气的宣发与肃降运动在气体交换过程中的具体表现：肺气宣发，浊气得以呼出；肺气肃降，清气得以吸入。肺气的宣发与肃降运动协调有序，则呼吸均匀通畅。肺主一身之气，指肺有主司一身之气的生成和运行的作用，体现在两个方面，即宗气的生成和对全身气机的调节作用。肺有节律的呼吸，对全身之气的升降出入运动起着重要的调节作用。

（2）主行水：指肺气的宣发肃降运动推动和调节全身水液的输布和排泄。肺主行水表现在两个方面：一是通过肺气的宣发运动，将脾气转输至肺的水液和水谷之精中的较轻清部分，向上向外布散，上至头面诸窍，外达全身皮毛肌腠以濡润之；输送到皮毛肌腠的水液在卫气的推动作用下化为汗液，并在卫气的调节作用下有节制地排出体外。二是通过肺气的肃降运动，将脾气转输至肺的水液和水谷精微中的较稠厚部分，向内向下输送到其他脏腑以濡润之，并将脏腑代谢所产生的浊液下输至膀胱，成为尿液生成之源。

（3）朝百脉，主治节：肺朝百脉，指全身的血液都通过百脉流经于肺，经肺的呼吸，进行体内外清浊之气的交换，然后再通过肺气宣降作用，将富有清气的血液通过百脉输送到全身。全身的血脉均统属于心，心气是血液循环运行的基本动力。而血液的运行，又赖于肺气的推动和调节，即肺气具有助心行血的作用。肺通过呼吸运动，调节全身气机，从而促进血液运行。宗气有“贯心脉”以推动血液运行的作用。肺气充沛，宗气旺盛，气机调畅，则血运正常。肺主治节，指肺气具有治理调节肺之呼吸及全身之气、血、水的作用，是对肺的主要生理机能的高度概括，主要表现在四个方面，即治理调节呼吸运动、调理全身气机、治理调节血液的运行及治理调节津液代谢。

3. 脾的生理机能与特性

（1）主运化：指脾具有把饮食水谷转化为水谷精微（即谷精）和津液（即水精），并把水谷精微和津液吸收、转输到全身各脏腑的生理机能，包括运化食物和运化水液两个方面：①运化食物：食物经胃的受纳腐熟，被初步消化后，变为食糜，下送于小肠作进一步消化，经脾气的作用，则分为清浊两部分。其精微部分，经脾气的激发作用由小肠吸收，再由脾气的转输作用输送到其他四脏，内养五脏六腑，外养四肢百骸。②运化水液：指脾气将水液化为水精，亦即津液，并将其吸收、转输到全身脏腑的生理机能。脾气转输津液的途径及方式有四：一是上输于肺，通过肺气宣降输布全身；二是向四周布散，“以灌四旁”，发挥其滋养濡润脏腑的作用；三是将胃、小肠、大肠中的部分水液经过三焦（六腑之一的三焦）下输膀胱，成为尿液生成之源；四是居中枢转津液，使全身津液随脾胃之气的升降而上腾下达，肺之上源之水下降，膀胱水府之津液上升。脾气健运，津液化生充足，输布正常，脏腑形体官窍得养。运化食物和运化水液，是脾主运化的两个方面，二者是同时进行的。饮食物的消化及其精微的吸收、转输都由脾所主。脾气不但将饮食物化为水谷精微，而且能将水谷精微吸收并转输至全身促进人体的生长发育，是维持人体生命活动的根本，故称为“后天之本”。脾为“后天之本”的理论，对养生防病有着重要意义。

（2）主统血：指脾气具有统摄、控制血液在脉中正常运行而不逸出脉外的作用。脾气统摄血液，实际上是气的固摄作用的体现。脾气是一身之气分布到脾脏的部分，一身之气充足，脾气必然充盛；而脾气健运，一身之气自然充足。气足则能摄血，故脾统血与气摄血是统一的。

4. 肝的生理机能与特性

（1）主疏泄：指肝气具有疏通、畅达全身气机的作用。主要表现于以下几个方面：①促进血液与津液的运行输布：血液的运行和津液的输布代谢，有赖于气机的调畅。肝气疏泄，调畅气机，使全身脏腑经络之气的运行畅达有序。气能运血，气行则血行，故说肝气的疏泄作用能促进血液的运行，使之畅达而无瘀滞。②促进脾胃运化和胆汁的分泌排泄：肝气疏泄，畅达气机，促进和协调脾胃之气的升降，从而促进脾胃的运化。胆汁乃肝之余气所化，其分泌和排泄受肝气疏泄作用的影响。肝气疏泄，气机调畅，胆汁才能够正常分泌与排泄。③调畅情志：肝气疏泄，能调畅气机，因而能使人心情舒畅，既无兴奋，也无抑郁。情志活动分属五脏，依赖于气机的调畅，因肝主疏泄，调畅气机，所以肝具有调畅情志的生理机能。④促进男子排精与女子排卵行经：男子精液的贮藏与施泄，是肝肾二脏之气的闭藏与疏泄作用相互协调的结果。肝气疏泄，则精液排泄通畅有度；肝失疏泄，则排精不畅而致精瘀。女子的按时排卵，也是肝气疏泄和肾气闭藏作用相互协调的体现。

（2）主藏血：指肝脏具有贮藏血液、调节血量和防止出血的功能。肝藏血的生理意义有以下六个方面：①涵养肝气：肝贮藏充足的血液，化生和涵养肝气，使之冲和畅达，发挥其正常的疏泄作用。②调节血量：在正常情况下，人体各部分的血量是相对恒定的。但是随着机体活动量的增减、情绪的变化、外界气候的变化等因素，人体各部分的血量也随之有所变化。如剧烈运动或情绪激动时，外周血流量增加；而在安静或休息时，外周血液分配量则减少。③濡养肝及筋、目：肝贮藏充足的血液，可濡养肝脏及其形体官窍，使其发挥正常的生理机能。④化生和濡养魂：维持正常神志及睡眠，肝血不足，魂不守舍，可见失眠、梦呓、梦游等。⑤为经血之源：肝藏血而称为血海，冲脉起于胞中而通于肝，与女子月经来潮密切相关，也称为“血海”。女子以血为本，肝藏血充足，冲脉血液充盛，是其月经按时来潮的重要保证。⑥防止出血：肝主凝血以防止出血。气有固摄血液之能，肝气充足，则能固摄肝血而不致出血，又因阴气主凝，肝阴充足，肝阳被涵，阴阳协调，则能发挥凝血作用而防止出血。

5. 肾的生理机能与特性

（1）藏精，主生长、发育、生殖与脏腑气化：肾藏精，指肾具有贮存、封藏精的生理机能。精，是构成人体和维持人体生命活动的最基本物质，是生命之本原，是脏腑形体官窍机能活动的物质基础。肾藏的精包括先天之精和后天之精，先天之精来源于父母的生殖之精，是禀受于父母的生命遗传物质，与生俱来，藏于肾中。人出生后，机体由脾胃的运化作用从饮食物中摄取的营养物质，称为后天之精。后天之精经脾气的转输作用以“灌四旁”，则为脏腑之精。肾精的构成，是以先天之精为基础，加之部分后天之精的充养而化成。先天之精是肾精的主体成分，后天之精仅起充养作用，先、后天之精相互资助，相互为用。主生长发育与生殖，指肾精、肾气促进机体生长发育与生殖机能成熟的作用。人体生、长、壮、老、已的生命过程，可分为幼年期、青年期、壮年期和老年期等几个阶段，而每一阶段机体的生长发育或衰退情况，都取决于肾精及肾气的盛衰。

脏腑气化，指由脏腑之气的升降出入运动推动和调控着各脏腑形体官窍的生理机能，进而推动和调控着机体精、气、血、津、液各自的新陈代谢及其与能量的相互转化过程。肾精、肾气及其分化的肾阴、肾阳在推动和调控脏腑气化过程中起着极其重要的作用。

（2）主水：指肾气具有主司和调节全身水液代谢的作用，主要体现在两方面：一是肾气对参与水液代谢脏腑的促进作用：肾气及肾阴肾阳对水液代谢过程中各脏腑之气的功能，尤其是脾肺之气的运化和输布水液的功能，具有促进和调节作用。二是肾气的生尿和排尿作用：水液代谢过程中，各脏腑形体官窍代谢后产生的浊液，下输于膀胱，在肾气的蒸化作用下，分为清浊，清者回吸收，由脾气的转输作用通过三焦水道上腾于肺，重新参与水液代谢，浊者则化为尿液，在肾与膀胱之气的推动作用下排出体外。

（3）主纳气：指肾气有摄纳肺所吸入的自然界清气，保持吸气的深度，防止呼吸表浅的作用。人体的呼吸，由肺所主，但吸入的清气，由肺气的肃降下达于肾，必须再经肾气的摄纳潜藏，使其维持一定的深度，以利于气体的交换。故《难经·四难》说："呼出心与肺，吸入肾与肝。"《类证治裁·喘证》说："肺为气之主，肾为气之根。"

6. 五脏之间的关系

（1）心与肺的关系：心主血而肺主气，心主行血而肺主呼吸。心与肺的关系，主要表现在血液运行与呼吸吐纳之间的协同调节关系。血液的正常运行，必须依赖于心气的推动，亦有赖于肺气的辅助。由于宗气具有贯心脉而司呼吸的生理功能，从而加强了血液运行与呼吸吐纳之间的协调平衡。因此，积于胸中的宗气是连接心之搏动和肺之呼吸的中心环节。

（2）心与脾的关系：心主血而脾生血，心主行血而脾主统血。心与脾的关系，主要表现在血液生成方面的相互为用及血液运行方面的相互协同。

（3）心与肝的关系：心与肝的关系，主要表现在行血与藏血以及精神调节两个方面。血液运行方面：心主行血，心为一身血液运行的枢纽；肝藏血，肝是贮藏血液、调节血量的重要脏器。两者相互配合，共同维持血液的正常运行。精神调节方面：心藏神，主宰意识、思维、情感等精神活动；肝主疏泄，调畅气机，维护情志的舒畅。心肝两脏，相互为用，共同维持正常的精神活动。

（4）心与肾的关系：心与肾在生理上的联系，主要表现为

“心肾相交”。心肾相交的机理，主要有水火既济、精神互用、君相安位等。①水火既济：心居上焦属阳，在五行中属火；肾居下焦属阴，在五行中属水。在上者宜降，在下者宜升，升已而降，降已而升。心位居上，故心火（阳）必须下降于肾，使肾水不寒；肾位居下，故肾水（阴）必须上济于心，使心火不亢。肾无心火之温煦则水寒，心无肾阴之凉润则火炽。心与肾之间的水火升降互济，维持了两脏之间生理机能的协调平衡。②精神互用：心藏神，肾藏精。精能化气生神，为气、神之源；神能控精驭气，为精、气之主。故积精可以全神，神清可以控精。③君相安位：心为君火，肾为相火（命火）。君火在上，如日照当空，为一身之主宰；相火在下，系阳气之根，为神明之基础。命火秘藏，则心阳充足；心阳充盛，则相火亦旺。君火相火，各安其位，则心肾上下交济。

（5）肺与脾的关系：肺与脾的关系，主要表现在气的生成与水液代谢两个方面。①气的生成：肺主呼吸，吸入自然界的清气；脾主运化，化生水谷之精并进而化为谷气。清气与谷气在肺中汇为宗气，宗气与元气再合为一身之气。一身之气的盛衰，主要取决于宗气的生成。②水液代谢：肺气宣降以行水，使水液正常地输布与排泄；脾气运化，散精于肺，使水液正常地生成与输布。人体的水液，由脾气上输于肺，通过肺气的宣发肃降而布散周身及下输膀胱。肺脾两脏协调配合，相互为用，是保证津液正常输布与排泄的重要环节。

（6）肺与肝的关系：肺与肝的生理联系，主要体现在人体气机升降的调节方面。“肝生于左，肺藏于右”。肝气从左升发，肺气由右肃降。肝气以升发为宜，肺气以肃降为顺。此为肝肺气机升降的特点所在。肝升肺降，升降协调，对全身气机的调畅，气血的调和，起着重要的调节作用。

（7）肺与肾的关系：肺与肾的关系，主要表现在水液代谢、呼吸运动及阴阳互资三个方面。①水液代谢：肺主行水，为水之上源；肾主水液代谢，为主水之脏。肺气宣发肃降而行水的作用，有赖于肾气及肾阴肾阳的促进；肾气所蒸化的水液，有赖于肺气的肃降运动使之下归于膀胱。肺肾之气的协同作用，保证了体内水液输布与排泄的正常。②呼吸运动：肺主气而司呼吸，肾藏精而主纳气。人体的呼吸运动，虽由肺所主，但亦需肾的纳气机能协助。只有肾精及肾气充盛，封藏机能正常，肺吸入的清气才能经过其肃降而下纳于肾，以维持呼吸的深度。③阴阳互资：肺肾阴阳，相互资生。肺阴充足，下输于肾，使肾阴充盈。肾阴为诸阴之本，肾阴充盛，上滋于肺，使肺阴充足。肾阳为诸阳之本，能资助肺阳，推动津液输布，则痰饮不生，咳喘不作。

（8）肝与脾的关系：肝与脾的生理联系，主要表现在疏泄与运化的相互为用、藏血与统血的相互协调关系。①饮食物消化：肝主疏泄，调畅气机，协调脾胃升降，并疏利胆汁，输于肠道，促进脾胃对饮食物的消化及对精微的吸收和转输。脾气健运，水谷精微充足，气血生化有源，肝得以濡养而使肝气冲和条达。②血液运行：肝主藏血，调节血量；脾主生血，统摄血液。脾气健运，水谷精微充足，气血生化有源，肝得以濡养而使肝气冲和条达。肝脾相互协作，共同维持血液的正常运行。

（9）肝与肾的关系：肝肾之间的关系，有“肝肾同源”或“乙癸同源”之称。主要表现在精血同源、藏泄互用以及阴阳互滋互制等方面。①精血同源：肝藏血，肾藏精，精血皆由水谷之精化生和充养，且能相互资生，故曰同源互化。②藏泄互用：肝主疏泄，肾主封藏，二者之间存在着相互为用、相互制约的关系。肝气疏泄可促使肾气封藏有度，肾气闭藏可防肝气疏泄太过。疏泄与封藏，相反而相成，从而调节女子的月经来潮、排卵和男子的排精。③阴阳互滋互制：肝气由肝血所化所养，内含肝阴与肝阳；肾气由肾精化生，内含肾阴与肾阳。不仅肝血与肾精之间存在着同源互化的关系，而且肝肾阴阳之间也存在着相互资养和相互制约的联系。

(10) 脾与肾的关系：脾为后天之本，肾为先天之本，脾肾两者首先表现为先天与后天的互促互助关系；脾主运化水液，肾为主水之脏，脾肾的关系还表现在水液代谢方面。①先天后天相互资生：脾主运化水谷精微，化生气血，为后天之本；肾藏先天之精，是生命之本原，为先天之本。脾的运化水谷，有赖于肾气及肾阴肾阳的资助和促进，始能健旺；肾所藏先天之精及其化生的元气，亦赖脾气运化的水谷之精及其化生的谷气不断充养和培育，方能充盛。后天与先天，相互资生，相互促进。②水液代谢：脾气运化水液功能的正常发挥，须赖肾气的蒸化及肾阳的温煦作用的支持。肾主水液输布代谢，又赖脾气及脾阳的协助，即所谓“土能制水”。脾肾两脏相互协同，共同主司水液代谢的协调平衡。

(11) 肾与命门的关系：历代医家大多认为命门与肾关系密切，同为五脏之本，内寓真阴真阳。就临床应用来看，肾与命门的功用是一致的。肾阳即命门之火，肾阴即命门之水。肾阴、肾阳，即是真阴、真阳，或元阴、元阳。古代医家之所以称之“命门”，无非是强调肾气及肾阴肾阳在生命活动中的重要性。

第二节 六 腑

六腑，即胆、胃、小肠、大肠、膀胱、三焦六个脏器的总称。其共同生理特点是传化物而不藏，实而不能满。后世医家将此概括为“六腑以通为用”。

1. 胆的生理机能

胆位于右胁腹腔内，与肝紧密相连，附于肝之短叶间。胆为中空的囊状器官，内盛胆汁。因胆汁清静，称为“精汁”，故《灵枢·本输》称胆为“中精之腑”，亦有医家将其称为“中清之腑”。胆为中空器官而类腑，其内盛的胆汁应适时排泄，具有“泄而不藏”的特性，故胆为六腑之一；又因其内盛精汁，与六腑传化水谷，排泄糟粕有别，故又属奇恒之腑。胆的生理机能主要有两个方面：

（1）贮藏和排泄胆汁：胆汁来源于肝，由肝之余气凝聚而成。胆汁生成后，进入胆腑，由胆腑浓缩并贮藏。贮藏于胆腑的胆汁，在肝气的疏泄作用下排泄而注入肠中，以促进饮食水谷的消化和吸收。

（2）主决断：指胆具有判断事物、做出决定的作用。胆的这一作用对于防御和消除某些精神刺激的不良影响，以维持精、气、血、津、液的正常运行和代谢，确保脏腑之间的协调关系，有着极为重要的意义。所以《素问·灵兰秘典论》说："胆者，中正之官，决断出焉。"

2. 胃的生理机能与特性

胃位于腹腔之内，横膈膜以下，上接食管，下连小肠。胃又称"胃脘"，分为上、中、下三部。上部为上脘，包括贲门；下部为下脘，包括幽门；上下脘之间为中脘，包括胃体。其中贲门上接食管，幽门下连小肠。

（1）生理机能：①主受纳水谷：指胃气具有接受和容纳饮食水谷的作用。饮食入口，经过食管（咽）进入胃中，在胃气的通降作用下，由胃接受和容纳，暂存于其中，故胃有"太仓""水谷之海"之称。②主腐熟水谷：指胃气将饮食物初步消化，并形成食糜的作用。容纳于胃中的饮食物，经过胃气的磨化和腐熟作用后，精微物质被吸收，并由脾气转输而营养全身，未被消化的食糜则下传于小肠作进一步消化。经过胃的腐熟，水谷才能游溢出人体所需要的精微物质，人的气血才能充盛，脏腑组织才能得到水谷精微的充养而发挥其各自的生理机能，故又称胃为"水谷气血之海""五脏六腑之海也"。如胃火亢盛，腐熟作用亢进，表现为吞酸嘈杂、消谷善饥等；胃的腐熟作用减退，可见胃脘部胀满疼痛，食欲不振，甚或饮食停滞等。

（2）生理特性：①胃气下降：指胃气的向下通降运动以下传

水谷及糟粕的生理特性。胃气下降，主要体现于饮食物的消化和糟粕的排泄过程中：一是饮食物入胃，胃容纳而不拒之；二是经胃气的腐熟作用而形成的食糜，下传小肠作进一步消化；三是食物残渣下移大肠，燥化后形成粪便；四是粪便有节制地排出体外。②喜润恶燥：指胃当保持充足的津液以利饮食物的受纳和腐熟。胃的受纳腐熟，不仅依赖胃气的推动和蒸化，亦需胃中津液的濡润。胃中津液充足，则能维持饮食水谷的受纳腐熟和胃气的通降下行。

3. 小肠的生理功能

小肠位于腹中，其上口与胃在幽门相接，下口与大肠在阑门相连。小肠的生理机能有：

（1）主受盛化物：表现于以下两个方面：一是小肠接受由胃腑下传的食糜而盛纳之，即受盛作用。小肠承受适时下降的经过胃初步腐熟的饮食物，并在小肠内停留一定的时间，以便进一步充分的消化和吸收。二是由脾气对小肠中的食糜进一步消化，化为精微和糟粕两部分，即化物作用。

（2）主泌别清浊：指小肠中的食糜在作进一步消化的过程中，随之分为清浊两部分：清者，即水谷精微和津液，由小肠吸收，经脾气转输全身；浊者，即食物残渣和部分水液，经胃和小肠之气的作用通过阑门传送到大肠。

（3）小肠主液：指小肠在吸收谷精的同时，吸收了大量的津液。小肠吸收的津液与谷精合为水谷之精，由脾气转输到全身，其中部分津液经三焦下渗膀胱，成为尿液生成之源。

4. 大肠的生理机能

大肠居腹中，其上口在阑门与小肠相接，其下端连肛门，是一个管腔性器官。大肠的主要生理机能有：

（1）主传化糟粕：大肠将食物残渣经过燥化变成粪便，并将粪便传送至大肠末端，经肛门有节制地排出体外。《素问·灵兰秘典论》说："大肠者，传导之官，变化出焉。"大肠的传化糟粕，实为对小肠泌别清浊的承接，并与胃气的通降、肺气的肃降、脾气的运化、肾气的推动和固摄作用相关。

（2）大肠主津：指大肠接受食物残渣，吸收津液，使之形成粪便，即所谓燥化作用。大肠吸收食物残渣中的津液，由脾气转输全身，部分津液经三焦下渗于膀胱，成为尿液生成之源。由于大肠参与体内的津液代谢，故说"大肠主津"。大肠主津的机能失常，津液不得吸收，与糟粕俱下，可出现肠鸣、腹痛、泄泻等症；若大肠实热，消烁津液，或大肠津亏，肠道失润，又会导致大便秘结不通。

5. 膀胱的生理机能

膀胱位于小腹部，下有尿道，开口于前阴。膀胱的主要生理机能有：

（1）汇聚水液：人体的津液通过肺、脾、肾等脏腑的作用，布散全身脏腑形体官窍，发挥其滋养濡润作用，其代谢后的浊液则下归于膀胱。胃、小肠、大肠中的部分津液由脾吸收后，经三焦之腑渗入膀胱，成为尿液生成之源。因此，膀胱是水液汇聚之处，故《灵枢》称之为"津液之府"。汇聚于膀胱中的水液，经肾气和膀胱之气的蒸化作用，其清者上输于脾，重新参与津液代谢，而剩余者则留于膀胱为尿。

（2）贮存和排泄尿液：膀胱中尿液的贮存和排泄，由肾气及膀胱之气的激发和固摄作用调节。肾气及膀胱之气的激发与固摄作用协调，则膀胱开阖有度，尿液可及时地从溺窍排出体外。若肾气与膀胱之气的激发与固摄作用失调，膀胱开阖失权，既可出现小便不利或癃闭，又可出现尿频、尿急、遗尿、小便不禁等。此外，由于膀胱通过尿道与外界直接相通，故湿热邪气易从外直接侵入膀胱，引起膀胱湿热蕴结，气化不利之膀胱湿热证，主要表现为尿频、尿急、尿痛，甚或可见血尿等症。

6. 三焦的概念和生理机能

三焦是上焦、中焦、下焦的合称。三焦概念有六腑三焦、部位三焦与辨证三焦的不同。

（1）六腑三焦：三焦作为六腑之一，位于腹腔中，与其他五腑相同，有着特定形态结构与生理机能。六腑三焦的主要生理机能是疏通水道，运行津液。津液自胃肠经三焦下渗膀胱，三焦水道通畅，则津液源源不断渗入膀胱，成为尿液生成之源。

（2）部位三焦：三焦作为人体上中下部位的划分，源于《灵枢·营卫生会》的“上焦如雾”“中焦如沤”“下焦如渎”之论。部位三焦的总体生理机能有二：一是通行诸气，即部位三焦是一身之气上下运行的通道。二是运行津液，即部位三焦是全身津液上下输布运行的通道。全身津液的输布和排泄，是在肺、脾、肾等脏腑的协同作用下完成的，但必须以三焦为通道。三焦水道不利，肺、脾、肾等脏腑输布调节津液代谢的作用则难以实现，所以又把津液代谢的协调平衡状态，称为“三焦气化”。

（3）辨证三焦：既非六腑三焦，亦非部位三焦，而是温病发生发展过程中由浅及深的三个不同病理阶段。究其概念的来源，则可能是由部位三焦的概念延伸而来。

第三节　奇恒之腑

奇恒之腑，包括脑、髓、骨、脉、胆、女子胞六个脏器组织。它们在形态上类腑，但其机能上似脏，主贮藏精气，与六腑传化水谷有别，故称之为奇恒之腑，亦即有别于六腑的腑。

第二章 舌脉诊法

第一节 舌 诊

1. 舌诊方法

望舌的顺序是先看舌尖，再看舌中、舌边，最后看舌根部。先看舌质，再看舌苔。再根据舌质、舌苔的基本特征，分项察看。望舌质，主要观察舌质的颜色、光泽、形状及动态等；察舌苔，重点观察舌苔的有无、色泽、质地及分布状态等。在望舌过程中，既要迅速敏捷，又要全面准确，尽量减少病人伸舌的时间，以免口舌疲劳。若一次望舌判断不准，可让病人休息片刻后，重新望舌。根据临床需要，还可察看舌下静脉。

2. 正常舌象

正常舌象的主要特征：舌色淡红鲜明，舌质滋润，舌体大小适中、柔软灵活，舌苔均匀薄白而润。简称“淡红舌，薄白苔”。

3. 望舌质

（1）舌神变化：舌神的基本特征主要表现在舌体的色泽和舌体运动两方面。其中尤以舌色是否“红活润泽”作为辨别要点。舌之颜色反映气血的盛衰，舌体润泽与否可反映津液的盈亏，而舌体运动可反映脏腑的虚实。

1）荣舌：舌色红活明润，舌体活动自如者，为有神之舌。有神之舌，说明阴阳气血精神皆足，生机乃旺，虽病也是善候，预后较好。

2）枯舌：舌色晦暗枯涩，活动不灵者，为无神之舌。无神之舌，说明阴阳气血精神皆衰，生机已微，预后较差。

（2）舌色变化

1）淡白舌：淡白舌指舌色较正常人的淡红色浅淡，白色偏多，红色偏少，甚至全无血色者为枯白舌的表现。淡白舌主气血两虚、阳虚。枯白舌主脱血夺气。气血两亏，血不荣舌，或阳气不足，推动血液运行无力，致使血液不能充分营运于舌质中，故舌色浅淡。脱血夺气，病情危重，舌无血气充养，则显枯白无华。①淡白湿润，舌体胖嫩：多为阳虚水湿内停。②淡白光莹，舌体瘦薄：属气血两亏。

2）淡红舌：淡红舌指舌体颜色淡红润泽、白中透红的表现。淡红舌为气血调和的征象，多见于正常人，或病之轻者。淡红舌为心血充足，胃气旺盛的生理状态。若外感病初起，病情轻浅，尚未伤及气血及内脏，舌色仍可保持正常。

3）红舌：舌色较淡红色为深，甚至呈鲜红色的表现。红舌可见于整个舌体，亦可只见于舌尖。红舌主实热、阴虚。血得热则行，热盛则气血沸涌，舌体脉络充盈；或阴液亏虚，虚火上炎，故舌色鲜红。①舌色稍红，或舌边尖略红：多属外感风热表证初期。②舌色鲜红，舌体不小，或兼黄苔：多属实热证。③舌尖红：多为心火上炎。④舌两边红：多为肝经有热。⑤舌体小，舌鲜红而少苔，或有裂纹，或光红无苔：属虚热证。

4）绛舌：绛舌指舌色较红色更深，或略带暗红色的表现。绛舌主里热亢盛、阴虚火旺。绛舌多由红舌进一步发展而来。其形成是因热入营血，耗伤营阴，血液浓缩而瘀滞，或虚火上炎，舌体脉络充盈。①舌绛有苔，或伴有红点、芒刺：多属温病热入营血，或脏腑内热炽盛。②舌绛少苔或无苔，或有裂纹：多属久病阴虚火旺，或热病后期阴液耗损。

5）青紫舌：全舌呈现青紫色，或局部出现青紫斑点的表现。舌淡而泛现青紫者，为淡紫舌；舌红而泛现紫色者，为紫红舌；

舌绛而泛现紫色者，为绛紫舌；舌体局部出现青紫色斑点者，为斑点舌。紫舌，主血行不畅。①全舌青紫：多是全身性血行瘀滞。②舌有紫色斑点：多属瘀血阻滞于某局部。③舌色淡红中泛现青紫：多因肺气壅滞，或肝郁血瘀，亦可见于先天性心脏病，或某些药物、食物中毒。④舌淡紫而湿润：阴寒内盛，或阳气虚衰所致寒凝血瘀。⑤舌紫红或绛紫而干枯少津：为热盛伤津，气血壅滞。

4. 舌形变化

舌形是指舌体的形状，即老嫩、胖瘦、点刺、裂纹、齿痕。

（1）老舌：舌质纹理粗糙或皱缩，坚敛而不柔软，舌色较暗者，为苍老舌。老舌多见于实证。实邪亢盛，充斥体内，而正气未衰，邪正交争，邪气壅滞于上，故舌质苍老。

（2）嫩舌：舌质纹理细腻，浮胖娇嫩，舌色浅淡者，为娇嫩舌。多见于虚证。气血不足，舌体脉络不充，或阳气亏虚，运血无力，寒湿内生，故舌嫩色淡白。

（3）胖舌（胖大舌）：舌体较正常舌大而厚，伸舌满口者，称为胖大舌；舌体肿大，盈口满嘴，甚者不能闭口，不能缩回者，称为肿胀舌。胖大舌多主水湿内停、痰湿热毒上泛。①舌淡胖大：多为脾肾阳虚，水湿内停。②舌红胖大：多属脾胃湿热或痰热内蕴。③肿胀舌：舌红绛肿胀者，多见于心脾热盛，热毒上壅。④先天性舌血管瘤患者，可呈现青紫肿胀。

（4）瘦舌（瘦薄舌）：舌体比正常舌瘦小而薄者，称为瘦薄舌。多主气血阴液不足。①舌体瘦薄而色淡：多是气血两虚。②舌体瘦薄而色红绛干燥：多见于阴虚火旺，津液耗伤。

（5）点、刺舌：点是指鼓起于舌面的红色或紫红色星点。大者为星，称红星舌；小者为点，称红点舌。刺是指舌乳头突起如刺，摸之棘手的红色或黄黑色点刺，称为芒刺舌。点、刺相似，多见于舌的边尖部分。点、刺舌提示脏腑热极，或血分热盛。点、刺是由蕈状乳头增生，数目增多，充血肿大而形成。一般点、刺越多，邪热越盛。①舌红而起芒刺：多为气分热盛。②舌红而点刺色鲜红：多为血热内盛，或阴虚火旺。③舌红而点刺色绛紫：多为热入营血而气血壅滞。

根据点刺出现的部位，可区分热在何脏。舌尖生点刺，多为心火亢盛。舌边有点刺，多属肝胆火盛。舌中生点刺，多为胃肠热盛。

（6）裂纹舌：是指舌面出现各种多少不等、深浅不一、形态明显的裂沟，有深如刀割剪碎的，有横直皱纹而短小的，有纵形、横形、“井”字形、“爻”字形，以及辐射状、脑回状、鹅卵石状等。裂纹舌统属阴血亏损，不能荣润舌面所致。①舌红绛而有裂纹：多是热盛伤津，或阴液虚损。②舌淡白而有裂纹：多为血虚不润。③舌淡白胖嫩，边有齿痕而又有裂纹：属脾虚湿侵。④健康人舌面上出现裂纹、裂沟，裂纹中一般有舌苔覆盖，且无不适感觉者，为先天性舌裂，应与病理性裂纹舌相鉴别。

（7）齿痕舌：齿痕舌指舌体边缘见牙齿压迫的痕迹。齿痕舌多主脾虚、水湿内停证。齿痕舌多因舌体胖大而受齿缘压迫所致，故常与胖大舌同见。①舌淡胖大润而有齿痕：多属寒湿壅盛，或阳虚水湿内停。②舌淡红而有齿痕：多是脾虚或气虚。③舌红肿胀而有齿痕：为内有湿热痰浊壅滞。④舌淡红而嫩，舌体不大而边有轻微齿痕：可为先天性齿痕；如病中见之提示病情较轻，多见于小儿或气血不足者。

5. 舌态变化

舌态是指舌体的动态，舌态变化有强硬、痿软、颤动、歪斜、吐弄、短缩等。

（1）强硬舌：强硬舌指舌体板硬强直，运动不灵活的表现。强硬舌多见于热入心包，或高热伤津，或风痰阻络。外感热病，热入心包，扰乱心神，使舌无主宰；高热伤津，筋脉失养，使舌体失其灵活与柔和；肝风夹痰，阻于廉泉络道，以致舌体强硬失和。①舌红绛少津而强硬：多因邪热炽盛。②舌胖大兼厚腻苔而强硬：多见于风痰阻络。③舌强语言謇涩，伴肢体麻木，眩晕：多为中风先兆。

（2）痿软舌：痿软舌指舌体软弱，无力屈伸，痿废不灵的表现。痿软舌多见于伤阴，或气血俱虚。痿软舌多因气血亏虚，阴液亏损，舌肌筋脉失养而废弛，致使舌体痿软。①舌淡白而痿软：多是气血俱虚。②新病舌干红而痿软：多是热灼津伤。③久病舌绛少苔或无苔而痿软：多见于外感病后期，热极伤阴，或内伤杂病，阴虚火旺。

（3）颤动舌：颤动舌指舌体震颤抖动，不能自主的表现。轻者仅伸舌时颤动，重者不伸舌时亦抖颤难宁。颤动舌为肝风内动的表现，可因热盛、阳亢、阴亏、血虚等所致。气血两虚，使筋脉失于濡养而无力平稳伸展舌体；或因热极阴亏而动风、肝阳化风等导致舌抖颤难安。①久病舌淡白而颤动：多属血虚动风。②新病舌绛而颤动：多属热极生风。③舌红少津而颤动：多属阴虚动风。④酒毒内蕴：可见舌体颤动。

（4）歪斜舌：歪斜舌指伸舌时舌体偏向一侧，或左或右。歪斜舌多见于中风、喑痱或中风先兆。多因肝风内动，夹痰或夹瘀，痰瘀阻滞一侧经络，受阻侧舌肌弛缓，收缩无力，而健侧舌肌如常所致。

（5）吐弄舌：舌伸于口外，不即回缩者，为“吐舌”；舌微露出口，立即收回，或舐口唇上下左右，摇动不停者，叫“弄舌”。两者皆因心、脾二经有热所致。心热则动风，脾热则津耗，以致筋脉紧缩不舒，频频动摇。①吐舌：可见于疫毒攻心或正气已绝。②弄舌：多见于热甚动风先兆。③吐弄舌：可见于小儿智能发育不全。

（6）短缩舌：指舌体卷短、紧缩，不能伸长的表现。短缩舌，多属危重证候的表现。①舌短缩，色淡白或青紫而湿润：多属寒凝筋脉。②舌短缩，色淡白而胖嫩：多属气血俱虚。③舌短缩，体胖而苔滑腻：多属痰浊内蕴。④舌短缩，色红绛而干：多属热盛伤津。

6. 舌下络脉

舌下络脉是指位于舌下舌系带两侧的大络脉。正常的舌下络脉，是由细到粗，颜色呈淡紫色，少有迂曲。舌下络脉的变化可反映气血的运行情况。望舌下络脉，主要观察其长度、形态、色泽、粗细、舌下小血络等情况。

舌下络脉粗胀，或呈青紫、绛、绛紫、紫黑色，或舌下细小络脉呈暗红色或紫色网络，或舌下络脉曲张，有如紫色珠子大小不等的结节改变，均为血瘀的征象。可因气滞、寒凝、热郁、痰湿、气虚、阳虚等所致，需结合其他症状进行分析。

舌下络脉短而细，周围小络脉不明显，舌色偏淡者，多属气血不足。

7. 望舌苔

（1）苔质变化：苔质，是指舌苔的质地、形态。主要观察舌苔的厚薄、润燥、腐腻、剥落、真假等方面的改变。

1）薄、厚苔：苔质的厚薄以“见底”和“不见底”为标准，即透过舌苔能隐隐见到舌体的为“薄苔”，不能见到舌体则为“厚苔”。苔的厚薄主要反映邪正的盛衰和邪气之深浅。

薄苔本是胃气所生，属正常舌苔；若有病见之，亦属疾病轻浅，正气未伤，邪气不盛。故薄苔主外感表证，或内伤轻病。

厚苔是胃气夹湿浊邪气熏蒸所致，故厚苔主邪盛入里，或内有痰湿、食积等。

舌苔由薄转厚提示邪气渐盛，或表邪入里，为病进。舌苔由厚转薄提示正气胜邪，内邪消散外达，为病退的征象。舌苔的厚薄变化，一般是渐变的过程，如果薄苔突然增厚，提示邪气极盛，迅速入里；舌苔骤然消退，舌上无新生舌苔，为正不胜邪，或胃气暴绝。

2）润、燥苔：舌苔的润燥主要反映体内津液的盈亏和输布情况。

润苔：舌苔干湿适中，不滑不燥，是正常的舌苔表现。疾病过程中见润苔，提示体内津液未伤，多见于风寒表证、湿证初起、食滞、瘀血等。

滑苔：舌面水分过多，伸舌欲滴，扪之湿而滑。滑苔多因水湿之邪内聚，主寒证、主湿证、主痰饮。外感寒邪、湿邪，或脾阳不振，寒湿、痰饮内生，均可出现滑苔。

燥苔：舌苔干燥，扪之无津，甚则舌苔干裂。提示体内津液已伤。如高热、大汗、吐泻、久不饮水或过服温燥药物等，导致津液不足，舌苔失于濡润而干燥，亦有因痰饮、瘀血内阻，阳气被遏，不能上蒸津液濡润舌苔而见燥苔者，属津液输布障碍。

糙苔：苔质粗糙如砂石，扪之糙手，津液全无。糙苔可由燥苔进一步发展而成，多见于热盛伤津之重症。若苔质粗糙而不干者，多为秽浊之邪盘踞中焦。

舌苔由润变燥表示热重津伤，或津失输布。舌苔由燥变润，主热退津复，或饮邪始化。但在特殊情况下也有湿邪苔反燥而热邪苔反润者，如湿邪传入气分，气不化津，则舌苔反燥；热邪传入血分，阳邪入阴，蒸动阴气，则舌苔反润。此均宜四诊合参。

3）腻苔：腻苔指苔质颗粒细腻致密，揩之不去，刮之不脱，如涂有油腻之状，中间厚边周薄者。腻苔多由湿浊内蕴，阳气被遏，湿浊痰饮停聚于舌面所致。舌苔薄腻，或腻而不板滞多为食积，或脾虚湿困。舌苔白腻而滑为痰浊、寒湿内阻。舌苔黏腻而厚，口中发甜为脾胃湿热。舌苔黄腻而厚为痰热、湿热、暑湿等邪内蕴。

4）腐苔：腐苔指苔质颗粒疏松，粗大而厚，形如豆腐渣堆积舌面，揩之可去者。若舌上黏厚一层，有如疮脓，则称“脓腐苔”。腐苔，主痰浊、食积；脓腐苔主内痈。腐苔多因阳热有余，蒸腾胃中腐浊邪气上泛，聚集于舌面而成。腐苔多见于食积胃肠，或痰浊内蕴。脓腐苔多见于内痈，或邪毒内结，是邪盛病重的表现。病中腐苔渐退，续生薄白新苔为正气胜邪之象，是病邪消散。病中腐苔脱落，不能续生新苔为病久胃气衰败，属于无根苔。

5）剥落苔：剥落苔指舌面本有苔，疾病过程中舌苔全部或部分脱落，脱落处光滑无苔。根据舌苔剥脱的部位和范围大小，可分为以下几种：

光剥苔：舌苔全部退去，以致舌面光洁如镜（又称为光滑舌或镜面舌）。

花剥苔：舌苔剥落不全，剥脱处光滑无苔，余处斑斑驳驳地残存舌苔，界限明显。

地图舌：舌苔不规则地大片脱落，边缘凸起，界限清楚，形似地图。

类剥苔：剥脱处并不光滑，似有新生颗粒。

舌红苔剥多为阴虚；舌淡苔剥或类剥多为血虚或气血两虚；镜面舌而舌色红绛为胃阴枯竭，胃乏生气；舌色白如镜，甚至毫无血色主营血大虚，阳气虚衰；舌苔部分脱落，未剥处仍有腻苔者为正气亏虚，痰浊未化。

（2）苔色变化：苔色，指舌苔的颜色。主要有白、黄、灰黑苔。

1）白苔：舌面上所附着的苔垢呈现白色。白苔有厚薄之分，苔白而薄，透过舌苔可看到舌体者，是薄白苔；苔白而厚，不能透过舌苔见到舌体者，是厚白苔。

薄白苔：正常舌象，或见于表证初期，或是里证病轻，或是阳虚内寒。

苔薄白而滑：多为外感寒湿，或脾肾阳虚，水湿内停。

苔薄白而干：多见于外感风热。

苔白厚腻：多为湿浊内停，或为痰饮、食积。

苔白厚而干：主痰浊湿热内蕴。

苔白如积粉，扪之不燥（称“积粉苔”）：常见于瘟疫或内痈等病，系秽浊时邪与热毒相结而成。

苔白燥裂如砂石，扪之粗糙（“糙裂苔”）：提示内热暴起，津液暴伤。

2）黄苔：舌苔呈现黄色。根据苔黄的程度，有淡黄、深黄和焦黄之分。淡黄苔又称微黄苔，苔呈浅黄色，多由薄白苔转化而来；深黄苔又称正黄苔，苔色黄而深厚；焦黄苔又称老黄苔，是正黄色中夹有灰黑色苔。

薄黄苔：提示热势轻浅，多见于外感风热表证或风寒化热。

苔淡黄而滑润多津（黄滑苔）：多是阳虚寒湿之体，痰饮聚久化热，或为气血亏虚，复感湿热之邪。

苔黄而干燥，甚至干裂：多见于邪热伤津，燥结腑实之证。

苔黄而腻：主湿热或痰热内蕴，或食积化腐。

3）灰黑苔：苔色浅黑，为灰苔；苔色深黑，为黑苔。灰苔与黑苔只是颜色深浅之别，故常并称为灰黑苔。灰黑苔主阴寒内盛，或里热炽盛。

苔灰黑而湿润：主阳虚寒湿内盛，或痰饮内停。

苔灰黑而干燥：主热极津伤。

苔黄黑（霉酱苔）：多见胃肠素有湿浊宿食，积久化热，或湿热夹痰。

第二节　脉　诊

脉诊又称切脉，是医生用手指对患者身体某些特定部位的动脉进行切按，体验脉动应指的形象，以了解健康或病情，辨别病证的一种诊察方法。脉象是手指感觉脉搏跳动的形象，或称为脉动应指的形象。人体的血脉贯通全身，内连脏腑，外达肌表，运行气血，周流不休，所以，脉象能够反映全身脏腑功能、气血、阴阳的综合信息。脉象的产生，与心脏的搏动，心气的盛衰，脉管的通利和气血的盈亏及各脏腑的协调作用直接有关。

1. 诊脉方法

（1）患者体位：诊脉时患者应取正坐位或仰卧位，前臂自然向前平展，与心脏置于同一水平，手腕伸直，手掌向上，手指微微弯曲，在腕关节下面垫一松软的脉枕，使寸口部位充分伸展，局部气血畅通，便于诊察脉象。

（2）医生指法：诊脉指法主要包括选指、布指、运指三部分。

1）选指：医生用左手或右手的食指、中指和无名指三个手指指目诊察，指目是指尖和指腹交界棱起之处，是手指触觉较灵敏的部位。诊脉者的手指指端要平齐即三指平齐，手指略呈弓形，与受诊者体表约呈45°角为宜，这样的角度可以使指目紧贴于脉搏搏动处。

2）布指：中指定关，医生先以中指按在掌后高骨内侧动脉处，然后食指按在关前（腕侧）定寸，无名指按在关后（肘侧）定尺。布指的疏密要与患者手臂长短、医生手指粗细相适应，如病人的手臂长或医者手指较细者，布指宜疏，反之宜密。定寸时可选取太渊穴所在位置（腕横纹上），定尺时可考虑按寸到关的距离确定关到尺的长度以明确尺的位置。寸关尺不是一个点，而是一段脉管的诊察范围。

3）运指：医生运用指力的轻重、挪移及布指变化以体察脉象。常用的指法有举、按、寻、循、总按和单诊等，注意诊察患者的脉位（浮沉、长短）、脉次（至数与均匀度）、脉形（大小、软硬、紧张度等）、脉势（强弱与流利度等）及左右手寸关尺各部表现。常用具体指法：

举法：是指医生用较轻的指力，按在寸口脉搏跳动部位，以体察脉搏部位的方法，亦称“轻取”或“浮取”。

按法：是指医生用较重的指力，甚至按到筋骨体察脉象的方法。此法又称“重取”或“沉取”。

寻法：寻是指切脉时指力从轻到重，或从重到轻，左右推寻，调节最适当指力的方法。在寸口三部细细寻找脉动最明显的部位，统称寻法，以捕获最丰富的脉象信息。

循法：循是指切脉时三指沿寸口脉长轴循行，诊察脉之长短，比较寸关尺三部脉象的特点。医生手指用力适中，按至肌肉以体察脉象的方法称为“中取”。

总按：总按即三指同时用力诊脉的方法。从总体上辨别寸关尺三部和左右两手脉象的形态、脉位的浮沉等。总按时一般指力均匀，但亦有三指用力不一致的情况。

单诊：单诊是用一个手指诊察一部脉象的方法。主要用于分别了解寸、关、尺各部脉象的形态特征。首先用总按的方法，从总体上辨别脉象的形态、脉位的浮沉，然后再使用循法和单诊手法等辨别左右手寸、关、尺各部脉象的形态特征。

（3）平息：医生在诊脉时注意调匀呼吸，即所谓“平息”。一方面医生保持呼吸调匀，清心宁神，可以自己的呼吸计算病人的脉搏至数；另一方面，平息有利于医生思想集中，可以仔细地辨别脉象。

（4）切脉时间：一般每次诊脉每手应不少于1分钟，两手以3分钟左右为宜。诊脉时需注意每次诊脉的时间至少应在五十动，一则有利于仔细辨别脉象变化，再则切脉时初按和久按的指感有可能不同，对临床辨证有一定意义，所以切脉的时间要适当长些。

（5）脉象四要素

1）脉位：脉位指脉搏跳动显现的部位和长度。每次诊脉均应诊察脉搏显现部位的浅深、长短。正常脉搏的脉位不浮不沉，中取可得，寸、关、尺三部有脉。

脉位表浅者为浮脉。脉位深沉者为沉脉。脉搏超越寸、关、尺三部者为长脉。脉动不及寸、尺者为短脉。

2）脉数：脉数指脉搏跳动的至数和节律。每次诊脉均应诊察脉搏的频率快慢和节律是否均匀。正常成人，脉搏的频率为每分钟 72 ~ 90 次，且节律均匀，没有歇止。

如一息五至以上为数脉。一息不满四至为迟脉。出现歇止者，有促、结、代等脉的不同。脉律快慢不匀者，为三五不调。

3）脉形：脉形指脉搏跳动的宽度等形态。每次诊脉均应诊察脉搏的大小、软硬等。脉形主要与脉管的充盈度、脉搏搏动的幅度等因素有关。

如脉管较充盈，搏动幅度较大者为洪脉。脉管充盈度较小，搏动幅度较小者为细脉。脉管弹性差、欠柔和者为弦脉。脉体柔软无力者为濡脉、缓脉等。

4）脉势：脉势指脉搏应指的强弱、流畅等趋势。脉势包含着多种因素，如脉动的轴向和径向力度，主要有由心脏和阻力影响所产生的流利度，由血管弹性和张力影响而产生的紧张度等。每次诊脉均应诊察脉动势力的强弱及流畅程度。正常脉象，应指和缓，力度适中。

应指有力为实脉。应指无力为虚脉。通畅状态较好，脉来流利圆滑者为滑脉。通畅状态较差，脉来艰涩不畅者为涩脉。

2. 正常脉象

正常脉象的表现。正常脉象的主要特点是：寸关尺三部有脉，一息四五至，相当于 72 ~ 90 次/分，不浮不沉，不大不小，从容和缓，节律一致，尺部沉取有一定力量，并随生理活动、气候、季节和环境不同而有相应变化。这些特征在脉学中称为有胃、有神、有根。胃：胃也称胃气。脉之胃气主要反映脾胃运化功能的盛衰和营养状况的优劣。脉有胃气的特点是徐和、从容、软滑的感觉。神：脉搏有力是有神的标志，故有胃即有神。脉之有神是指有力柔和、节律整齐。根：脉之有根关系到肾。脉之有根主要表现在尺脉有力、沉取不绝两个方面。总之，胃、神、根是从不同侧面强调了正常脉象所必备的条件，三者相互补充而不能截然分开。

3. 常见脉象的特征

（1）浮脉：轻取即得，重按稍减而不空，举之有余，按之不足。其脉象特征是脉管的搏动在皮下较浅表的部位，即位于皮下浅层。因此，轻取即得，按之稍减而不空。

（2）沉脉：轻取不应，重按始得，举之不足，按之有余。其脉象特征是脉管搏动的部位在皮肉之下靠近筋骨之处，因此用轻指力按触不能察觉，用中等指力按触搏动也不明显，只有用重指力按到筋骨间才能感觉到脉搏明显的跳动。

（3）迟脉：脉来迟慢，一息不足四至（相当于每分钟脉搏在60次以下）。其脉象特征是脉管搏动的频率小于正常脉率。

（4）数脉：脉来急促，一息五至以上而不满七至（每分钟为91～120次）。其脉象特征是脉率较正常为快，比疾脉慢。

（5）虚脉：三部脉举之无力，按之空豁，应指松软，亦是无力脉象的总称。其脉象特征是脉搏搏动力量软弱，寸、关、尺三部浮、中、沉三候均无力。

（6）实脉：三部脉充实有力，其势来去皆盛，亦为有力脉象的总称。其脉象特征是脉搏搏动力量强，寸、关、尺三部，浮、中、沉三候均有力量，脉管宽大。

（7）洪脉：脉体宽大，充实有力，来盛去衰，状若波涛汹涌。其脉象特征主要表现在脉搏显现的部位、形态和气势三个方面。脉体宽大，搏动部位浅表，指下有力。

（8）细脉：脉细如线，但应指明显。其脉象特征是脉道狭小，指下寻之往来如线，但按之不绝，应指起落明显。

（9）滑脉：往来流利，应指圆滑，如盘走珠。其脉象特征是脉搏形态应指圆滑，如同圆珠流畅地由尺部向寸部滚动，浮、中、沉取皆可感觉到。

（10）涩脉：形细而行迟，往来艰涩不畅，脉势不匀。其脉象特征是脉形较细，脉势滞涩不畅，如“轻刀刮竹”，至数较缓而不匀，脉力大小亦不均，呈三五不调之状。

（11）弦脉：端直以长，如按琴弦。其脉象特征是脉形端直而似长，脉势较强，脉道较硬，切脉时有挺然指下、直起直落的感觉。

（12）紧脉：绷急弹指，状如牵绳转索。其脉象特征是脉势紧张有力，坚搏抗指，脉管的紧张度、力度均比弦脉高，其指感比弦脉更加绷急有力，且有旋转绞动或左右弹指的感觉，但脉体较弦脉柔软。

（13）缓脉

1）平缓脉：脉来和缓，一息四至（每分钟60~70次），应指均匀，脉有胃气的一种表现，称为平缓脉，多见于正常人。

2）病缓脉：脉来怠缓无力，弛纵不鼓的病脉。

（14）濡脉：浮细无力而软。其脉象特征是位浮、形细、势软。其脉管搏动的部位在浅层，形细而软，如絮浮水，轻取即得，重按不显。

（15）弱脉：沉细无力而软。其脉象特征是位沉、形细、势软。由于脉管细小不充盈，其搏动部位在皮肉之下靠近筋骨处，指下感到细而无力。

（16）微脉：极细极软，按之欲绝，若有若无。其脉象特征是脉形极细小，脉势极软弱，以致轻取不见，重按起落不明显，似有似无。

（17）结脉：脉来缓慢，时有中止，止无定数。其脉象特征是脉来迟缓，脉律不齐，有不规则的歇止。

（18）促脉：脉来数而时有一止，止无定数。其脉象特征是脉率较快且有不规则的歇止。

（19）代脉：脉来一止，止有定数，良久方还。其脉象特征是脉律不齐，表现为有规则的歇止，歇止的时间较长，脉势较软弱。

（20）散脉：浮取散漫，中候似无，沉取不应，伴节律不齐或脉力不匀。其脉象特征是浮取散漫，中取似无，沉取不应，并常伴有脉动不规则，时快时慢而不匀（但无明显歇止），或脉力往来不一致。

（21）芤脉：浮大中空，如按葱管。其脉象特征是应指浮大而软，按之上下或两边实而中间空。说明芤脉位偏浮、形大、势软而中空。

（22）革脉：浮而搏指，中空外坚，如按鼓皮。其脉象特征是浮取感觉脉管搏动的范围较大而且较硬，有搏指感，但重按则乏力，有豁然而空之感，因而恰似以指按压鼓皮上的外急内空之状。

（23）伏脉：重按推筋着骨始得，甚则暂伏而不显。其脉象特征是脉管搏动的部位比沉脉更深，隐伏于筋下，附着于骨上。因此，诊脉时浮取、中取均不见，需用重指力直接按至骨上，然后推动筋肉才能触到脉动，甚至伏而不见。

（24）牢脉：沉取实大弦长，坚牢不移。其脉象特征是脉位沉长，脉势实大而弦。牢脉轻取、中取均不应，沉取始得，但搏动有力，势大形长，为沉、弦、大、实、长五种脉象的复合脉。

（25）疾脉：脉来急疾，一息七八至（每分钟121次以上）。其脉象特征是脉率比数脉更快。

（26）长脉：首尾端直，超过本位。其脉象特征是脉搏的搏动范围较长，超过寸、关、尺三部。

（27）短脉：首尾俱短，常只显于关部，而在寸尺两部多不显。其脉象特征是脉搏搏动的范围短小，脉体不如平脉之长，脉动不满本位，多在关部及寸部应指较明显，而尺部常不能触及。

（28）动脉：见于关部，滑数有力。其脉象特征是具有短、滑、数三种脉象的特点，其脉搏搏动部位在关部明显，应指如豆粒动摇。

4. 常见病脉的临床意义

（1）浮脉：一般见于表证，亦见于虚阳浮越证。

（2）散脉：多见于元气离散，脏腑精气衰败，尤其是心、肾之气将绝的危重病证。

（3）芤脉：常见于大量失血、伤阴之际。

（4）革脉：多见于亡血、失精、半产、漏下等病证。

（5）沉脉：多见于里证。有力为里实，无力为里虚，亦可见于正常人。

（6）伏脉：常见于邪闭、厥病和痛极的病人。

（7）牢脉：多见于阴寒内盛，疝气癥积之实证。

（8）迟脉：多见于寒证，迟而有力为实寒，迟而无力为虚寒，亦见于邪热结聚之实热证。

（9）缓脉：多见于湿病，脾胃虚弱，亦可见于正常人。

（10）数脉：多见于热证，亦见于里虚证。

（11）疾脉：多见于阳极阴竭，元气欲脱之证。

（12）虚脉：见于虚证，多为气血两虚。

（13）短脉：多见于气虚或气郁。

（14）实脉：见于实证，亦见于正常人。

（15）长脉：常见于阳证、热证、实证，亦可见于平人。

（16）洪脉：多见于阳明气分热盛。

（17）细脉：多见于气血两虚，湿邪为病。

（18）濡脉：多见于虚证或湿困。

（19）弱脉：多见于阳气虚衰，气血俱虚。

（20）微脉：多见于气血大虚，阳气衰微。

（21）滑脉：多见于痰湿、食积和实热等病证，亦是青壮年的常脉，妇女的孕脉。

（22）动脉：常见于惊恐、疼痛等。

（23）涩脉：多见于气滞、血瘀和精伤、血少。

（24）弦脉：多见于肝胆病、疼痛、痰饮等，或为胃气衰败者，亦见于老年健康者。

（25）紧脉：见于实寒证、疼痛和食积等。

（26）结脉：多见于阴盛气结、寒痰血瘀，亦可见于气血虚衰。

（27）代脉：见于脏气衰微、疼痛、惊恐、跌仆损伤等病证。

（28）促脉：多见于阳盛实热、气血痰食停滞，亦见于脏气衰败。

5. 相兼脉主病

相兼脉是两种或两种以上的单因素脉相兼出现，复合构成的脉象。临床常见相兼脉及其临床意义如下：

浮紧脉多见于外感寒邪之表寒证，或风寒痹证疼痛。

浮缓脉多见于风邪伤卫，营卫不和的太阳中风证。

浮数脉多见于风热袭表的表热证。

浮滑脉多见于表证夹痰，常见于素体多痰湿而又感受外邪者。

沉迟脉多见于里寒证。

沉弦脉多见于肝郁气滞，或水饮内停。

沉涩脉多见于血瘀，尤常见于阳虚而寒凝血瘀者。

沉缓脉多见于脾虚，水湿停留。

沉细数脉多见于阴虚内热或血虚。

弦紧脉多见于寒证、痛证，常见于寒滞肝脉，或肝郁气滞等所致疼痛等。

弦数脉多见于肝郁化火或肝胆湿热、肝阳上亢。

弦滑数脉多见于肝火夹痰，肝胆湿热或肝阳上扰，痰火内蕴等病证。

弦细脉多见于肝肾阴虚或血虚肝郁，或肝郁脾虚等证。

滑数脉多见于痰热（火）、湿热或食积内热。

洪数脉多见于阳明经证、气分热盛、外感热病。

6. 真脏脉的临床意义

真脏脉又称“败脉”“绝脉”“死脉”“怪脉”，是在疾病危重期出现的无胃、无神、无根的脉象，表示病邪深重，元气衰竭，胃气已败。

（1）无胃之脉：无胃的脉象以无冲和之意，应指坚搏为主要特征。临床提示邪盛正衰，胃气不能相从，心、肝、肾等脏气独现，是病情重危的征兆之一。①如脉来弦急，如循刀刃称偃刀脉。②脉动短小而坚搏，如循薏苡子为转豆脉，或急促而坚硬如弹石，称弹石脉。

（2）无神之脉：无神之脉象以脉律无序，脉形散乱为主要特征。主要由脾（胃）、肾阳气衰败所致，提示神气涣散，生命即将告终。①如脉在筋肉间连连数急，三五不调，止而复作，如雀啄食状，称雀啄脉。②如屋漏残滴，良久一滴者，称屋漏脉。③脉来乍疏乍密，如解乱绳状，称解索脉。

（3）无根之脉：无根脉象以虚大无根或微弱不应指为主要特征。①若浮数之极，至数不清，如釜中沸水，浮泛无根，称釜沸脉，为三阳热极，阴液枯竭之候。②脉在皮肤，头定而尾摇，似有似无，如鱼在水中游动，称鱼翔脉，为三阴寒极，亡阳之候。

7. 诊小儿脉

由于小儿脏腑娇嫩、形气未充，且又生机旺盛、发育迅速，故正常小儿的平和脉象，较成人脉软而速，年龄越小，脉搏越快。若按成人正常呼吸定息，2～3 岁的小儿，脉动六七至为常脉，每分钟脉跳 100～120 次；5～10 岁的小儿，脉动六至为常脉，约每分钟脉跳 100 次，四五至为迟脉。

小儿疾病一般都比较单纯，故其病脉也不似成人那么复杂。主要以脉的浮、沉、迟、数辨病证的表、里、寒、热，以脉的有力、无力定病证的虚、实。

浮脉多见于表证，浮而有力为表实，浮而无力为表虚。

沉脉多见于里证，沉而有力为里实，沉而无力为里虚。

迟脉多见于寒证，迟而有力为实寒，迟而无力为虚寒。

数脉多见于热证，浮数为表热，沉数为里热，数而有力为实热，数而无力为虚热。

第三章　常用中药

第一节　解表药

一、发散风寒药

1. 麻黄

性能：辛、微苦，温。归肺、膀胱经。

功效：发汗解表，宣肺平喘，利水消肿。

应用：

（1）风寒感冒。本品味辛发散，性温散寒，主入肺与膀胱经，善于宣肺气、开腠理、透毛窍而发汗解表，发汗力强，为发汗解表之要药。宜用于风寒外郁，腠理密闭无汗的外感风寒表实证，每与桂枝相须为用，以增强发汗散寒解表之力。因麻黄兼有平喘之功，故对风寒表实而有喘逆咳嗽者，尤为适宜，如麻黄汤。

（2）咳嗽气喘。本品辛散苦泄，温通宣畅，主入肺经，可外开皮毛之郁闭，以使肺气宣畅，内降上逆之气，以复肺司肃降之常，故善平喘，为治疗肺气壅遏所致喘咳的要药，并常以杏仁等止咳平喘药为辅助。治疗寒痰停饮，咳嗽气喘，痰多清稀者，常配伍细辛、干姜、半夏等。

（3）风水水肿。本品上宣肺气、发汗解表，可使肌肤之水湿从毛窍外散，并通调水道、下输膀胱，以下助利尿之力，故宜于风邪袭表，肺失宣降的水肿、小便不利兼有表证者。此外，取麻黄散寒通滞之功，也可用治风寒痹证、阴疽、痰核。

用法用量： 煎服，2～9g。发汗解表宜生用，止咳平喘多炙用。

使用注意： 本品发汗宣肺力强，凡表虚自汗、阴虚盗汗及肺肾虚喘者均当慎用。

2. 桂枝

性能： 辛、甘，温。归心、肺、膀胱经。

功效： 发汗解肌，温经通脉，助阳化气。

应用：

（1）风寒感冒。本品辛甘温煦，甘温通阳扶卫，其开腠发汗之力较麻黄温和，而善于宣阳气于卫分，畅营血于肌表，故有助卫实表、发汗解肌、外散风寒之功。对于外感风寒，不论表实无汗、表虚有汗及阳虚受寒者，均可使用。

（2）寒凝血滞诸痛证。本品辛散温通，具有温通经脉、散寒止痛之效。如胸阳不振，心脉瘀阻，胸痹心痛者，桂枝能温通心阳，常与枳实、薤白同用。若中焦虚寒，脘腹冷痛，桂枝能温中散寒止痛，每与白芍、饴糖等同用。若妇女寒凝血滞，月经不调，闭经痛经，产后腹痛，桂枝既能温散血中之寒凝，又可宣导活血药物，以增强化瘀止痛之效，多与当归、吴茱萸同用。

（3）痰饮、蓄水证。本品甘温，既可温扶脾阳以助运水，又可温肾阳、逐寒邪以助膀胱气化，而行水湿痰饮之邪，为治疗痰饮病、蓄水证的常用药。

（4）心悸。本品辛甘性温，能助心阳，通血脉，止悸动。

用法用量： 煎服，3～9g。

使用注意： 本品辛温助热，易伤阴动血，凡外感热病、阴虚火旺、血热妄行等证，均当忌用。孕妇及月经过多者慎用。

3. 紫苏

性能： 辛，温。归肺、脾经。

功效：解表散寒，行气宽中，解鱼蟹毒。

应用：

（1）风寒感冒。本品辛散性温，发汗解表散寒之力较为缓和。因其外能解表散寒，内能行气宽中，且略兼化痰止咳之功，故风寒表证而兼气滞，胸脘满闷、恶心呕逆，或咳喘痰多者，较为适宜。

（2）脾胃气滞，胸闷呕吐。本品味辛能行，能行气以宽中除胀，和胃止呕，兼有理气安胎之功，可用治中焦气机郁滞之胸脘胀满，恶心呕吐。

（3）进食鱼蟹中毒引起的腹痛吐泻，常配伍生姜、陈皮、藿香等药。

用法用量：煎服，4.5～9g，不宜久煎。发表透疹消疮宜生用；止血宜炒用。

4. 荆芥

性能：辛，微温。归肺、肝经。

功效：祛风解表，透疹消疮，止血。

应用：

（1）外感表证。本品辛散气香，长于发表散风，且微温不烈，药性和缓，为发散风寒药中药性最为平和之品。对于外感表证，无论风寒、风热或寒热不明显者，均可广泛使用。

（2）麻疹不透、风疹瘙痒。本品质轻透散，祛风止痒，宣散疹毒。用治表邪外束，麻疹初起，疹出不畅，常与蝉蜕、薄荷、紫草等药同用；若配伍苦参、防风、白蒺藜等药，又治风疹瘙痒。

（3）疮疡初起兼有表证。本品能祛风解表，透散邪气，宣通壅结而达消疮之功，故可用于疮疡初起而有表证者。

（4）吐衄下血。本品炒炭，其性味已由辛温变为苦涩平和，长于理血止血，可用于吐血、衄血、便血、崩漏等多种出血证。

用法用量：煎服，4.5～9g，不宜久煎。发表透疹消疮宜生用；止血宜炒用。荆芥穗更长于祛风。

5. 防风

性能： 辛、甘，微温。归膀胱、肝、脾经。

功效： 祛风解表，胜湿止痛，止痉。

应用：

（1）外感表证。本品辛温发散，气味俱升，以辛散祛风解表为主，虽不长于散寒，但又能胜湿、止痛，且甘缓微温不峻烈，故外感风寒、风湿、风热表证均可配伍使用。

（2）风疹瘙痒。本品辛温发散，能祛风止痒，可以治疗多种皮肤病，其中尤以风邪所致之瘾疹瘙痒较为常用。本品以祛风见长，药性平和，风寒、风热所致之瘾疹瘙痒皆可配伍使用。

（3）风湿痹痛。本品辛温，功能祛风散寒，胜湿止痛，为较常用之祛风湿、止痹痛药。

（4）破伤风证。本品既能辛散外风，又能息内风以止痉。用治风毒内侵，贯于经络，引动内风而致肌肉痉挛，四肢抽搐，项背强急，角弓反张的破伤风证，常与天麻、天南星、白附子等祛风止痉药同用。

用法用量： 煎服，6～15g。

使用注意： 本品药性偏温，阴血亏虚、热病动风者不宜使用。

鉴别用药： 荆芥与防风均味辛性微温，温而不燥，长于发表散风，对于外感表证，无论是风寒感冒，恶寒发热、头痛无汗，还是风热感冒，发热、微恶风寒、头痛、咽痛等，均可使用。同时，两者也都可用于风疹瘙痒。但荆芥质轻透散，发汗之力较防风为强，风寒感冒、风热感冒均常选用，又能透疹、消疮、止血。防风质松而润，祛风之力较强，为“风药之润剂”“治风之通用药”，又能胜湿、止痛、止痉，又可用于外感风湿，头痛如裹、身重肢痛等证。

6. 羌活

性能：辛、苦，温。归膀胱、肾经。

功效：解表散寒，祛风胜湿，止痛。

应用：

（1）风寒感冒。本品辛温发散，气味雄烈，善于升散发表，有较强的解表散寒、祛风胜湿、止痛之功。故外感风寒夹湿，恶寒发热、肌表无汗、头痛项强、肢体酸痛较重者，尤为适宜。

（2）风寒湿痹。本品辛散祛风、味苦燥湿、性温散寒，有较强的祛风湿、止痛作用，常与其他祛风湿、止痛药配伍，主治风寒湿痹，肢节疼痛。因其善入足太阳膀胱经，以除头项肩背之痛见长，故上半身风寒湿痹、肩背肢节疼痛者尤为多用，常与防风、姜黄、当归等药同用。

用法用量：煎服，6～15g。

使用注意：本品辛香温燥之性较烈，故阴血亏虚者慎用。用量过多，易致呕吐，脾胃虚弱者不宜服。

7. 白芷

性能：辛，温。归肺、胃、大肠经。

功效：解表散寒，祛风止痛，通鼻窍，燥湿止带，消肿排脓。

应用：

（1）风寒感冒。本品辛散温通，祛风解表散寒之力较温和，而以止痛、通鼻窍见长，用于外感风寒，头身疼痛、鼻塞流涕之症。

（2）头痛，牙痛，风湿痹痛。本品辛散温通，长于止痛，且善入足阳明胃经，故阳明经头额痛以及牙龈肿痛尤为多用。

（3）鼻渊。本品祛风、散寒、燥湿，可宣利肺气，升阳明清气，通鼻窍而止疼痛，故可用治鼻渊，鼻塞不通，浊涕不止，前额疼痛。

(4) 带下证。本品辛温香燥，善除阳明经湿邪而燥湿止带。治疗寒湿下注，白带过多者，可与温阳散寒、健脾除湿药同用；若湿热下注，带下黄赤者，宜与清热利湿、燥湿药同用。

(5) 疮痈肿毒。本品辛散温通，对于疮疡初起，红肿热痛者，可收散结消肿止痛之功；若脓成难溃者，常与益气补血药同用，共奏托毒排脓之功。

此外，本品祛风止痒，可用治皮肤风湿瘙痒。

用法用量：煎服，6～15g。

使用注意：本品辛香温燥，阴虚血热者忌服。

8. 生姜

性能：辛，温。归肺、脾、胃经。

功效：解表散寒，温中止呕，温肺止咳。

应用：

(1) 风寒感冒。本品辛散温通，能发汗解表，祛风散寒，但作用较弱，故适用于风寒感冒轻证，可单煎或配红糖、葱白煎服。本品更多是作为辅助之品，与桂枝、羌活等辛温解表药同用，以增强发汗解表之力。

(2) 脾胃寒证。本品辛散温通，能温中散寒，对寒犯中焦或脾胃虚寒之胃脘冷痛、食少、呕吐者，可收祛寒开胃、止痛止呕之效，宜与高良姜、胡椒等温里药同用。若脾胃气虚者，宜与人参、白术等补脾益气药同用。

(3) 胃寒呕吐。本品辛散温通，能温胃散寒，和中降逆，其止呕功良，素有“呕家圣药”之称，随证配伍可治疗多种呕吐。因其本为温胃之品，故对胃寒呕吐最为适合。某些止呕药用姜汁制过，能增强止呕作用，如姜半夏、姜竹茹等。

(4) 肺寒咳嗽。本品辛温发散，能温肺散寒、化痰止咳，对于肺寒咳嗽，不论有无外感风寒，或痰多痰少，皆可选用。

此外，生姜对生半夏、生南星等药物之毒，以及鱼蟹等食物中毒，均有一定的解毒作用。

用法用量：煎服，3～9g，或捣汁服。

使用注意：本品助火伤阴，故热盛及阴虚内热者忌服。

9. 香薷

性能：辛，微温。归肺、脾、胃经。

功效：发汗解表，化湿和中，利水消肿。

应用：

（1）风寒感冒。本品辛温发散，入肺经能发汗解表而散寒。其气芳香，入于脾胃又能化湿和中而祛暑，多用于风寒感冒而兼脾胃湿困者，可收外解风寒、内化湿浊之功。该证多见于暑天贪凉饮冷之人，故前人称“香薷乃夏月解表之药”。

（2）水肿脚气。本品辛散温通，外能发汗以散肌表之水湿，又能宣肺气启上源，通畅水道，以利尿退肿，多用于水肿而有表证者。

用法用量：煎服，3～9g。用于发表，量不宜过大，且不宜久煎；用于利水消肿，量宜稍大，且须浓煎。

使用注意：本品辛温发汗之力较强，表虚有汗及暑热证当忌用。

10. 细辛

性能：辛，温。有小毒。归肺、肾、心经。

功效：解表散寒，祛风止痛，通窍，温肺化饮。

应用：

（1）风寒感冒。本品辛温发散，芳香透达，长于解表散寒，祛风止痛，宜于外感风寒，头身疼痛较甚者。因其既能散风寒，又能通鼻窍，并宜于风寒感冒而见鼻塞流涕者，且细辛既入肺经散在表之风寒，又入肾经而除在里之寒邪，配麻黄、附子，可治阳虚外感，恶寒发热、无汗、脉反沉者，如麻黄附子细辛汤。

（2）头痛、牙痛、风湿痹痛。本品辛香走窜，宣泄郁滞，上达颠顶，通利九窍，善于祛风散寒，且止痛之力颇强，尤宜于风寒性头痛、牙痛、痹痛等多种寒痛证。

（3）鼻渊。本品辛散温通，芳香透达，散风邪，化湿浊，通鼻窍，常用治鼻渊等鼻科疾病之鼻塞、流涕、头痛者，为治鼻渊之良药。

（4）肺寒咳喘。本品辛散温通，外能发散风寒，内能温肺化饮，常与散寒宣肺、温化痰饮药同用，以主治风寒咳喘证，或寒饮咳喘证。

用法用量：煎服，1～3g；散剂每次服0.5～1g。

使用注意：阴虚阳亢头痛，肺燥伤阴干咳者忌用。不宜与藜芦同用。

鉴别用药：细辛、麻黄、桂枝皆为辛温解表、发散风寒常用药，均可用治风寒感冒。然麻黄发汗作用较强，主治风寒感冒重证；桂枝发汗解表作用较为和缓，凡风寒感冒，无论表实无汗，表虚有汗均可用之；细辛辛温走窜，达表入里，发汗之力不如麻黄、桂枝，但散寒力胜，适当配伍还常用治寒犯少阴之阳虚外感。

二、发散风热药

1. 薄荷

性能：辛，凉。归肺、肝经。

功效：疏散风热，清利头目，利咽透疹，疏肝行气。

应用：

（1）风热感冒，温病初起。辛凉解表药中最能宣散表邪，且有一定发汗作用之药，为疏散风热常用之品，故风热感冒和温病卫分证十分常用。

（2）风热头痛，目赤多泪，咽喉肿痛。本品轻扬升浮、芳香通窍，功善疏散上焦风热，清头目，利咽喉。

（3）麻疹不透，风疹瘙痒。本品质轻宣散，有疏散风热、宣毒透疹、祛风止痒之功，用治风热束表，麻疹不透。

（4）肝郁气滞，胸闷胁痛。本品兼入肝经，能疏肝行气，常配伍疏肝理气调经之品，治疗肝郁气滞，胸胁胀痛，月经不调，如逍遥散。

（5）夏令感受暑湿秽浊之气，脘腹胀痛，呕吐泄泻。本品芳香辟秽，兼能化湿和中，还可用治夏令感受暑湿秽浊之气，脘腹胀痛，呕吐泄泻。

用法用量：煎服，3～10g。宜后下。

使用注意：本品芳香辛散，发汗耗气，故体虚多汗者不宜使用。

2. 牛蒡子

性能：辛、苦，寒。归肺、胃经。

功效：疏散风热，宣肺祛痰，利咽透疹，解毒散肿。

应用：

（1）风热感冒，温病初起。本品疏散风热，发散之力虽不及薄荷等药，但长于宣肺祛痰，清利咽喉，故风热感冒而见咽喉红肿疼痛，或咳嗽痰多不利者，十分常用。

（2）麻疹不透，风热痒疹。本品清泄透散，能疏散风热，透泄热毒而促使疹子透发，用治麻疹不透或透而复隐。

（3）痈肿疮毒，丹毒，痄腮喉痹。本品有清热解毒、消肿利咽之效，故可用治痈肿疮毒、丹毒、痄腮喉痹等热毒病证。因其性偏滑利，兼滑肠通便，故上述病证兼有大便热结不通者尤为适宜。

用法用量：煎服，6～15g。

使用注意：本品性寒，滑肠通便，气虚便溏者慎用。

3. 蝉蜕

性能：甘，寒。归肺、肝经。

功效：疏散风热，利咽开音，透疹，明目退翳，息风止痉。

应用：

（1）风热感冒，温病初起，咽痛音哑。本品长于疏散肺经风热，以宣肺利咽、开音疗哑，故风热感冒，温病初起，症见声音嘶哑或咽喉肿痛者尤为适宜。

（2）麻疹不透，风疹瘙痒。本品宣散透发，疏散风热，透疹止痒，用治风热外束，麻疹不透，以及风湿浸淫肌肤血脉，皮肤瘙痒等。

（3）目赤翳障。本品入肝经，善疏散肝经风热而有明目退翳之功，故可用治风热上攻或肝火上炎之目赤肿痛，翳膜遮睛。

（4）急慢惊风，破伤风证。本品甘寒，既能疏散肝经风热，又可凉肝息风止痉，故可用治小儿急慢惊风、破伤风等证。

用法用量：煎服，3～10g，或单味研末冲服。一般病证用量宜小；止痉则需大量。

使用注意：《名医别录》有“主妇人生子不下”的记载，故孕妇当慎用。

鉴别用药：薄荷、牛蒡子与蝉蜕三药皆能疏散风热、透疹、利咽，均可用于外感风热或温病初起，发热、微恶风寒、头痛；麻疹初起，透发不畅；风疹瘙痒；风热上攻，咽喉肿痛等证。但薄荷辛凉芳香，轻清凉散，发汗之力较强，故外感风热、发热无汗者薄荷首选，且薄荷又能清利头目、疏肝行气。牛蒡子辛散苦泄，性寒滑利，兼能宣肺祛痰，故外感风热、发热、咳嗽、咳痰不畅者，牛蒡子尤为适宜。同时，牛蒡子外散风热，内解热毒，有清热解毒散肿之功。蝉蜕甘寒质轻，既能疏散肺经风热而利咽、透疹、止痒，又长于疏散肝经风热而明目退翳，凉肝息风止痉。

4. 桑叶

性能：甘、苦，寒。归肺、肝经。

功效：疏散风热，清肺润燥，平抑肝阳，清肝明目。

应用：

（1）风热感冒，温病初起。本品疏散风热作用较为缓和，但又能清肺热、润肺燥，故常用于风热感冒，或温病初起。

（2）肺热咳嗽，燥热咳嗽。本品凉润肺燥，故可用于肺热或燥热伤肺，咳嗽痰少，色黄而黏稠，或干咳少痰，咽痒等症。

（3）肝阳上亢。本品苦寒，兼入肝经，有平降肝阳之效，故可用治肝阳上亢，头痛眩晕，头重脚轻，烦躁易怒者，常与菊花、石决明、白芍等平抑肝阳药同用。

（4）目赤昏花。本品既能疏散风热，又苦寒入肝，能清泄肝热，且甘润益阴以明目，故常用治风热上攻、肝火上炎等证。

此外，本品尚能凉血止血，还可用治血热妄行之咳血、吐血、衄血，宜与其他凉血止血药同用。

用法用量：煎服，5～9g；或入丸、散。外用煎水洗眼。桑叶蜜制能增强润肺止咳的作用，故肺燥咳嗽多用蜜制桑叶。

5. 菊花

性能：辛、甘、苦，微寒。归肺、肝经。

功效：疏散风热，平抑肝阳，清肝明目，清热解毒。

应用：

（1）风热感冒，温病初起。本品体轻达表，气清上浮，微寒清热，功能疏散肺经风热，但发散表邪之力不强。

（2）肝阳眩晕，肝风实证。本品能清肝热、平肝阳，常用治肝阳上亢，头痛眩晕等。

（3）目赤昏花。本品能疏散肝经风热，又能清泄肝热以明目，故可用治肝经风热或肝火上攻等证。

（4）疮痈肿毒。本品味苦性微寒，能清热解毒，可用治疮痈肿毒。但其清热解毒、消散痈肿之力不及野菊花。

用法用量：煎服，5～9g。疏散风热宜用黄菊花，平肝、清肝明目宜用白菊花。

鉴别用药：桑叶与菊花皆能疏散风热，平抑肝阳，清肝明目，同可用治风热感冒或温病初起，发热、微恶风寒、头痛，肝阳上亢，头痛眩晕，风热上攻或肝火上炎所致的目赤肿痛，以及肝肾精血不足，目暗昏花等证。但桑叶疏散风热之力较强，又能清肺润燥，凉血止血。菊花平肝、清肝明目之力较强，又能清热解毒。

6. 柴胡

性能：苦、辛，微寒。归肝、胆经。

功效：解表退热，疏肝解郁，升举阳气。

应用：

（1）表证发热，少阳证。本品微寒退热，善于祛邪解表退热和疏散少阳半表半里之邪。对于外感表证发热，无论风热、风寒表证，皆可使用。

（2）肝郁气滞证。本品可条达肝气，疏肝解郁，治疗肝失疏泄，气机郁阻所致的胸胁或少腹胀痛、情志抑郁、妇女月经失调、痛经等。

（3）气虚下陷，脏器脱垂。本品能升举脾胃清阳之气，可用治中气不足，气虚下陷所致的脘腹重坠作胀，食少倦怠，久泻脱肛，子宫下垂、肾下垂等脏器脱垂。

此外，本品还可退热截疟，又为治疗疟疾寒热的常用药。

用法用量：煎服，3～9g。解表退热宜生用，且用量宜稍重；疏肝解郁宜醋炙，升阳可生用或酒炙，其用量均宜稍轻。

使用注意：柴胡其性升散，古人有“柴胡劫肝阴”之说，阴虚阳亢，肝风内动，阴虚火旺及气机上逆者忌用或慎用。

7. 葛根

性能：甘、辛，凉。归脾、胃经。

功效：解肌退热，透疹，生津止渴，升阳止泻。

应用：

（1）表证发热，项背强痛。本品具有发汗解表、解肌退热之功，外感表证发热，无论风寒与风热，均可选用本品。本品既能辛散发表以退热，又长于缓解外邪郁阻、经气不利、筋脉失养所致的颈背强痛。

（2）麻疹不透。本品有发表散邪、解肌退热、透发麻疹之功，故可用治麻疹初起，表邪外束，疹出不畅。

（3）热病口渴，阴虚消渴。本品清热之中又能鼓舞脾胃清阳之气上升，而有生津止渴之功。

（4）热泻热痢，脾虚泄泻。本品能升发清阳，鼓舞脾胃清阳之气上升而奏止泻痢之效，故可用治表证未解，邪热入里，湿热泻痢证。

用法用量：煎服6～15g。解肌退热、透疹、生津宜生用，升阳止泻宜煨用。

第二节　清热药

一、清热泻火药

1. 石膏

性能：甘、辛，大寒。归肺、胃经。

功效：生用：清热泻火，除烦止渴；煅用：敛疮生肌，收湿，止血。

应用：

（1）温热病气分实热证。本品性寒清热泻火，辛寒解肌透热，甘寒清胃热、除烦渴，为清泻肺胃气分实热之要药。

（2）肺热喘咳证。本品辛寒入肺经，善清肺经实热。

（3）胃火牙痛、头痛，实热消渴。本品功能清泻胃火，可用治胃火上攻之牙龈肿痛。

（4）溃疡不敛，湿疹瘙痒，水火烫伤，外伤出血等。本品火煅外用，有敛疮生肌、收湿、止血等作用。

用法用量：生石膏煎服10～30g。宜先煎。煅石膏适宜外用，研末撒敷患处。

使用注意：脾胃虚寒及阴虚内热者忌用。

2. 知母

性能：苦、甘，寒。归肺、胃、肾经。

功效：清热泻火，生津润燥。

应用：

（1）热病烦渴。本品味苦甘而性寒质润，苦寒能清热泻火除烦，甘寒质润能生津润燥止渴，善治外感热病，高热烦渴。

（2）肺热燥咳。本品主入肺经而长于泻肺热、润肺燥，可治肺热燥咳。

（3）骨蒸潮热。本品兼入肾经而能滋肾阴、泻肾火、退骨蒸，可治阴虚火旺所致骨蒸潮热、盗汗、心烦。

（4）内热消渴。本品性甘寒质润，能泻肺火、滋肺阴，泻胃火、滋胃阴，泻肾火、滋肾阴，可治阴虚内热之消渴证。

（5）肠燥便秘。本品功能滋阴润燥，可用治阴虚肠燥便秘证。

用法用量：煎服，6～10g。

使用注意：本品性寒质润，有滑肠作用，故脾虚便溏者不宜使用。

鉴别用药：石膏、知母均能清热泻火，可用治温热病气分热盛及肺热咳嗽等证。但石膏泻火之中长于清解，重在清泻肺胃实火，肺热喘咳、胃火头痛牙痛多用石膏；知母泻火之中长于清润，肺热燥咳、内热骨蒸、消渴多选知母。

3. 芦根

性能：甘，寒。归肺，胃经。

功效：清热泻火，生津止渴，除烦，止呕，利尿。

应用：

（1）热病烦渴。本品性味甘寒，既能清透肺胃气分实热，又能生津止渴、除烦，可治热病伤津，烦热口渴。

(2) 胃热呕哕。本品能清胃热而止呕逆。

(3) 肺热咳嗽，肺痈吐脓。本品入肺经，善清透肺热，可治肺热咳嗽。

(4) 热淋涩痛。本品功能清热利尿，可用治热淋涩痛，小便短赤，常配白茅根、车前子等用。

用法用量：煎服，干品 10～15g；鲜品加倍，或捣汁用。

使用注意：脾胃虚寒者忌服。

4. 天花粉

性能：甘、微苦，微寒。归肺、胃经。

功效：清热泻火，生津止渴，消肿排脓。

应用：

(1) 热病烦渴。本品甘寒，既能清肺胃二经实热，又能生津止渴，故常用治热病烦渴，燥伤肺胃等。

(2) 肺热燥咳。本品既能泻火以清肺热，又能生津以润肺燥，用治燥热伤肺，干咳少痰，痰中带血等肺热燥咳证。

(3) 内热消渴。本品善清肺胃热、生津止渴，可用治积热内蕴、化燥伤津之消渴证。

(4) 疮疡肿毒。本品既能清热泻火而解毒，又能消肿排脓以疗疮，用治疮疡初起，热毒炽盛，未成脓者可使消散，脓已成者可溃疮排脓。本品又可清热、消肿，治风热上攻、咽喉肿痛。

用法用量：煎服，10～15g。

使用注意：不宜于乌头类药材同用。

5. 竹叶

性能：甘、辛、淡，寒。归心、胃、小肠经。

功效：清热泻火，除烦，生津，利尿。

应用：

(1) 热病烦渴。本品甘寒入心经，长于清心泻火以除烦，并能清胃生津以止渴，可用治热病伤津，烦热口渴。本品轻清，兼能凉散上焦风热。

（2）口疮尿赤。本品上能清心火，下能利小便，上可治心火上炎之口舌生疮，下可疗心移热于小肠之小便短赤涩痛。竹叶卷心清心泻火作用更强，多用于温病热陷心包，神昏谵语之证。

用法用量：煎服，6～15g；鲜品15～30g。

使用注意：阴虚火旺，骨蒸潮热者忌用。

6. 栀子

性能：苦，寒。归心、肺、三焦经。

功效：泻火除烦，清热利湿，凉血解毒。

应用：

（1）热病心烦。本品苦寒清降，能清泻三焦火邪、泻心火而除烦，为治热病心烦、躁扰不宁之要药。

（2）湿热黄疸。本品有清利下焦肝胆湿热之功效，可用治肝胆湿热郁蒸之黄疸、小便短赤者。

（3）血淋涩痛。本品善清利下焦湿热而通淋，清热凉血以止血，故可治血淋涩痛或热淋证。

（4）血热吐衄。本品功能清热凉血，可用治血热妄行之吐血、衄血等证。

（5）目赤肿痛。本品清泻三焦热邪，可治肝胆火热上攻之目赤肿痛。

（6）火毒疮疡。本品功能清热泻火、凉血解毒，可用治火毒疮疡、红肿热痛。焦栀子功专凉血止血，可用于血热吐血、衄血、尿血、崩漏。

用法用量：煎服6～10g。外用生品适量，研末调敷。

使用注意：本品苦寒伤胃，脾虚便溏者不宜用。

鉴别用药：栀子入药，除果实全体入药外，还有果皮、种子分开用者。栀子皮（果皮）偏于达表而去肌肤之热。栀子仁（种子）偏于走里而清内热。生栀子走气分而泻火，焦栀子入血分而止血。

7. 夏枯草

性能：辛、苦，寒。归肝、胆经。

功效：清热泻火，明目，散结消肿。

应用：

（1）目赤肿痛，头痛眩晕，目珠夜痛。本品苦寒，主入肝经，善泻肝火以明目，且本品清肝明目之中，略兼养肝作用。

（2）瘰疬、瘿瘤。本品味辛能散结，苦寒能泻热，可治肝郁化火，痰火凝聚之瘰疬及瘿瘤。

（3）乳痈肿痛。本品既能清热泻肝火，又能散结消肿，可治乳痈肿痛。

用法用量：煎服，9～15g，或熬膏服用。

使用注意：脾胃寒弱者慎用。

8. 决明子

性能：甘、苦、咸，微寒。归肝、大肠经。

功效：清热明目，润肠通便。

应用：

（1）目赤肿痛，羞明多泪，目暗不明。本品主入肝经，功善清肝明目而治肝热目赤肿痛、羞明多泪；本品有益肝阴之功，可治肝肾阴亏，视物昏花，目暗不明。

（2）头痛，眩晕。本品甘寒入肝，既能清泻肝火，又兼能平抑肝阳，可用治肝阳上亢之头痛、眩晕。

（3）肠燥便秘。本品性味甘咸寒，兼入大肠经而能清热润肠通便，用治内热肠燥，大便秘结。

用法用量：煎服，10～15g；用于润肠通便，不宜久煎。

使用注意：气虚便溏者不宜用。

二、清热燥湿药

1. 黄芩

性能：苦，寒。归肺、胆、脾、胃、大肠、小肠经。

功效：清热燥湿，泻火解毒，止血，安胎。

应用：

（1）湿温、暑湿、胸闷呕恶、湿热痞满、黄疸泻痢。本品清热燥湿，善清肺、胃、胆及大肠之湿热，尤长于清中上焦湿热。

（2）肺热咳嗽、高热烦渴。本品主入肺经，善清泻肺火及上焦实热，用治肺热壅遏所致咳嗽痰稠。

（3）血热吐衄。本品能清热泻火以凉血止血，可用治火毒炽盛迫血妄行之吐血、衄血等证。

（4）痈肿疮毒。本品有清热泻火、清解热毒的作用，可用治火毒炽盛之痈肿疮毒。

（5）胎动不安。本品具清热安胎之功，若配白术用，可治气虚血热胎动不安，若配熟地黄、续断、人参等药用，可治肾虚有热，胎动不安。

用法用量：煎服6~10g。清热多生用，安胎多炒用，清上焦热多酒炙用，止血可炒炭用。

使用注意：本品苦寒伤胃，脾胃虚寒者不宜使用。

鉴别用药：黄芩分枯芩与子芩。枯芩为生长年久的宿根，中空而枯，体轻主浮，善清上焦肺火，主治肺热咳嗽痰黄；子芩为生长年少的子根，体实而坚，质重主降，善泻大肠湿热，主治湿热泻痢腹痛。

2. 黄连

性能：苦，寒。归心、脾、胃、胆、大肠经。

功效：清热燥湿，泻火解毒。

应用：

（1）湿热痞满，呕吐吞酸。本品大苦大寒，清热燥湿力大于黄芩，尤长于清中焦湿热。

（2）湿热泻痢。本品善祛脾胃大肠湿热，为治泻痢要药。

（3）高热神昏，心烦不寐，血热吐衄。本品泻火解毒之中，尤善清泻心经实火，可用治心火亢盛所致神昏、烦躁之证。

（4）痈肿疖疮，目赤牙痛。本品既能清热燥湿，又能泻火解毒，尤善疗疔毒。

（5）消渴。本品善清胃火而可用治胃火炽盛、消谷善饥之消渴证。

（6）外治湿疹、湿疮、耳道流脓。本品有清热燥湿、泻火解毒之功，可治皮肤湿疹、湿疮。

用法用量：煎服 6～10g。外用适量。

使用注意：本品大苦大寒，过服久服易伤脾胃，脾胃虚寒者忌用；苦燥易伤阴津，阴虚津伤者慎用。

鉴别用药：本品入药，除生用外，还有酒炙、姜汁炙、吴茱萸水炙等特殊炮制品，其功用各有区别。酒黄连善清上焦火热，多用于目赤肿痛、口疮；姜黄连善清胃和胃止呕，多用治寒热互结，湿热中阻，痞满呕吐；萸黄连善舒肝和胃止呕，多用治肝胃不和之呕吐吞酸。

3. 黄柏

性能：苦，寒。归肾、膀胱、大肠经。

功效：清热燥湿，泻火解毒，除骨蒸。

应用：

（1）湿热带下，热淋。本品苦寒沉降，长于清泻下焦湿热，可治湿热下注膀胱，小便短赤热痛。

（2）湿热泻痢，黄疸。本品清热燥湿之中，善除大肠湿热以治泻痢，亦可治湿热郁蒸之黄疸。

（3）湿热脚气，痿证。取本品清泄下焦湿热之功，用治湿热下注所致脚气肿痛、痿证。若配知母、熟地黄、龟甲等药用，可治阴虚火旺之痿证。

(4) 骨蒸劳热，盗汗，遗精。本品主入肾经而善泻相火、退骨蒸，用治阴虚火旺，潮热盗汗，腰酸遗精。

(5) 疮疡肿毒、湿疹瘙痒。取本品既能清热燥湿，又能泻火解毒，用治疮疡肿毒，内服外用均可。

用法用量：煎服 3～12g；外用适量。

鉴别用药：黄芩、黄连、黄柏三药性味皆苦寒，而黄连为苦寒之最。三药均以清热燥湿、泻火解毒为主要功效，用治湿热内盛或热毒炽盛之证，常相须为用。但黄芩偏泻上焦肺火，肺热咳嗽者多用；黄连偏泻中焦胃火，并长于泻心火，中焦湿热、痞满呕逆及心火亢旺、高热心烦者多用；黄柏偏泻下焦相火、除骨蒸，湿热下注诸证及骨蒸劳热者多用。

4. 龙胆草

性能：苦，寒。归肝、胆经。

功效：清热燥湿，泻肝胆火。

应用：

(1) 湿热黄疸、阴肿阴痒、带下、湿疹瘙痒。本品苦寒，清热燥湿之中，尤善清下焦湿热，常用治下焦湿热所致诸证。

(2) 肝火头痛、目赤耳聋、胁痛口苦。本品苦寒沉降，善泻肝胆实火。

(3) 惊风抽搐。取本品清泻肝胆实火之功，可用治肝经热盛，热极生风所致之高热惊风抽搐。

用法用量：煎服，3～6g。

使用注意：脾胃寒者不宜用，阴虚津伤者慎用.

三、清热解毒药

1. 金银花

性能：甘，寒。归肺、心、胃经。

功效：清热解毒，疏散风热。

应用：

（1）痈肿疔疮。本品甘寒，清热解毒，散痈消肿，为治一切内痈外痈之要药。

（2）外感风热，温病初起。本品甘寒，芳香疏散，善散肺经热邪，透热达表，可治疗外感风热或温病初起；本品善清心、胃热毒，有透营转气之功，可治热入营血，舌绛神昏，心烦少寐等。

（3）热毒血痢。本品甘寒，有清热解毒、凉血、止痢之效，故常用治热毒痢疾，下利脓血。

此外，尚可用治咽喉肿痛，小儿热疮及痱子。

用法用量：煎服，6～15g。疏散风热、清泄里热以生品为佳；炒炭宜用于热毒血痢；露剂多用于暑热烦渴。

使用注意：脾胃虚寒及气虚疮疡脓清者忌用。

2. 连翘

性能：苦，微寒。归肺、心、小肠经。

功效：清热解毒，消肿散结，疏散风热。

应用：

（1）痈肿疮毒，瘰疬痰核。本品入心经，既能清心火，解疮毒，又能消散痈肿结聚，故有“疮家圣药”之称。

（2）风热外感，温病初起。本品苦能清泄，寒能清热，入心、肺二经，长于清心火，散上焦风热，可治疗风热外感或温病初起；若用连翘心与麦冬、莲子心等配伍，尚可用治温热病热入心包，高热神昏。

（3）热淋涩痛。本品苦寒通降，兼有清心利尿之功，多与车前子、白茅根、竹叶等药配伍，治疗湿热壅滞所致小便不利或淋沥涩痛。

用法用量：煎服，6～15g。

使用注意：脾胃虚寒及气虚脓清者不宜用。

鉴别用药：连翘临床有青翘、老翘及连翘心之分。青翘，其清热解毒之力较强；老翘，长于透热达表，而疏散风热；连翘心，长于清心泻火，常用治邪入心包的高热烦躁、神昏谵语等症。

连翘与金银花均有清热解毒作用，既能透热达表，又能清里热而解毒。对外感风热、温病初起、热毒疮疡等证常相须为用。然区别点是：连翘清心解毒之力强，并善于消痈散结，为疮家圣药，亦治瘰疬痰核；而金银花疏散表热之效优，且炒炭后善于凉血止痢，用治热毒血痢。

3. 板蓝根

性能：苦，寒。归心、胃经。

功效：清热解毒，凉血，利咽。

应用：

（1）外感发热，温病初起，咽喉肿痛。本品苦寒，入心、胃经，善于清解实热火毒，有类似于大青叶的清热解毒之功，而更以解毒利咽散结见长。

（2）温毒发斑，痄腮，丹毒，痈肿疮毒。本品苦寒，有清热解毒，凉血消肿之功，主治多种瘟疫热毒之证。

用法用量：煎服，9～15g。

使用注意：体虚而无实火热毒者忌服，脾胃虚寒者慎用。

4. 蒲公英

性能：苦、甘，寒。归肝、胃经。

功效：清热解毒，消肿散结，利湿通淋。

应用：

（1）痈肿疔毒，乳痈内痈。本品苦寒，既能清解火热毒邪，又能泄降滞气，故为清热解毒、消痈散结之佳品，主治内外热毒疮痈诸证，兼能疏郁通乳，故为治疗乳痈之要药。鲜品外敷还可用治毒蛇咬伤。

（2）热淋涩痛，湿热黄疸。本品苦、甘而寒，能清利湿热，利尿通淋，对湿热引起的淋证、黄疸等有较好的疗效。

（3）肝火上炎，目赤肿痛。

用法用量： 煎服，9～15g。外用鲜品适量，捣敷或煎汤熏洗患处。

使用注意： 用量过大，可致缓泻。

5. 鱼腥草

性能： 辛，微寒。归肺经。

功效： 清热解毒，消痈排脓，利尿通淋。

应用：

（1）肺痈吐脓，肺热咳嗽。本品寒能泄降，辛以散结，主入肺经，以清解肺热见长，又具消痈排脓之效，故为治肺痈之要药。

（2）热毒疮毒。本品辛寒，既能清热解毒，又能消痈排脓，亦为外痈疮毒常用之品，亦可单用鲜品捣烂外敷。

（3）湿热淋证。本品有清热除湿、利水通淋之效，善清膀胱湿热，常与车前草、白茅根、海金沙等药同用。

用法用量： 煎服，15～25g。鲜品用量加倍，水煎或捣汁服。外用适量，捣敷或煎汤熏洗患处。

使用注意： 本品含挥发油，不宜久煎。虚寒证及阴性疮疡忌服。

6. 射干

性能： 苦，寒。归肺经。

功效： 清热解毒，消痰，利咽。

应用：

（1）咽喉肿痛。本品苦寒泄降，清热解毒，主入肺经，有清肺泻火、利咽消肿之功，为治咽喉肿痛常用之品。

（2）痰盛咳喘。本品善清肺火，降气消痰，以平喘止咳。可治疗肺热咳喘，痰多而黄，适当配伍，亦可治疗寒痰咳喘，痰多清稀。

用法用量：煎服，3～9g。

使用注意：本品苦寒，脾虚便溏者不宜使用。孕妇忌用或慎用。

7. 白头翁

性能：苦，寒。归胃、大肠经。

功效：清热解毒，凉血止痢。

应用：

（1）热毒血痢。本品苦寒降泄，清热解毒，凉血止痢，尤善于清胃肠湿热及血分热毒，故为治热毒血痢之良药。

（2）疮痈肿毒。本品苦寒，主入阳明，有解毒凉血消肿之功，可治痄腮、瘰疬、疮痈肿痛等证。

本品若与秦皮配伍，煎汤外洗，又可治疗阴痒带下。此外，尚可用于血热出血及温疟发热烦躁。

用法用量：煎服，9～15g，鲜品15～30g。外用适量。

使用注意：虚寒泻痢忌服。

四、清热凉血药

1. 生地黄

性能：甘、苦，寒。归心、肝、肾经。

功效：清热凉血，养阴生津。

应用：

（1）热入营血，舌绛烦渴，斑疹吐衄。本品苦寒入营血分，为清热、凉血、止血之要药，又其性甘寒质润，能清热生津止渴，故常用治温热病热入营血，壮热烦渴、神昏舌绛者。

（2）阴虚内热，骨蒸劳热。本品甘寒养阴，苦寒泄热，入肾经而滋阴降火，养阴津而泄伏热。

（3）津伤口渴，内热消渴，肠燥便秘。本品甘寒质润，既能清热养阴，又能生津止渴。

用法用量： 煎服，6～20g。

使用注意： 脾虚湿滞，腹满便溏者不宜使用。

2. 玄参

性能： 甘、苦、咸，微寒。归肺、胃、肾经。

功效： 清热凉血，泻火解毒，滋阴。

应用：

（1）温邪入营，内陷心包，温毒发斑。本品咸寒入血分而能清热凉血，可治温病热入营分，身热夜甚、心烦口渴、舌绛脉数者。

（2）热病伤阴，津伤便秘，骨蒸劳嗽。本品甘寒质润，功能清热生津、滋阴润燥，可治热病伤阴，津伤便秘，或肺肾阴虚，骨蒸劳嗽。

（3）目赤咽痛，瘰疬，白喉，痈肿疮毒。本品性味苦咸寒，既能清热凉血，又能泻火解毒。

用法用量： 煎服，6～15g。

使用注意： 脾胃虚寒，食少便溏者不宜服用。反藜芦。

鉴别用药：玄参与生地黄均能清热凉血、养阴生津，用治热入营血、热病伤阴、阴虚内热等证，常相须为用。但玄参泻火解毒力较强，故咽喉肿痛、痰火瘰疬多用；生地黄清热凉血力较大，故血热出血、内热消渴多用。

3. 牡丹皮

性能： 苦、辛，微寒。归心、肝、肾经。

功效： 清热凉血，活血祛瘀。

应用：

（1）温毒发斑，血热吐衄。本品苦寒，入心肝血分。善清营分、血分实热，功能清热凉血止血，可治温病热入营血，迫血妄行所致发斑、吐血、衄血。

（2）温病伤阴，阴虚发热，夜热早凉，无汗骨蒸。本品性味苦辛寒，入血分而善于清透阴分伏热，为治无汗骨蒸之要药。

（3）血滞经闭、痛经、跌打伤痛。本品辛行苦泄，有活血祛瘀之功。

（4）痈肿疮毒。本品苦寒，清热凉血之中，善于散瘀消痈。

用法用量：煎服 6～15g。清热凉血宜生用，活血祛瘀宜酒炙用。

使用注意：血虚有寒、月经过多者及孕妇不宜使用。

4. 赤芍

性能：苦，微寒。归肝经。

功效：清热凉血，散瘀止痛。

应用：

（1）温毒发斑，血热吐衄。本品苦寒，入肝经血分，善清泻肝火，泄血分郁热而奏凉血、止血之功。

（2）目赤肿痛，痈肿疮疡。本品苦寒入肝经而清肝火，可用治肝经风热目赤肿痛、羞明多眵；取本品清热凉血、散瘀消肿之功，可治热毒壅盛，痈肿疮疡。

（3）肝郁胁痛，闭经痛经，癥瘕腹痛，跌打损伤。本品苦寒入肝经血分，有活血散瘀止痛之功。

用法用量：煎服，6～12g。

使用注意：血寒经闭不宜使用。反藜芦。

5. 水牛角

性能：苦，寒。归心、肝经。

功效：清热凉血，解毒，定惊。

应用：

（1）温病高热，神昏谵语，惊风，癫狂。本品苦寒，入心肝血分，能清热凉血，泻火解毒定惊，可治温热病热入血分，高热神昏谵语，惊风抽搐。

（2）血热妄行斑疹、吐衄。

（3）痈肿疮疡，咽喉肿痛。

用法用量：镑片或粗粉煎服，15～30g，宜先煎3小时以上。水牛角浓缩粉冲服，每次1.5～3g，每日2次。

使用注意：脾胃虚寒者忌用。

五、清虚热药

1. 青蒿

性能：苦、辛，寒。归肝、胆经。

功效：清透虚热，凉血除蒸，解暑，截疟。

应用：

（1）温邪伤阴，夜热早凉。本品苦寒清热，辛香透散，长于清透阴分伏热，故可用治温病后期，余热未清，邪伏阴分，伤阴劫液，夜热早凉，热退无汗，或热病后低热不退等。

（2）阴虚发热，劳热骨蒸。本品苦寒，入肝走血，具有清退虚热、凉血除蒸的作用，用治阴虚发热，骨蒸劳热，潮热盗汗，五心烦热，舌红少苔。

（3）暑热外感，发热口渴。本品苦寒清热，芳香而散，善解暑热，故可用治外感暑热，头昏头痛、发热口渴等症。

（4）疟疾寒热。本品辛寒芳香，主入肝胆，截疟之功甚强，尤善除疟疾寒热，为治疗疟疾之良药。

用法用量：煎服，6～12g，不宜久煎；或鲜用绞汁服。

使用注意：脾胃虚弱，肠滑泄泻者忌服。

2. 地骨皮

性能：甘，寒。归肺、肝、肾经。

功效：凉血除蒸，清肺降火，生津止渴。

应用：

（1）阴虚发热，盗汗骨蒸。本品甘寒清润，能清肝肾之虚热，除有汗之骨蒸，为退虚热、疗骨蒸之佳品。

（2）肺热咳嗽。本品甘寒，善清泄肺热，除肺中伏火，则清肃之令自行，故多用治肺火郁结，气逆不降，咳嗽气喘，皮肤蒸热等症。

（3）血热出血证。本品甘寒入血分，能清热、凉血、止血，常用治血热妄行的吐血、衄血、尿血等。

此外，本品于清热除蒸泻火之中，尚能生津止渴，可治内热消渴。

用法用量：煎服，9～15g。

使用注意：外感风寒发热及脾虚便溏者不宜用。

第三节　泻下药

1. 大黄

性能：苦，寒。归脾、胃、大肠、肝、心包经。

功效：泻下攻积，清热泻火，凉血解毒，逐瘀通经。

应用：

（1）积滞便秘。本品有较强的泻下作用，能荡涤肠胃，推陈致新，为治疗积滞便秘之要药。又因其苦寒沉降，善能泄热，故实热便秘尤为适宜。

（2）血热吐衄，目赤咽肿。本品苦降，能使上炎之火下泄，又具清热泻火、凉血止血之功，可治血热妄行之吐血、衄血、咯血，以及火邪上炎所致的目赤、咽喉肿痛、牙龈肿痛等症。

（3）热毒疮疡，烧烫伤。本品内服外用均可。内服能清热解毒，并借其泻下通便作用，使热毒下泄。

（4）瘀血诸证。本品有较好的活血逐瘀通经作用，其既可下瘀血，又清瘀热，为治疗瘀血证的常用药物。

（5）湿热痢疾、黄疸、淋证。本品可泻下通便，导湿热外出，故可用治湿热蕴结之证。

用法用量：煎服，5～15g。外用适量。

使用注意：本品为峻烈攻下之品，易伤正气，如非实证，不宜妄用；本品苦寒，易伤胃气，脾胃虚弱者慎用；其性沉降，且善活血祛瘀，故妇女怀孕、月经期、哺乳期应忌用。

2. 芒硝

性能：咸、苦，寒。归胃、大肠经。

功效：泻下攻积，润燥软坚，清热消肿。

应用：

（1）积滞便秘。本品能泻下攻积，且性寒能清热，味咸润燥软坚，对实热积滞，大便燥结者尤为适宜。

（2）咽痛、口疮、目赤、疮痈肿痛。本品外用有清热消肿作用，可治咽喉肿痛，口舌生疮，目赤肿痛，乳痈肠痈，痔疮肿痛。

用法用量：内服，10～15g，冲入药汁内或开水溶化后服。外用适量。

使用注意：孕妇及哺乳期妇女忌用或慎用。

3. 火麻仁

性能：甘，平。归脾、胃、大肠经。

功效：润肠通便。

应用：肠燥便秘。本品甘平，质润多脂，能润肠通便，且又兼有滋养补虚作用。适用于老人、产妇，以及体弱津血不足的肠燥便秘证。

用法用量：煎服，10～15g，打碎入煎。

第四节　祛风通络药

一、祛风寒湿药

1. 独活

性能：辛、苦，微温。归肾、膀胱经。

功效：祛风湿，止痛，解表。

应用

（1）风寒湿痹。本品辛散苦燥，气香温通，功善祛风湿，止痹痛，为治风湿痹痛主药，凡风寒湿邪所致之痹证，无论新久，均可应用；因其主入肾经，性善下行，尤以腰膝、腿足关节疼痛属下部寒湿者为宜。

（2）风寒夹湿表证。本品辛散温通苦燥，能散风寒湿而解表，治外感风寒夹湿所致的头痛头重，一身尽痛。

（3）少阴头痛。本品善入肾经而搜伏风，与细辛、川芎等相配，可治风扰肾经，伏而不出之少阴头痛。

此外，因其祛风湿之功，亦治皮肤瘙痒。

用法用量：煎服，3～9g。外用适量。

鉴别用药：羌活与独活二药均能祛风胜湿、止痛、解表，常用治风寒湿痹和外感风寒湿表证。但羌活气味较浓，发散解表力强，善治上部风寒湿痹痛；独活气味较淡，性较和缓，长于治下部风寒湿痹痛，其解表之力不及羌活。若一身尽痛，则二药常相须为用。

2. 威灵仙

性能：辛、咸，温。归膀胱经。

功效：祛风湿，通络止痛，消骨鲠。

应用：

（1）风湿痹证。本品辛散温通，性猛善走，通行十二经，既能祛风湿，又能通经络而止痛，为治风湿痹痛要药。凡风湿痹痛，肢体麻木，筋脉拘挛，屈伸不利，无论上下皆可应用，尤宜于风邪偏盛，拘挛掣痛者。

（2）骨鲠咽喉。本品味咸，能软坚而消骨鲠，可单用或与砂糖、醋煎后慢慢咽下。

此外，本品宣通经络止痛之功，可治跌打伤痛、头痛、牙痛、胃脘痛等；并能消痰逐饮，用于痰饮、噎膈、痞积。

用法用量：煎服，6～9g。外用适量。

使用注意：本品辛散走窜，气血虚弱者慎服。

鉴别用药：独活与威灵仙均具祛风湿、止痛的功效，均能治疗风寒湿痹。独活还具解表功效，可治疗风寒夹湿表证，且善入肾经而搜伏风，治少阴头痛。威灵仙可消骨鲠，可治骨鲠咽喉。

3. 川乌

性能：辛，苦，热。有大毒。归心，肝，肾，脾经。

功效：祛风湿，温经止痛。

应用：

（1）风寒湿痹。本品辛热升散苦燥，善于祛风除湿、温经散寒，有明显的止痛作用，为治风寒湿痹证之佳品，尤宜于寒邪偏盛之风湿痹痛。

（2）心腹冷痛，寒疝疼痛。本品辛散温通，散寒止痛之功显著，故又常用于阴寒内盛之心腹冷痛，如心痛彻背，背痛彻心，寒疝，绕脐腹痛，手足厥冷。

（3）跌打损伤，麻醉止痛。本品有止痛作用，可治跌打损伤，骨折瘀肿疼痛。古方又常以本品作为麻醉止痛药。

用法用量：煎服，1.5～3g；宜先煎、久煎。外用，适量。

使用注意：孕妇忌用；不宜与贝母类、半夏、白及、白蔹、天花粉、瓜蒌类同用；内服一般应炮制用，生品内服宜慎；酒浸、酒煎服易致中毒，应慎用。

二、祛风湿热药

1. 秦艽

性能：辛、苦，平。归胃、肝、胆经。

功效：祛风湿，通络止痛，退虚热，清湿热。

应用：

（1）风湿痹证。本品辛散苦泄，质偏润而不燥，为风药中之润剂。风湿痹痛，筋脉拘挛，骨节酸痛，无问寒热新久均可配伍应用。其性偏寒，兼有清热作用，故对热痹尤为适宜；若配羌活、当归等，可治风寒湿痹。

（2）中风不遂。本品既能祛风邪，舒筋络，又善活血荣筋，可用于中风半身不遂，口眼歪斜，四肢拘急，舌强不语等。

（3）骨蒸潮热，疳积发热。本品能退虚热，除骨蒸，亦为治虚热要药。

（4）湿热黄疸。本品苦以降泄，能清肝胆湿热而退黄。

此外，本品尚能治痔疮、肿毒等。

用法用量：煎服，3～9g。

2. 防己

性能：苦、辛，寒。归膀胱、肺经。

功效：祛风湿，止痛，利水消肿。

应用：

（1）风湿痹证。本品辛能行散，苦寒降泄，既能祛风除湿止痛，又能清热。对风湿痹证湿热偏盛，肢体酸重，关节红肿疼痛，以及湿热身痛者，尤为要药；若与麻黄、肉桂等同用，亦可用于风寒湿痹，四肢挛急者。

（2）水肿，小便不利，脚气。本品苦寒降利，能清热利水，善走下行而泄下焦膀胱湿热，尤宜于下肢水肿，小便不利者。

（3）湿疹疮毒。本品苦以燥湿，寒以清热，治湿疹疮毒，可与苦参、金银花等配伍。

此外，本品有降压作用，可用于高血压病。

用法用量：煎服，4.5～9g。

使用注意：本品大苦大寒，易伤胃气，胃纳不佳及阴虚体弱者慎服。

鉴别用药：秦艽与防己均具有祛风湿、止痹痛功效，治疗风湿痹证，寒热均可。但秦艽还可通经络、退虚热、清湿热，用治中风不遂；骨蒸潮热，疳积发热；湿热黄疸。防己还可利水消肿，用治水肿、小便不利、脚气。

3. 豨莶草

性能：辛、苦，寒。归肝、肾经。

功效：祛风湿，利关节，解毒。

应用：

（1）风湿痹痛，中风半身不遂。本品辛散苦燥，能祛筋骨间风湿，通经络，利关节。生用性寒，宜于风湿热；酒制后寓补肝肾之功，常用于风湿痹痛，筋骨无力，腰膝酸软，四肢麻痹，或中风半身不遂。

（2）风疹，湿疹，疮痈。本品辛能散风，生用苦寒，能清热解毒，化湿热。

此外，本品能降血压，可治高血压。

用法用量：煎服，9～12g，外用适量。治风湿痹痛、半身不遂宜制用，治风疹、湿疹、疮痈宜生用。

三、祛风湿强筋骨药

1. 五加皮

性能：辛、苦，温。归肝、肾经。

功效：祛风湿，补肝肾，强筋骨，利水。

应用：

（1）风湿痹证。本品辛能散风，苦能燥湿，温能祛寒，且兼补益之功，为强壮性祛风湿药，尤宜于老人及久病体虚者。

（2）筋骨痿软，小儿行迟，体虚乏力。本品有温补之效，能补肝肾，强筋骨。

（3）水肿，脚气。本品能温肾而除湿利水。

用法用量：煎服，4.5～9g；或酒浸，入丸、散服。

2. 桑寄生

性能：苦、甘，平。归肝、肾经。

功效：祛风湿，补肝肾，强筋骨，安胎。

应用：

（1）风湿痹证。本品苦能燥，甘能补，祛风湿又长于补肝肾、强筋骨，对痹证日久，伤及肝肾，腰膝酸软，筋骨无力者尤宜。

（2）崩漏经多，妊娠漏血，胎动不安。本品能补肝肾，养血而固冲任，安胎。

用法用量：煎服，9～15g。

鉴别用药：五加皮与桑寄生均具有祛风湿、补肝肾、强筋骨作用，用于风湿痹证，筋骨痿软。但五加皮有温补之效，用于小儿行迟，体虚乏力；利水，用于水肿、脚气。桑寄生还能固冲任、安胎，用于崩漏经多，妊娠漏血，胎动不安。

第五节　芳香化湿药

1. 藿香

性能：辛，微温。归脾、胃、肺经。

功效：化湿，止呕，解暑。

应用：

（1）湿滞中焦。本品气味芳香，为芳香化湿浊要药。又因其性微温，故多用于寒湿困脾所致的脘腹痞闷、少食作呕、神疲体倦等症。

（2）呕吐。本品既能化湿，又能和中止呕。

（3）暑湿或湿温初起。本品既能化湿，又可解暑。

用法用量：煎服，5～10g。鲜品加倍。

使用注意：阴虚血燥者不宜用。

2. 佩兰

性能：辛，平。归脾、胃、肺经。

功效：化湿，解暑。

应用：

（1）湿阻中焦。本品气味芳香，其化湿和中之功与藿香相似，治湿阻中焦之证，每相须为用。又因其性平，芳香化湿浊，去陈腐，用治脾经湿热，口中甜腻、多涎口臭等的脾瘅证。

（2）暑湿，湿温初起。本品化湿又能解暑。

用法用量：煎服，5～10g。鲜品加倍。

3. 苍术

性能：辛、苦，温。归脾、胃、肝经。

功效：燥湿健脾，祛风散寒。

应用：

（1）湿阻中焦证。本品苦温燥湿以祛湿浊，辛香健脾以和脾胃。对湿阻中焦，脾失健运而致脘腹胀闷、呕恶食少、吐泻乏力、舌苔白腻等症，最为适宜。

（2）风湿痹证。本品辛散苦燥，长于祛湿，故痹证湿胜者尤宜。

（3）风寒夹湿表证。本品辛香燥烈，能开肌腠而发汗，祛肌表之风寒表邪，又因其长于胜湿，故以风寒表证夹湿者最为适宜。

此外，本品尚能明目，用于夜盲症及眼目昏涩。

用法用量：煎服，5～10g。

使用注意：阴虚内热，气虚多汗者忌用。

鉴别用药：苍术、藿香、佩兰均为芳香化湿药，具有化湿之力，用于湿阻中焦证。但苍术苦温燥烈，可燥湿健脾，不仅适用于湿阻中焦，亦可用于其他湿邪泛滥之证；而藿香、佩兰性微温或平，以化湿醒脾为主，多用于湿邪困脾之证。

4. 厚朴

性能：苦、辛，温。归脾、胃、肺、大肠经。

功效：燥湿消痰，下气除满。

应用：

(1) 湿阻中焦，脘腹胀满。本品苦燥辛散，能燥湿，又下气除胀满，为消除胀满的要药。

(2) 食积气滞，腹胀便秘。本品可下气宽中，消积导滞。

(3) 痰饮喘咳。本品能燥湿消痰，下气平喘。

(4) 梅核气。本品有燥湿消痰、下气宽中之效。

用法用量：煎服，3～10 克，或入丸、散。

使用注意：本品辛苦温燥湿，易耗气伤津，故气虚津亏者及孕妇当慎用。

鉴别用药：苍术与厚朴二药均可燥湿，常用于湿阻中焦证。但厚朴苦降下气，消积除胀满，又下气消痰平喘，可治食积气滞、痰饮咳喘等证。苍术为燥湿健脾要药，并可祛风湿、散表邪和明目，可治风湿痹证、风寒表证及夜盲等。

5. 砂仁

性能：辛，温。归脾、胃、肾经。

功效：化湿行气，温中止泻，安胎。

应用：

(1) 湿阻中焦及脾胃气滞证。本品辛散温通，气味芬芳，其化湿醒脾、行气温中之效均佳。

(2) 脾胃虚寒吐泻。本品善能温中暖胃以达止呕止泻之功，但其重在温脾。

(3) 气滞妊娠恶阻及胎动不安。本品能行气和中而止呕安胎。

用法用量：煎服，3～6g，入汤剂宜后下。

使用注意：阴虚血燥者慎用。

6. 白豆蔻

性能：辛，温。归肺、脾、胃经。

功效：化湿行气，温中止呕。

应用：

（1）湿阻中焦及脾胃气滞证。本品可化湿行气，常与藿香、陈皮等同用；若脾虚湿阻气滞之胸腹虚胀，食少无力者，常与黄芪、白术、人参等同用。另外，本品辛散入肺而宣化湿邪，故还常用于湿温初起，胸闷不饥。

（2）呕吐。本品能行气宽中，温胃止呕，尤以胃寒湿阻气滞呕吐最为适宜。

用法用量：煎服，3～6g。入汤剂宜后下。

使用注意：阴虚血燥者慎用。

鉴别用药：砂仁与白豆蔻二药均能化湿行气，温中止呕，常用治湿阻中焦及脾胃气滞证。但白豆蔻化湿行气之力偏于中上焦，故临床可用于湿温痞闷，偏在胃而善止呕。砂仁香窜气浓，化湿行气力略胜，长于治中、下二焦的寒湿气滞之证，并有行气安胎作用。

第六节　利水渗湿药

一、利水消肿药

1. 茯苓

性能：甘、淡，平。归心、脾、肾经。

功效：利水渗湿，健脾，宁心。

应用：

（1）水肿。本品味甘而淡，甘则能补，淡则能渗，药性平和，既可祛邪，又可扶正，利水而不伤正气，实为利水消肿之要药。

（2）痰饮。本品善渗泄水湿，使湿无所聚，痰无由生，可治痰饮之目眩心悸，饮停于胃而呕吐等。

（3）脾虚泄泻。本品能健脾渗湿而止泻，尤宜于脾虚湿盛泄泻；茯苓味甘，善入脾经，能健脾补中，治疗脾胃虚弱，倦怠乏力，食少便溏。

（4）心悸，失眠。本品益心脾而宁心安神。常用治心脾两虚，气血不足之心悸、失眠、健忘。

用法用量：煎服，9～15g。

使用注意：虚寒精滑者忌服。

2. 薏苡仁

性能：甘、淡，凉。归脾、胃、肺经。

功效：利水渗湿，健脾，除痹，清热排脓。

应用：

（1）水肿，小便不利，脚气。本品淡渗甘补，既利水消肿，又健脾补中。

（2）脾虚泄泻。本品能渗利脾湿，健脾止泻，尤宜治脾虚湿盛之泄泻。

（3）湿痹拘挛。薏苡仁渗湿除痹，能舒筋脉，缓和拘挛。

（4）肺痈、肠痈。本品清肺肠之热，排脓消痈。

用法用量：煎服，9～30g。清热利湿宜生用，健脾止泻宜炒用。

鉴别用药：茯苓与薏苡仁功效相似，均能利水消肿，渗湿健脾，用治水湿内停诸证及脾虚证。但薏苡仁性偏寒凉，善清湿热，并能除痹、消肿排脓，还可用治风湿痹证，以及肺痈、肠痈等证。而茯苓性平，补益心脾，宁心安神。

3. 猪苓

性能：甘、淡，平。归肾、膀胱经。

功效：利水渗湿。

应用：水肿，小便不利，泄泻。本品甘淡渗泄，利水作用较强，用于水湿停滞的各种水肿。

用法用量：煎服，6～12g。

鉴别用药：茯苓与猪苓二药均能利水消肿，渗湿，常用于水肿、小便不利等证。然猪苓利水作用较强，无补益之功。而茯苓能健脾补中、养心安神，可治脾虚诸证和心神不安证。

4. 泽泻

性能： 甘，寒。归肾、膀胱经。

功效： 利水渗湿，泄热。

应用：

（1）水肿，小便不利，泄泻。本品淡渗，其利水作用较强，治疗水湿停蓄之水肿、小便不利；泽泻能利小便而实大便，治脾胃伤冷，水谷不分，泄泻不止；本品泻水湿，行痰饮，常用治痰饮停聚、清阳不升之头目昏眩。

（2）淋证，遗精。本品性寒，既能清膀胱之热，又能泄肾经之虚火，下焦湿热者尤为适宜。

用法用量： 煎服，5～10g。

二、利尿通淋药

1. 车前子

性能： 甘，微寒。归肝、肾、肺、小肠经。

功效： 利尿通淋，渗湿止泻，明目，祛痰。

应用：

（1）淋证，水肿。本品甘寒而利，善通利水道，清膀胱热结。

（2）泄泻。本品能利水湿，分清浊而止泻，即利小便以实大便，尤宜于小便不利之水泻。

（3）目赤肿痛，目暗昏花，翳障。车前子善清肝热而明目。

（4）痰热咳嗽。本品入肺经，能清肺化痰止咳。

用法用量： 煎服，9～15g。宜包煎。

使用注意： 肾虚遗滑者慎用。

2. 滑石

性能：甘、淡，寒。归膀胱、肺、胃经。

功效：利尿通淋，清热解暑，收湿敛疮。

应用：

（1）热淋，石淋，尿热涩痛。滑石性滑利窍，寒则清热，故能清膀胱湿热而通利水道，是治淋证常用药。

（2）暑湿，湿温。本品甘淡而寒，既能利水湿，又能解暑热，是治暑湿之常用药。

（3）湿疮，湿疹，痱子。本品外用有清热收湿敛疮作用。

用法用量：煎服，10～20g。宜包煎。外用适量。

鉴别用药：车前子与滑石均具有利尿通淋作用，用治湿热下注膀胱之小便淋沥涩痛。而车前子还可渗湿止泻，明目，祛痰，用于暑湿泄泻，目赤肿痛，目暗昏花，翳障。滑石还可清热解暑，收湿敛疮，用于暑湿，湿温，湿疮，湿疹，痱子。

3. 通草

性能：甘、淡，微寒。归肺、胃经。

功效：利尿通淋，通气下乳。

应用：

（1）淋证，水肿。本品气寒味淡而体轻，入太阴肺经，引热下降而利小便，既通淋，又消肿，尤宜于热淋之小便不利，淋沥涩痛。

（2）产后乳汁不下。本品入胃经，通胃气上达而下乳汁，且味甘淡，多用于产后乳汁不畅或不下。

用法用量：煎服，3～5g。

使用注意：孕妇慎用。

三、利湿退黄药

1. 茵陈

性能：苦、辛，微寒。归脾、胃、肝、胆经。

功效：清利湿热，利胆退黄。

应用：

（1）黄疸。本品苦泄下降，性寒清热，善清利脾胃肝胆湿热，使之从小便而出，为治黄疸之要药。

（2）湿疮瘙痒。本品苦微寒，有解毒疗疮之功，故可用于湿热内蕴之风瘙瘾疹，湿疮瘙痒，可单味煎汤外洗，也可与黄柏、苦参、地肤子等同用。

用法用量：煎服，6～15g。外用适量。煎汤熏洗。

使用注意：蓄血发黄者及血虚萎黄者慎用。

2. 金钱草

性能：甘、咸，微寒。归肝、胆、肾、膀胱经。

功效：利湿退黄，利尿通淋，解毒消肿。

应用：

（1）湿热黄疸。本品清肝胆之火，又能除下焦湿热，有清热利湿退黄之效。

（2）石淋、热淋。金钱草利尿通淋，善消结石，尤宜于治疗石淋。

（3）痈肿疔疮、毒蛇咬伤。本品有解毒消肿之效，可用治恶疮肿毒，毒蛇咬伤等证。

用法用量：煎服，15～60g。鲜品加倍。外用适量。

第七节　温里药

1. 附子

性能：辛、甘，大热。有毒。归心、肾、脾经。

功效：回阳救逆，补火助阳，散寒止痛。

应用：

（1）亡阳证。本品能上助心阳、中温脾阳、下补肾阳，为

“回阳救逆第一品药”。

（2）阳虚证。本品辛甘温煦，有峻补元阳、益火消阴之效，凡肾、脾、心诸脏阳气衰弱者均可应用。

（3）寒痹证。本品气雄性悍，走而不守，能温经通络，逐经络中风寒湿邪，故有较强的散寒止痛作用。凡风寒湿痹周身骨节疼痛者均可用之，尤善治寒痹痛剧者。

用法用量：煎服，3～15g，本品有毒，宜先煎0.5～1小时，至口尝无麻辣感为度。

使用注意：孕妇及阴虚阳亢者忌用。反半夏、瓜蒌、贝母、白蔹、白及。生品外用，内服须炮制。若内服过量，或炮制、煎煮方法不当，可引起中毒。

2. 干姜

性能：辛，热。归脾、胃、肾、心、肺经。

功效：温中散寒，回阳通脉，温肺化饮。

应用：

（1）腹痛，呕吐，泄泻。本品辛热燥烈，主入脾胃而长于温中散寒、健运脾阳，为温暖中焦之主药。

（2）亡阳证。本品辛热，入心、脾、肾经，有温阳守中、回阳通脉的功效。用治心肾阳虚，阴寒内盛所致亡阳厥逆，脉微欲绝者，每与附子相须为用。

（3）寒饮喘咳。本品辛热，入肺经，善能温肺散寒化饮。

用法用量：煎服，3～15g。

使用注意：本品辛热燥烈，阴虚内热、血热妄行者忌用。

鉴别用药：附子与干姜，二药均能温中散寒、回阳救逆，常用于亡阳证，四肢厥逆，脉微欲绝，脾胃有寒，脘腹冷痛泄泻。然附子为“回阳救逆第一品药”，并能补火助阳，散寒止痛，可用于各种阳虚证以及风寒湿痹证；干姜回阳救逆之功不及附子，长于温中散寒，常用于中焦寒证，又有温肺化饮之功，用于寒饮停肺证。

生姜与干姜，二药均能温中散寒，温肺止咳，同治胃寒呕吐、冷痛及肺寒咳喘。但干姜温里散寒力强，偏于温肺散寒而化饮；生姜长于温胃止呕，尤善治胃寒呕吐。不同功效：干姜又能回阳通脉，又可治亡阳证；生姜又能发汗解表，又可治风寒表证。

3. 肉桂

性能：辛、甘，大热。归肾、脾、心、肝经。

功效：补火助阳，散寒止痛，温通经脉，引火归原。

应用：

（1）阳痿，宫冷。本品辛甘大热，能补火助阳，益阳消阴，作用温和持久，为治命门火衰之要药。

（2）腹痛，寒疝。本品甘热助阳以补虚，辛热散寒以止痛，善祛痼冷沉寒。

（3）腰痛，胸痹，阴疽，闭经，痛经。本品辛散温通，能行气血、运经脉、散寒止痛。

（4）虚阳上浮。本品大热入肝肾，能使因下元虚衰所致上浮之虚阳回归故里，故曰引火归原。

用法用量：煎服，1～4.5g，宜后下或焗服；研末冲服，每次1～2g。

使用注意：阴虚火旺、里有实热、血热妄行出血者及孕妇忌用。畏赤石脂。

鉴别用药：附子与肉桂二药均能补火助阳，散寒止痛，常用治里寒实证、虚寒证，以及寒湿痹痛。但附子能回阳救逆，并长于温补脾肾；肉桂长于温补命门，还能引火归原，温通经脉，并能鼓舞气血生长，以治阴疽与虚寒性溃疡等。

4. 吴茱萸

性能：辛、苦，热。有小毒。归肝、脾、胃、肾经。

功效：散寒止痛，降逆止呕，助阳止泻。

应用：

（1）寒凝疼痛。本品辛散苦泄，性热祛寒，主入肝经，既散肝经之寒邪，又疏肝气之郁滞，为治肝寒气滞诸痛之主药。

（2）胃寒呕吐。本品辛散苦泄，性热祛寒，善散寒止痛，还能疏肝解郁，降逆止呕，兼能制酸止痛。

（3）虚寒泄泻。本品性味辛热，能温脾益肾，助阳止泻，为治脾肾阳虚、五更泄泻之常用药。

用法用量：煎服，1.5～4.5g。外用适量。

使用注意：本品辛热燥烈，易耗气动火，故不宜多服、久服。阴虚有热者忌用。

5. 小茴香

性能：辛，温。归肝、肾、脾、胃经。

功效：散寒止痛，理气和胃。

应用：

（1）寒疝腹痛，睾丸偏坠胀痛，少腹冷痛，痛经。本品辛温，能温肾暖肝，散寒止痛。

（2）中焦虚寒气滞证。本品辛温，能温中散寒止痛，并善理脾胃之气而开胃、止呕。

用法用量：煎服，3～6g。外用适量。

使用注意：阴虚火旺者慎用。

第八节　理气药

1. 陈皮

性能：辛、苦，温。归脾、肺经。

功效：理气健脾，燥湿化痰。

应用：

（1）脾胃气滞证。本品辛行温通，有行气止痛、健脾和中之功，因其苦温而燥，故寒湿中阻之气滞最宜。

（2）呕吐、呃逆。本品辛香行气，善疏理气机，调畅中焦而使之升降有序。

（3）湿痰、寒痰咳嗽。本品既能燥湿化痰，又能温化寒痰，且辛行苦泄而能宣肺止咳，为治痰之要药。

（4）胸痹。本品辛行温通、入肺走胸，而能行气通痹止痛。

用法用量：煎服，3～9g。

2. 青皮

性能：苦、辛，温。归肝、胆、胃经。

功效：疏肝破气，消积化滞。

应用：

（1）肝郁气滞证。本品辛散温通，苦泄下行而奏疏肝理气、散结止痛之功，尤宜于治肝郁气滞之胸胁胀痛、疝气疼痛、乳房肿痛。

（2）气滞脘腹疼痛。本品辛行温通，入胃而行气止痛。

（3）食积腹痛。本品辛行苦降温通，有消积化滞、和降胃气、行气止痛之功。

（4）癥瘕积聚，久疟痞块。本品气味峻烈，苦泄力大，辛散温通力强，能破气散结。用治气滞血瘀之癥瘕积聚，久疟痞块等，多与三棱、莪术、丹参等同用。

用法用量：煎服，3～9g。醋炙疏肝止痛力强。

鉴别用药：陈皮与青皮二药均能行气消滞，用于食积气滞，脘腹胀痛。但陈皮性较平和，归脾肺经，主理脾肺气滞，并能燥湿化痰，主要治疗脾胃气滞之脘腹胀满及湿痰、寒痰壅肺之咳嗽、胸闷等；青皮主归肝、胆、胃经，善于疏肝破气，常用于肝气郁结、食积气滞及癥瘕积聚等。

3. 枳实

性能：苦、辛、酸，温。归脾、胃、大肠经。

功效：破气消积，化痰除痞。

应用：

（1）胃肠积滞，湿热泻痢。本品辛行苦降，善破气除痞、消积导滞。治饮食积滞，脘腹痞满胀痛；胃肠积滞，热结便秘，腹满胀痛；湿热泻痢，里急后重等。

（2）胸痹，结胸。本品能行气化痰以消痞，破气除满而止痛。

（3）气滞胸胁疼痛。本品善破气行滞而止痛，治疗气血阻滞之胸胁疼痛。

（4）产后腹痛。本品行气以助活血而止痛，用治产后瘀滞腹痛、烦躁等。

此外，本品尚可用治胃扩张、胃下垂、子宫脱垂、脱肛等脏器下垂病证，可单用本品，或配伍补中益气之品黄芪、白术等以增强疗效。

用法用量：煎服，3～9g，大量可用至30g。炒后性较平和。

使用注意：孕妇慎用。

4. 木香

性能：辛、苦，温。归脾、胃、大肠、胆、三焦经。

功效：行气止痛，健脾消食。

应用：

（1）脾胃气滞证。本品辛行苦泄温通，芳香气烈而味厚，善通行脾胃之滞气，既为行气止痛之要药，又为健脾消食之佳品。

（2）泻痢里急后重。本品辛行苦降，善行大肠之滞气，为治湿热泻痢里急后重之要药。

（3）腹痛胁痛，黄疸，疝气疼痛。本品气香醒脾，味辛能行，味苦主泄，走三焦和胆经，故既能行气健脾又能疏肝利胆。

（4）胸痹。本品辛行苦泄，性温通行，能通畅气机，气行则血行，故可止痛。

此外，本品醒脾开胃，在补益药中用之，可减轻补益药的腻胃和滞气之弊。

用法用量：煎服，1.5～6g。生用行气力强，煨用行气力缓而实肠止泻，用于泄泻腹痛。

5. 香附

性能：辛、微苦、微甘，平。归肝、脾、三焦经。

功效：疏肝解郁，调经止痛，理气调中。

应用：

（1）肝郁气滞胁痛、腹痛。本品主入肝经气分，芳香辛行，善散肝气之郁结，味苦疏泄以平肝气之横逆，故为疏肝解郁、行气止痛之要药。

（2）月经不调，痛经，乳房胀痛。本品辛行苦泄，善于疏理肝气，调经止痛，为妇科调经之要药。

（3）气滞腹痛。本品味辛能行而长于止痛，除善疏肝解郁之外，还能入脾经，而有宽中、消食下气等作用，故临床上也常用于脾胃气滞证。

用法用量：煎服，6～9g。醋炙止痛力增强。

鉴别用药：木香、香附与乌药均能行气止痛，可治气滞腹痛。但木香善行脾胃、大肠气滞，兼消食健胃，可用于脾胃气滞之脘腹胀满、痢疾里急后重等；香附药性平和，并长于疏肝解郁，调经止痛，为调经之要药，多用于肝郁气滞之胸胁胀痛、月经不调、痛经等；乌药上入脾肺，下达肾与膀胱，长于散寒止痛，并能温肾，长于治寒凝气滞的胸胁脘腹诸痛、寒疝腹痛，以及肾阳不足的小便频数与遗尿。

6. 佛手

性能：辛、苦，温。归肝、脾、胃、肺经。

功效：疏肝解郁，理气和中，燥湿化痰。

应用：

（1）肝郁胸胁胀痛。本品辛行苦泄，善疏肝解郁、行气止痛。

(2) 气滞脘腹疼痛。本品辛行苦泄，气味芳香，能醒脾理气，和中导滞。

(3) 久咳痰多，胸闷作痛。本品芳香醒脾，苦温燥湿而善健脾化痰，辛行苦泄又能疏肝理气。

用法用量：煎服，3~9g。

7. 香橼

性能：辛、微苦、酸，温。归肝、脾、胃、肺经。

功效：疏肝解郁，理气和中，燥湿化痰。

应用：

(1) 本品辛能行散，苦能疏泄，入肝经而能疏理肝气止痛。本品功同佛手，但效力较逊。

(2) 气滞脘腹疼痛。本品气香醒脾，辛行苦泄，入脾胃以行气宽中。

(3) 痰饮咳嗽，胸膈不利。本品苦燥降泄以化痰止咳，辛行入肺而理气宽胸。

用法用量：煎服，3~9g。

8. 薤白

性能：辛、苦，温。归肺、胃、大肠经。

功效：通阳散结，行气导滞。

应用：

(1) 胸痹心痛。本品辛散苦降，温通滑利，善散阴寒之凝滞，通胸阳之痹结，为治胸痹之要药。

(2) 脘腹痞满胀痛，泻痢里急后重。本品辛行苦降，有行气导滞，消胀止痛之功。

用法用量：煎服，5~9g。

9. 大腹皮

性能：辛，微温。归脾、胃、大肠、小肠经。

功效： 行气宽中，利水消肿。

应用：

（1）胃肠气滞，脘腹胀闷，大便不爽。本品辛能行散，主入脾胃经，能行气导滞，为宽中理气之捷药。

（2）水肿胀满，脚气浮肿，小便不利。本品味辛，能开宣肺气而行水消肿。

用法用量： 煎服，4.5～9g。

第九节　消食药

1. 山楂

性能： 酸、甘，微温。归脾、胃、肝经。

功效： 消食化积，行气散瘀。

应用：

（1）肉食积滞。本品酸甘，微温不热，功善消食化积，能治各种饮食积滞，尤为消化油腻肉食积滞之要药。

（2）泻痢腹痛，疝气痛。山楂入肝经，能行气散结止痛，炒用兼能止泻止痢。

（3）产后瘀阻腹痛、痛经。本品性温兼入肝经血分，能通行气血，有活血祛瘀止痛之功。

用法用量： 煎服，10～15g，大剂量30g。生山楂、炒山楂多用于消食散瘀，焦山楂、山楂炭多用于止泻痢。

使用注意： 脾胃虚弱而无积滞者或胃酸分泌过多者均慎用。

2. 神曲

性能： 甘、辛，温。归脾、胃经。

功效： 消食和胃。

应用： 饮食积滞。本品辛以行散消食，甘温健脾开胃，和中止泻。常配山楂、麦芽、木香等，治疗食滞脘腹胀满，食少纳呆，肠鸣腹泻者。又因本品略能解表退热，故尤宜外感表证兼食滞者。

此外，凡丸剂中有金石、贝壳类药物者，前人用本品糊丸以助消化，如磁朱丸。

用法用量： 煎服，6 ~ 15g。消食宜炒焦用。

3. 麦芽

性能： 甘，平。归脾、胃、肝经。

功效： 消食健胃，回乳消胀，疏肝解郁。

应用：

(1) 米面薯芋食滞证。本品甘平，健胃消食，尤能促进淀粉性食物的消化。

(2) 断乳、乳房胀痛。本品有回乳之功。可单用生麦芽或炒麦芽 120g 煎服，用治妇女断乳或乳汁郁积之乳房胀痛等。

此外，本品又兼能疏肝解郁，常配川楝子、柴胡等，用治肝气郁滞或肝胃不和之胁痛、脘腹痛等。

用法用量： 煎服，10 ~ 15g，大剂量 30 ~ 120g。生麦芽功偏消食健胃；炒麦芽多用于回乳消胀。

使用注意： 哺乳期妇女不宜使用。

4. 莱菔子

性能： 辛、甘，平。归肺、脾、胃经。

功效： 消食除胀，降气化痰。

应用：

(1) 食积气滞。本品味辛行散，消食化积之中，尤善行气消胀。

(2) 咳喘痰多，胸闷食少。本品既能消食化积，又能降气化痰，止咳平喘，尤宜治咳喘痰壅，胸闷兼食积者。

此外，古方中生用研服治涌吐风痰。

用法用量： 煎服，6 ~ 10g。炒用消食下气化痰，生用吐风痰。

使用注意：本品辛散耗气，故气虚及无食积、痰滞者慎用。不宜与人参同用。

鉴别用药：莱菔子、山楂均有良好的消食化积之功，主治食积证。但山楂长于消积化滞，主治肉食积滞；而莱菔子尤善消食行气消胀，主治食积气滞证。

5. 鸡内金

性能：甘，平。归脾、胃、小肠、膀胱经。

功效：消食健胃，涩精止遗。

应用：

（1）饮食积滞，小儿疳积。本品消食化积作用较强，并可健运脾胃，故广泛用于米面薯芋乳肉等各种食积证。

（2）肾虚遗精、遗尿。本品可固精缩尿止遗。

（3）砂石淋证，胆结石。本品入膀胱经，有化坚消石之功。

用法用量：煎服，3～10g。研末服，每次1.5～3g。研末服效果比煎剂好。

使用注意：脾虚无积滞者慎用。

第十节　驱虫药

1. 使君子

性能：甘，温。归脾、胃经。

功效：杀虫消积。

应用：

（1）蛔虫病，蛲虫病。本品味甘气香而不苦，性温又入脾胃经，既有良好的驱杀蛔虫作用，又具缓慢的滑利通肠之性，故为驱虫要药，尤宜于小儿。

（2）小儿疳积。本品甘温，既能驱虫，又能健脾消疳。

用法用量： 煎服，9～12g，捣碎；取仁炒香嚼服，6～9g。小儿每岁1～1.5粒，1日总量不超过20粒。空腹服用，每日1次，连用3日。

使用注意： 大量服用能引起呃逆、眩晕、呕吐、腹泻等反应；若与热茶同服，亦能引起呃逆、腹泻，故服用时当忌饮茶。

2. 苦楝皮

性能： 苦，寒。有毒。归肝、脾、胃经。

功效： 杀虫，疗癣。

应用：

（1）蛔虫病，蛲虫病，钩虫病。本品苦寒有毒，有较强的杀虫作用，可治多种肠道寄生虫，为广谱驱虫中药。

（2）疥癣，湿疮。本品能清热燥湿，杀虫止痒。单用本品研末，用醋或猪脂调涂患处，可治疥疮、头癣、湿疮、湿疹瘙痒等。

用法用量： 煎服，4.5～9g，鲜品15～30g，外用适量。

使用注意： 本品有毒，不宜过量或持久服用。有效成分难溶于水，需文火久煎。

3. 槟榔

性能： 苦、辛，温。归胃、大肠经。

功效： 杀虫消积，行气，利水，截疟。

应用：

（1）肠道寄生虫病。本品驱虫谱广，对绦虫、蛔虫、蛲虫、钩虫、姜片虫等肠道寄生虫都有驱杀作用，并以泻下作用驱除虫体为其优点。

（2）食积气滞，泻痢后重。本品辛散苦泄，入胃肠经，善行胃肠之气，消积导滞，兼能缓泻通便。

（3）水肿，脚气肿痛。本品既能利水，又能行气，气行则助水运。

（4）疟疾。本品截疟，常与常山、草果等同用。

用法用量：煎服，3～10g。驱杀绦虫、姜片虫30～60g。生用力佳，炒用力缓；鲜者优于陈久者。

使用注意：脾虚便溏或气虚下陷者忌用；孕妇慎用。

第十一节　止血药

一、凉血止血药

1. 小蓟

性能：甘、苦，凉。归心、肝经。

功效：凉血止血，散瘀解毒消痈。

应用：

（1）血热出血证。本品性属寒凉，善清血分之热而凉血止血，无论吐咯衄血、便血崩漏等出血，由于血热妄行所致者皆可选用。

（2）热毒痈肿。本品能清热解毒，散瘀消肿，用治热毒疮疡初起肿痛之证。

用法用量：煎服，10～15g，鲜品加倍。外用适量，捣敷患处。

2. 大蓟

性能：甘、苦，凉。归心、肝经。

功效：凉血止血，散瘀解毒消痈。

应用：

（1）血热出血证。本品寒凉而入血分，功能凉血止血，主治血热妄行之诸出血证，尤多用于吐血、咯血及崩漏下血。

（2）热毒痈肿。本品既能凉血解毒，又能散瘀消肿，无论内外痈肿都可运用，单味内服或外敷均可，以鲜品为佳。

用法用量：煎服，10～15g，鲜品可用30～60g。外用适量，捣敷患处。

鉴别用药：大蓟与小蓟二药均能凉血止血，散瘀解毒消痈，可用治血热出血证及热毒痈肿，常相须为用。但大蓟解毒散瘀消肿、凉血止血作用较强，多用于治疗吐血、咯血及崩漏；小蓟凉血止血、解毒散瘀消肿作用弱于大蓟，但兼能利尿，故治疗尿血、血淋为优。

3. 地榆

性能：苦、酸、涩，微寒。归肝、大肠经。

功效：凉血止血，解毒敛疮。

应用：

（1）血热出血证。本品味苦寒入血分，长于泄热而凉血止血；味兼酸涩，又能收敛止血，可用治多种血热出血之证；又因其性下降，故尤宜于下焦之下血。

（2）烫伤、湿疹、疮疡痈肿。本品苦寒能泻火解毒，味酸涩能敛疮，为治水火烫伤之要药；用治湿疹及皮肤溃烂，可以本品浓煎外洗，或用纱布浸药外敷，亦可配煅石膏、枯矾研末外掺患处。本品清热凉血，又能解毒消肿，用治疮疡痈肿，无论成脓与否均可运用。

用法用量：煎服，10～15g，大剂量可用至30g；或入丸、散。外用适量。止血多炒炭用，解毒敛疮多生用。

使用注意：本品性寒酸涩，凡虚寒性便血、下痢、崩漏及出血有瘀者慎用。对于大面积烧伤病人，不宜使用地榆制剂外涂，以防其所含鞣质被大量吸收而引起中毒性肝炎。

4. 白茅根

性能：甘，寒。归肺、胃、膀胱经。

功效：凉血止血，清热利尿，清肺胃热。

应用：

（1）血热出血证。本品味甘、性寒、入血分，能清血分之热而凉血止血，可治多种血热出血之证，且单用有效，或配伍其他凉血止血药同用。

（2）水肿，热淋，黄疸。本品能清热利尿，而达利水消肿、利尿通淋、利湿退黄之效。

（3）胃热呕吐，肺热咳嗽。既能清胃热而止呕，又能清肺热而止咳。

用法用量：煎服，15～30g，鲜品加倍，以鲜品为佳，可捣汁服。多生用，止血亦可炒炭用。

鉴别用药：白茅根与芦根均能清肺胃热而利尿，治疗肺热咳嗽、胃热呕吐和小便淋痛，且常相须为用。然白茅根偏入血分，以凉血止血见长；而芦根偏入气分，以清热生津为优。

二、化瘀止血药

1. 三七

性能：甘、微苦，温。归肝、胃经。

功效：化瘀止血，活血定痛。

应用：

（1）出血证。本品味甘、微苦，性温，入肝经血分，功善止血，又能化瘀生新，有止血不留瘀、化瘀不伤正的特点，对人体内外各种出血，无论有无瘀滞，均可应用，尤以有瘀滞者为宜。

（2）跌打损伤，瘀滞肿痛。本品活血化瘀而消肿定痛，为治瘀血诸证之佳品，为伤科之要药。凡跌打损伤，或筋骨折伤，瘀血肿痛等，本品皆为首选药物。

此外，本品有补虚强壮的作用，民间用治虚损劳伤。

用法用量：多研末吞服，1～1.5g；煎服，3～10g；亦入丸、散。外用适量，研末外掺或调敷。

使用注意：孕妇慎用。

2. 茜草

性能：苦，寒。归肝经。

功效：凉血化瘀止血，通经。

应用：

（1）出血证。本品味苦性寒，善走血分，既能凉血止血，又能活血行血，故可用于血热妄行或血瘀脉络之出血证，对于血热夹瘀的各种出血证，尤为适宜。

（2）血瘀经闭，跌打损伤，风湿痹痛。本品能通经络，行瘀滞，故可用治闭经、跌打损伤、风湿痹痛等血瘀经络闭阻之证，尤为妇科调经要药。

用法用量：煎服，10～15g，大剂量可用30g，亦入丸、散。止血炒炭用，活血通经生用或酒炒用。

3. 蒲黄

性能：甘，平。归肝、心包经。

功效：止血，化瘀，利尿。

应用：

（1）出血证。本品甘平，收敛止血，兼有活血行瘀之功，为止血行瘀之良药，有止血不留瘀的特点，对于出血证无论属寒属热，有无瘀滞，均可应用，但以属实夹瘀者尤宜。

（2）瘀血痛证。本品能行血通经，消瘀止痛，凡跌打损伤、痛经、产后伤痛、心腹疼痛等瘀血作痛者均可运用，尤为妇科所常用。

（3）血淋尿血。本品既能止血，又能利尿通淋，故可治疗血淋尿血。

用法用量：煎服，3～10g，包煎。外用适量，研末外掺或调敷。止血多炒用，化瘀、利尿多生用。

使用注意：孕妇慎用。

鉴别用药：三七、茜草与蒲黄，三药均能止血，又能化瘀，具有止血而不留瘀的特点，可用治瘀血阻滞之多种出血。其中三七作用较优，不仅止血力强，化瘀力也强，为止血要药，可广泛用于内外各种出血证，同时也长于活血定痛，又为伤科要药，可用于跌打损伤和各种瘀血肿痛；茜草则能凉血化瘀止血，尤宜于血热夹瘀出血证，并能活血通经，可用于血滞经闭、跌打损伤和风湿痹痛证等；蒲黄化瘀止血并能利尿通淋，能治瘀血阻滞之心腹疼痛、痛经、产后瘀阻腹痛及血淋涩痛证等。

三、收敛止血药

1. 白及

性能：苦、甘、涩，寒。归肺、胃、肝经。

功效：收敛止血，消肿生肌。

应用：

（1）出血证。本品质黏味涩，为收敛止血之要药，可用治体内外诸出血证。因其主入肺、胃经，故临床尤多用于肺胃出血之证。

（2）痈肿疮疡，手足皲裂，水火烫伤。本品寒凉苦泄，能消散血热之痈肿；味涩质黏，能敛疮生肌，为外疡消肿生肌的常用药。对于疮疡，无论未溃或已溃均可应用。

用法用量：煎服，3～10g；大剂量可用至30g；亦可入丸、散，入散剂，每次用2～5g，研末吞服，每次1.5～3g。外用适量。

使用注意：不宜与乌头类药材同用。

2. 仙鹤草

性能：苦、涩，平。归心、肝经。

功效：收敛止血，止痢，截疟，补虚。

应用：

（1）出血证。本品味涩收敛，功能收敛止血，广泛用于全身各部的出血之证。因其药性平和，大凡出血病证，无论寒热虚实，皆可运用。

（2）腹泻，痢疾。本品涩敛之性，能涩肠止泻止痢，因本品药性平和，兼能补虚，又能止血，故对于血痢及久病泻痢尤为适宜。

（3）疟疾寒热。本品有解毒截疟之功，治疗疟疾寒热，可单用本品研末，于疟发前2小时吞服，或水煎服。

（4）脱力劳伤。本品有补虚强壮的作用，可用治劳力过度所致的脱力劳伤，症见神疲乏力，面色萎黄而纳食正常者。

此外，本品尚能解毒杀虫，可用治疮疖痈肿、阴痒带下。

用法用量：煎服，3～10g；大剂量可用至30～60g。外用适量。

四、温经止血药

艾叶

性能：辛、苦，温。有小毒。归肝、脾、肾经。

功效：温经止血，散寒调经，安胎。

应用：

（1）出血证。本品气香味辛，温可散寒，能暖气血而温经脉，为温经止血之要药，适用于虚寒性出血病证，尤宜于崩漏。

（2）月经不调、痛经。本品能温经脉，逐寒湿，止冷痛，尤善调经，为治妇科下焦虚寒或寒客胞宫之要药。

（3）胎动不安。本品为妇科安胎之要药。治疗妊娠猝胎动不安，以艾叶酒煎服；临床每多与阿胶、桑寄生等同用。此外，将本品捣绒，制成艾条、艾炷等，用以熏灸体表穴位，能温煦气血，透达经络。

用法用量：煎服，3～10g。外用适量。温经止血宜炒炭用，余生用。

第十二节　活血化瘀药

一、活血止痛药

1. 川芎

性能：辛，温。归肝、胆、心包经。

功效：活血行气，祛风止痛。

应用：

（1）血瘀气滞痛证。本品辛散温通，既能活血化瘀，又能行气止痛，为“血中之气药”，具通达气血功效，故治气滞血瘀之胸胁、腹部诸痛。

（2）头痛，风湿痹痛。本品辛温升散，能“上行头目”，祛风止痛，为治头痛要药，无论风寒、风热、风湿、血虚、血瘀头痛均可随证配伍用之，故李东垣言“头痛须用川芎”。

本品辛散温通，能祛风通络止痛，又可治风湿痹痛，常配伍独活、防风、秦艽、桂枝等药物同用，如独活寄生汤。

用法用量：煎服，3～9g。

使用注意：阴虚火旺、多汗、热盛及无瘀之出血证者和孕妇均当慎用。

2. 延胡索

性能：辛、苦，温。归心、肝、脾经。

功效：活血，行气，止痛。

应用：气血瘀滞诸痛证。本品辛散温通，为活血行气止痛之良药，前人谓其能“行血中之气滞、气中血滞，故能专治一身上下诸痛”，为常用的止痛药，无论何种痛证，均可配伍应用。

用法用量：煎服，3～10g。研粉吞服，每次1～3g。

3. 郁金

性能：辛、苦，寒。归肝、胆、心经。

功效：活血止痛，行气解郁，清心凉血，利胆退黄。

应用：

（1）气滞血瘀痛证。本品味辛能行能散，既能活血，又能行气，治气血瘀滞之痛证。

（2）热病神昏，癫痫痰闭。郁金辛散苦泄，能解郁开窍，且性寒入心经，能清心热，故可用于痰浊蒙蔽心窍、热陷心包之神昏。

（3）吐血，衄血，倒经，尿血，血淋。郁金性寒清热，味苦能降泄，入肝经血分而能凉血降气止血，用于气火上逆之吐血、衄血、倒经，以及热结下焦，伤及血络之尿血、血淋。

（4）肝胆湿热黄疸、胆石症。郁金性寒入肝胆经，能清利肝胆湿热，可治湿热黄疸，配伍金钱草可治胆石症。

用法用量：煎服，5～12g；研末服，2～5g。

使用注意：畏丁香。

鉴别用药：香附与郁金均能疏肝解郁，可用于肝气郁结之证。然香附药性偏温，专入气分，善疏肝行气，调经止痛，长于治疗肝郁气滞之月经不调；而郁金药性偏寒，既入血分，又入气分，善活血止痛，行气解郁，长于治疗肝郁气滞血瘀之痛证。

4. 姜黄

性能：辛、苦，温。归肝、脾经。

功效：活血行气，通经止痛。

应用：

（1）气滞血瘀痛证。姜黄辛散温通，苦泄，既入血分又入气分，能活血行气而止痛。

（2）风湿痹痛。本品辛散苦燥温通，外散风寒湿邪，内行气血，通经止痛，尤长于行肢臂而除痹痛。

此外，以本品配白芷、细辛为末外用可治牙痛，牙龈肿胀疼痛；配大黄、白芷、天花粉等外敷，可用于疮疡痈肿；单用本品外敷可用于皮癣痛痒。

用法用量：煎服，3～10g。外用适量。

使用注意：血虚无气滞血瘀者慎用，孕妇忌用。

鉴别用药：郁金、姜黄为同一植物的不同药用部位，均能活血散瘀、行气止痛，用于气滞血瘀之证。但姜黄药用其根茎，辛温行散，祛瘀力强，以治寒凝气滞血瘀之证为好，且可祛风通痹而用于风湿痹痛。郁金药用块根，苦寒降泄，行气力强，且凉血，以治血热瘀滞之证为宜，又能利胆退黄，清心解郁，用于湿热黄疸、热病神昏等证。

二、活血调经药

1. 丹参

性能：苦，微寒。归心、心包、肝经。

功效：活血调经，祛瘀止痛，凉血消痈，除烦安神。

应用：

（1）月经不调，闭经痛经，产后瘀滞腹痛。丹参功善活血祛瘀，性微寒而缓，能祛瘀生新而不伤正，善调经水，为妇科调经常用药。《本草纲目》谓其“能破宿血，补新血”。《妇科明理论》有“一味丹参散，功同四物汤”之说。

（2）血瘀心痛，脘腹疼痛，癥瘕积聚，跌打损伤，风湿痹证。本品善能通行血脉，祛瘀止痛，广泛应用于各种瘀血病证。

（3）疮痈肿毒。本品性寒，既能凉血活血，又能清热消痈，可用于热毒瘀阻引起的疮痈肿毒，常配伍清热解毒药用。

（4）热病烦躁神昏，心悸失眠。本品性寒，既能凉血活血，又能清热消痈，可用于热毒瘀阻引起的疮痈肿毒，常配伍清热解毒药用。

用法用量：煎服，5～15g。活血化瘀宜酒炙用。

使用注意：反藜芦。孕妇慎用。

2. 红花

性能：辛，温。归心、肝经。

功效：活血通经，祛瘀止痛。

应用：

（1）血滞经闭、痛经，产后瘀滞腹痛。红花辛散温通，为活血祛瘀、通经止痛之要药，是妇产科血瘀病证的常用药，常与当归、川芎、桃仁等相须为用。

（2）癥瘕积聚。本品能活血通经，祛瘀消癥，可治疗癥瘕积聚，常配伍三棱、莪术、香附等药。

（3）胸痹心痛、血瘀腹痛、胁痛。本品能活血通经，祛瘀止痛，善治瘀阻心腹胁痛。

（4）跌打损伤、瘀滞肿痛。本品善能通利血脉，消肿止痛，为治跌打损伤、瘀滞肿痛之要药。

（5）瘀滞斑疹色暗。本品能活血通脉以化滞消斑，可用于瘀热郁滞之斑疹色暗，常配伍清热凉血透疹的紫草、大青叶等。

此外，还用于回乳、瘀阻头痛、眩晕、中风偏瘫、喉痹、目赤肿痛等证。

用法用量：煎服，3～10g。外用适量。

使用注意：孕妇忌用。有出血倾向者慎用。

3. 桃仁

性能：苦、甘，平。有小毒。归心、肝、大肠经。

功效：活血祛瘀，润肠通便，止咳平喘。

应用：

（1）瘀血阻滞病证。本品味苦，入心肝血分，善泄血滞，祛瘀力强，又称破血药，为治疗多种瘀血阻滞病证的常用药。

（2）肺痈、肠痈。取本品活血祛瘀以消痈，配清热解毒药，常用治肺痈、肠痈等证。

（3）肠燥便秘。本品富含油脂，能润燥滑肠，故可用于肠燥便秘证。

（4）咳嗽气喘。本品味苦，能降肺气，有止咳平喘之功。

用法用量：煎服，5～10g，捣碎用；桃仁霜入汤剂宜包煎。

使用注意：孕妇忌用。便溏者慎用。本品有毒，不可过量。

4. 益母草

性能：辛、苦，微寒。归心、肝、膀胱经。

功效：活血调经，利尿消肿，清热解毒。

应用：

（1）血滞经闭、痛经、经行不畅、产后恶露不尽、瘀滞腹痛。本品苦泄辛散，主入血分，善活血调经，祛瘀通经，为妇产科要药，故名益母。

（2）水肿，小便不利。本品既能利水消肿，又能活血化瘀，尤宜用于水瘀互阻的水肿。

（3）跌打损伤，疮痈肿毒，皮肤瘾疹。本品既能活血散瘀以止痛，又能清热解毒以消肿。

用法用量：10～30g，煎服；或熬膏，入丸剂。外用适量，捣敷或煎汤外洗。

使用注意：无瘀滞及阴虚血少者忌用。

5. 牛膝

性能：苦、甘、酸，平。归肝、肾经。

功效：活血通经，补肝肾，强筋骨，利水通淋，引火（血）下行。

应用：

（1）瘀血阻滞之闭经、痛经、经行腹痛、胞衣不下，跌仆伤痛。本品活血祛瘀力较强，性善下行，长于活血通经，其活血祛瘀作用有疏利降泄之特点，尤多用于妇科经产诸疾以及跌打伤痛。

（2）腰膝酸痛、下肢痿软。牛膝既能活血祛瘀，又能补益肝肾，强筋健骨，兼能祛除风湿，故既可用于肝肾亏虚之腰痛、腰膝酸软，又可用于痹痛日久，腰膝酸痛。

（3）淋证、水肿、小便不利。本品性善下行，既能利水通淋，又能活血祛瘀。

（4）头痛、眩晕、齿痛、口舌生疮、吐血、衄血。本品味苦善泄降，能导热下泄，引血下行，以降上炎之火。

用法用量：煎服，6～15g。活血通经、利水通淋、引火（血）下行宜生用；补肝肾、强筋骨宜酒炙用。

使用注意：本品为动血之品，性专下行，孕妇及月经过多者忌服。中气下陷，脾虚泄泻，下元不固，多梦遗精者慎用。

鉴别用药：牛膝有川牛膝和怀牛膝之分。两者均能活血通经、补肝肾、强筋骨、利尿通淋、引火（血）下行。但川牛膝长于活血通经，怀牛膝长于补肝肾、强筋骨。

6. 鸡血藤

性能：苦、微甘，温。归肝、肾经。

功效：行血补血，调经，舒筋活络。

应用：

（1）月经不调、痛经、闭经。本品苦而不燥，温而不烈，行血散瘀，调经止痛，性质和缓，同时又兼补血作用，凡妇人血瘀及血虚之月经病均可应用。

（2）风湿痹痛，手足麻木，肢体瘫痪，血虚萎黄。本品行血养血，舒筋活络，为治疗经脉不畅，络脉不和病证的常用药。

用法用量：煎服，10～30g，或浸酒服，或熬膏服。

三、活血疗伤药

土鳖虫

性能：咸，寒。有小毒。归肝经。

功效：破血逐瘀，续筋接骨。

应用：

（1）跌打损伤，筋伤骨折，瘀肿疼痛。本品咸寒入血，主入肝经，性善走窜，能活血消肿止痛，续筋接骨疗伤，为伤科常用药，尤多用于骨折筋伤，瘀血肿痛。

（2）血瘀经闭，产后瘀滞腹痛，积聚痞块。本品入肝经血分，能破血逐瘀而消积通经，常用于经产瘀滞之证及积聚痞块。

用法用量：煎服，3～10g；研末服，1～1.5g，黄酒送服。外用适量。

使用注意：孕妇忌服。

四、破血消癥药

1. 莪术

性能：辛、苦，温。归肝、脾经。

功效：破血行气，消积止痛。

应用：

（1）癥瘕积聚，闭经，心腹瘀痛。莪术苦泄，辛散温通，既入血分，又入气分，能破血散瘀，消癥化积，行气止痛，适用于气滞血瘀、食积日久而成的癥瘕积聚，以及气滞、血瘀、食停、寒凝所致的诸般痛证，常与三棱相须为用。

（2）食积脘腹胀痛。本品能行气止痛，消食化积，用于食积不化之脘腹胀痛，若配伍补气健脾药，可治脾虚食积之脘腹胀痛。

此外，本品既破血祛瘀，又消肿止痛，可用于跌打损伤，瘀肿疼痛，常与其他祛瘀疗伤药同用。

用法用量：煎服，3～15g。醋制后可加强祛瘀止痛作用。外用适量。

使用注意：孕妇及月经过多者忌用。

2. 三棱

性能：辛、苦，平。归肝、脾经。

功效：破血行气，消积止痛。

应用：所治病证与莪术基本相同，常相须为用。然三棱偏于破血，莪术偏于破气。

用法用量：煎服，3～10g。醋制后可加强祛瘀止痛作用。

使用注意：孕妇及月经过多者忌用。

3. 水蛭

性能：咸、苦，平。有小毒。归肝经。

功效：破血通经，逐瘀消癥。

应用：

（1）血瘀经闭，癥瘕积聚。本品咸苦入血，破血逐瘀力强，主要用于血滞经闭，癥瘕积聚等证。

（2）跌打损伤，心腹疼痛。本品破血逐瘀，常用于跌打损伤，以及瘀血内阻，心腹疼痛，大便不通。

用法用量：煎服，1.5～3g；研末服，0.3～0.5g。以入丸、散或研末服为宜，或以鲜活者放置于瘀肿局部吸血消瘀。

使用注意：孕妇及月经过多者忌用。

第十三节　止咳化痰药

一、温化寒痰药

1. 半夏

性能：辛，温。有毒。归脾、胃、肺经。

功效：燥湿化痰，降逆止呕，消痞散结；外用消肿止痛。

应用：

（1）湿痰，寒痰证。本品味辛性温而燥，为燥湿化痰、温化寒痰之要药，尤善治脏腑之湿痰。

（2）呕吐。半夏味苦降逆和胃，为止呕要药。各种原因的呕吐，皆可随证配伍用之。

（3）心下痞，结胸，梅核气。半夏辛开散结，化痰消痞，可治痰热阻滞所致心下痞满、结胸。

（4）瘿瘤，痰核，痈疽肿毒，毒蛇咬伤。本品内服能消痰散结，外用能消肿止痛。

用法用量：煎服，3～10g。一般宜制过用。炮制品中有姜半夏、法半夏等，其中姜半夏长于降逆止呕，法半夏长于燥湿且温性较弱，半夏曲则有化痰消食之功，竹沥半夏能清化热痰，主治热痰、风痰之证。外用适量。

使用注意：反乌头。阴亏燥咳、血证、热痰、燥痰慎用。

2. 天南星

性能：苦、辛，温。有毒。归肺、肝、脾经。

功效：燥湿化痰，祛风解痉；外用散结消肿。

应用：

（1）湿痰，寒痰证。本品性温而燥，有较强的燥湿化痰之功。

（2）风痰眩晕、中风、癫痫、破伤风。本品归肝经，走经络，善祛风痰而止痉厥。

（3）痈疽肿痛，蛇虫咬伤。本品外用能消肿散结止痛。

用法用量：煎服，3～10g，多制用。外用适量。

使用注意：阴虚燥痰者及孕妇忌用。

鉴别用药：半夏与天南星，二药均辛温有毒，均能燥湿化痰、温化寒痰，主治湿痰、寒痰证，炮制后又能治疗热痰、风痰；外用均能消肿止痛，用治疮疡肿毒以及毒蛇咬伤。但半夏善治脏腑湿痰，并能降逆止呕、消痞散结，常用于多种痰湿证、呕吐，以及痞证、结胸等病证；天南星则善治经络之风痰，并能祛风止痉，多用于风痰眩晕、中风、癫痫及破伤风等病证。

3. 白芥子

性能：辛，温。归肺、胃经。

功效：温肺化痰，利气散结，通络止痛。

应用：

（1）寒痰喘咳，悬饮。本品辛温，能散肺寒，利气机，通经络，化寒痰，逐水饮。

（2）阴疽流注，肢体麻木，关节肿痛。本品温通经络，善散“皮里膜外之痰”，又能消肿散结止痛。

用法用量：煎服，3～6g。外用适量，研末调敷，或作发泡用。

使用注意：本品辛温走散，耗气伤阴，久咳肺虚及阴虚火旺者忌用，消化道溃疡、出血者及皮肤过敏者忌用。用量不宜过大。

4. 旋覆花

性能：苦、辛、咸，微温。归肺、胃经。

功效：降气化痰，降逆止呕。

应用：

（1）咳喘痰多，痰饮蓄结，胸膈痞满。本品苦降辛开，降气化痰而平喘咳，消痰行水而除痞满。

（2）噫气，呕吐。本品善降胃气而止呕噫。

此外，本品配香附等，还可治气血不和之胸胁痛，如香附旋覆花汤。

用法用量：煎服，3～10g，布包。

使用注意：阴虚劳嗽，津伤燥咳者忌用；又因本品有绒毛，易刺激咽喉作痒而致呛咳呕吐，故须布包入煎。

5. 白前

性能：辛、苦，微温。归肺经。

功效：降气化痰。

应用： 咳嗽痰多，气喘。本品性微温而不燥烈，长于祛痰，降肺气以平咳喘。无论属寒属热，外感内伤，新嗽久咳均可用之，尤以痰湿或寒痰阻肺，肺气失降者为宜。

用法用量： 煎服，3～10g；或入丸、散。

二、清化热痰药

1. 川贝母

性能： 苦、甘，微寒。归肺、心经。

功效： 清热化痰，润肺止咳，散结消肿。

应用：

（1）虚劳咳嗽，肺热燥咳。本品性寒味微苦，能清泄肺热、化痰，又味甘质润，能润肺止咳，尤宜于内伤久咳，燥痰、热痰之证。

（2）瘰疬，乳痈，肺痈。本品能清化郁热，化痰散结，可治痰火郁结之瘰疬，热毒壅结之乳痈、肺痈。

用法用量： 煎服，3～10g；研末服，1～2g。

使用注意： 反乌头。脾胃虚寒及有湿痰者不宜用。

2. 浙贝母

性能： 苦，寒。归肺、心经。

功效： 清热化痰，散结消痈。

应用：

（1）风热、痰热咳嗽。本品功似川贝母而偏于苦泄，归肺经，长于清肺，为治疗肺热咳嗽之常用药物。

（2）瘰疬，瘿瘤，乳痈疮毒，肺痈。本品苦泄，清解热毒，可化痰散结消痈。

用法用量： 煎服，3～10g。

使用注意： 同川贝母。

鉴别用药： 川贝母与浙贝母均能清热化痰、散结，用于治疗热痰及瘰疬、瘿瘤等。但川贝母微寒，味甘质润，长于润肺，故多用于治疗燥痰，咳嗽痰少及肺燥干咳和肺虚久咳；浙贝母苦寒，长于清热，性偏于泄，故多用于治疗热痰之咳嗽痰黄黏稠，以及肺热咳嗽和风热咳嗽。清热散结之功二者均有，但以浙贝母为胜。

3. 瓜蒌

性能：甘、微苦，寒。归肺、胃、大肠经。

功效：清热化痰，宽胸散结，润肠通便。

应用：

（1）痰热咳喘。本品甘寒而润，善清肺热，润肺燥而化热痰、燥痰。

（2）胸痹、结胸。本品能利气开郁，导痰浊下行而奏宽胸散结之效。

（3）肺痈，肠痈，乳痈。本品能清热散结消肿，常配清热解毒药以治痈证。

（4）肠燥便秘。瓜蒌仁润燥滑肠，适用于肠燥便秘。

用法用量：煎服，全瓜蒌 10～20g，瓜蒌皮 6～12g，瓜蒌仁 10～15g，打碎入煎。

使用注意：本品甘寒而滑，脾虚便溏者及寒痰、湿痰证忌用。反乌头。

鉴别用药：瓜蒌皮与瓜蒌仁均能清热化痰、宽胸散结。相比较而言，瓜蒌皮长于清热化痰，利气宽胸散结；而瓜蒌仁则长于润肺化痰，润肠通便。故瓜蒌皮多用于治疗痰热壅肺之咳嗽痰黄黏稠及痰浊阻胸之胸痹证，而瓜蒌仁则多用于治疗肺燥之咳嗽痰少及肠燥便秘。

4. 竹茹

性能：甘，微寒。归肺、胃经。

功效：清热化痰，除烦止呕。

应用：

（1）肺热咳嗽，痰热心烦不寐。竹茹甘寒性润，善清化热痰。

（2）胃热呕吐、妊娠恶阻。本品能清热降逆止呕，为治热性呕逆之要药。

此外，本品还有凉血止血作用，可用于吐血、衄血、崩漏等。

用法用量：煎服，6～10g。生用清化痰热，姜汁炙用止呕。

5. 竹沥

性能：甘，寒。归心、肺、肝经。

功效：清热豁痰，定惊利窍。

应用：

（1）痰热咳喘。本品性寒滑利，祛痰力强。治痰热咳喘，痰稠难咯，顽痰胶结者最宜。

（2）中风痰迷，惊痫癫狂。本品入心肝经，善涤痰泄热而开窍定惊。

用法用量：内服30～50g，冲服。本品不能久藏，但可熬膏瓶贮，称竹沥膏；近年用安瓿瓶密封装置，可以久藏。

使用注意：本品性寒滑，对寒痰及便溏者忌用。

6. 天竺黄

性能：甘，寒。归心、肝经。

功效：清热化痰，清心定惊。

应用：

（1）小儿惊风，中风癫痫，热病神昏。本品清化热痰，清心定惊之功与竹沥相似而无寒滑之弊。

（2）痰热咳喘。用本品以清热化痰，常配瓜蒌、贝母、桑白皮等药用。

用法用量：煎服，3～6g；研粉冲服，每次0.6～1g。

鉴别用药：竹茹、竹沥、天竺黄均来源于竹，性寒，均可清热化痰，治痰热咳喘，竹沥、天竺黄又可定惊，用治热病或痰热而致的惊风，癫痫，中风昏迷，喉间痰鸣。天竺黄定惊之力尤胜，多用于小儿惊风，热病神昏；竹沥性寒滑利，清热涤痰力强，大人惊痫中风、肺热顽痰胶结难咯者多用；竹茹长于清心除烦，多用治痰热扰心的心烦、失眠。

7. 前胡

性能：苦、辛，微寒。归肺经。

功效：降气化痰，疏散风热。

应用：

（1）痰热咳喘。本品辛散苦降，性寒清热，宜于痰热壅肺，肺失宣降之咳喘胸满，咳痰黄稠量多。因本品寒性不大，亦可用于湿痰、寒痰证。

（2）风热咳嗽。本品味辛性微寒，又能疏散风热，宣发肺气，化痰止咳。

用法用量：煎服，6～10g；或入丸、散。

鉴别用药：白前与前胡，均能降气化痰，治疗肺气上逆，咳喘痰多，常相须为用。但白前性温，祛痰作用较强，多用于内伤寒痰咳喘；前胡性偏寒，兼能疏散风热，尤多用于外感风热或痰热咳喘。

8. 桔梗

性能：苦、辛，平。归肺经。

功效：宣肺，祛痰，利咽，排脓。

应用：

（1）咳嗽痰多，胸闷不畅。本品辛散苦泄，专入肺经，化痰并能开宣肺气。因其性平，故咳嗽无论属寒、属热，有痰、无痰，均可应用。

（2）咽喉肿痛，失音。本品能宣肺泄邪以利咽开音。

（3）肺痈吐脓。本品性散上行，能利肺气以排壅肺之脓痰。治肺痈，咳嗽胸痛，咳痰腥臭者，可配甘草、鱼腥草、冬瓜仁等以加强清肺排脓之效。

用法用量：煎服，3～10g；或入丸、散。

使用注意：本品性升散，凡气机上逆，呕吐、呛咳、眩晕、阴虚火旺咯血等不宜用，胃、十二指肠溃疡者慎服。用量过大易致恶心呕吐。

9. 胖大海

性能：甘，寒。归肺、大肠经。

功效：清肺化痰，利咽开音，润肠通便。

应用：

（1）用于肺热声哑，咽喉疼痛，咳嗽等。本品甘寒质轻，能清宣肺气，化痰利咽开音。

（2）用于燥热便秘，头痛目赤。本品能润肠通便，清泄火热。

用法用量：2～4枚，沸水泡服或煎服。

三、止咳平喘药

1. 苦杏仁

性能：苦，微温。有小毒。归肺、大肠经。

功效：止咳平喘，润肠通便。

应用：

（1）咳嗽气喘。本品主入肺经，味苦降泄，肃降兼宣发肺气而能止咳平喘，为治咳喘之要药，随证配伍可治多种咳喘病证。

（2）肠燥便秘。本品质润多脂，味苦而下气，故能润肠通便。

本品尚可治疗蛲虫病、外阴瘙痒。

用法用量：煎服，3～10g。宜打碎入煎，或入丸、散。

使用注意：阴虚咳喘及大便溏泄者忌用。用量不宜过大，婴儿慎用。

鉴别用药： 苦杏仁与桃仁均能止咳平喘、润肠通便，用于治疗肺气不宣之咳嗽气喘，以及肠燥便秘。二药相比较，苦杏仁止咳平喘和润肠通便作用均较强，桃仁则稍弱。但桃仁尚具有活血化瘀功效，可用于治疗瘀血诸痛及妇女闭经等病证。

2. 紫苏子

性能： 辛，温。归肺、大肠经。

功效： 降气化痰，止咳平喘，润肠通便。

应用：

（1）咳喘痰多。本品性主降，长于降肺气，化痰涎，气降痰消则咳喘自平。

（2）肠燥便秘。本品富含油脂，能润燥滑肠，又能降泄肺气以助大肠传导。

用法用量： 煎服，5～10g；煮粥食或入丸、散。

使用注意： 阴虚喘咳及脾虚便溏者慎用。

鉴别用药： 苦杏仁与紫苏子均有止咳平喘、润肠通便的功效，可用于治疗咳嗽气喘，以及肠燥便秘。但苦杏仁长于宣肺，多用于肺气不宣之咳嗽气喘；紫苏子润降，长于降气兼能化痰，故适用于痰壅气逆之咳嗽气喘。

3. 百部

性能： 甘、苦，微温。归肺经。

功效： 润肺止咳，杀虫灭虱。

应用：

（1）新久咳嗽，百日咳，肺痨咳嗽。本品甘润苦降，微温不燥，功专润肺止咳，无论外感、内伤、暴咳、久嗽，皆可用之。

（2）蛲虫，阴道滴虫，头虱及疥癣。本品有杀虫灭虱之功，以治蛲虫病为多用，以本品浓煎，睡前保留灌肠；治阴道滴虫，可单用，或配蛇床子等煎汤坐浴外洗，治头虱、体虱及疥癣，可制成20%乙醇液，或50%水煎剂外搽。

用法用量：煎服，5～15g。外用适量。久咳虚嗽宜蜜炙用。

使用注意：脾虚食少便溏者忌用。

4. 紫菀

性能：苦、辛、甘，微温。归肺经。

功效：润肺化痰止咳。

应用：咳嗽有痰。本品甘润苦泄，性温而不热，质润而不燥，长于润肺下气，开肺郁，化痰浊而止咳。对咳嗽之证，无论外感、内伤，病程长短，寒热虚实，皆可用之。

此外，本品还可用于肺痈、胸痹及小便不通等证，盖取其开宣肺气之力。

用法用量：煎服，5～10g。外感暴咳生用，肺虚久咳蜜炙用。

5. 款冬花

性能：辛、微苦，温。归肺经。

功效：润肺下气，止咳化痰。

应用：咳喘。本品辛温而润，治咳喘无论寒热虚实，皆可随证配伍。

用法用量：煎服，5～10g。外感暴咳宜生用，内伤久咳宜炙用。

用药鉴别：款冬花、紫菀，其性皆温，但温而不燥，既可化痰，又能润肺，咳嗽无论寒热虚实，病程长短均可用之。前者重在止咳，后者尤善祛痰。古今治咳喘诸方中，二者每多同用，则止咳化痰之效益彰。

6. 枇杷叶

性能：苦，微寒。归肺、胃经。

功效：清肺止咳，降逆止呕。

应用：

（1）肺热咳嗽，气逆喘急。本品味苦能降，性寒能清，具有清降肺气之功。

（2）胃热呕吐，哕逆。本品能清胃热，降胃气而止呕吐、呃逆。

用法用量： 煎服，5～10g，止咳宜炙用，止呕宜生用。

7. 桑白皮

性能： 甘，寒。归肺经。

功效： 泻肺平喘，利水消肿。

应用：

（1）肺热咳喘。本品甘寒性降，主入肺经，能清泻肺火兼泻肺中水气而平喘。

（2）水肿。本品能泻降肺气、通调水道而利水消肿，尤宜用于风水、皮水等阳水实证。

此外，本品还有清肝降压止血之功，可治衄血、咯血及肝阳肝火偏旺之高血压。

用法用量： 煎服，5～15g。泻肺利水，平肝清火宜生用；肺虚咳嗽宜蜜炙用。

8. 葶苈子

性能： 苦、辛，大寒。归肺、膀胱经。

功效： 泻肺平喘，利水消肿。

应用：

（1）痰涎壅盛，喘息不得平卧。本品苦降辛散，性寒清热，专泻肺中水饮及痰火而平喘咳。

（2）水肿，悬饮，胸腹积水，小便不利。本品泄肺气之壅闭而通调水道，利水消肿。

用法用量： 煎服，5～10g；研末服，3～6g。

鉴别用药： 桑白皮与葶苈子，二药均有泻肺平喘和利水消肿作用，治疗肺热咳喘及水肿、小便不利等常相须为用。桑白皮甘寒，药性较缓，长于清肺热，降肺火，多用于肺热咳喘，痰黄及皮肤水肿；葶苈子力峻，重在泻肺中水气、痰涎，邪盛喘满不得卧者尤宜，其利水作用较强，可兼治鼓胀、胸腹积水等证。

第十四节　镇静安神药

一、重镇安神药

1. 朱砂

性能： 甘，微寒。有毒。归心经。

功效： 清心镇惊，安神解毒。

应用：

（1）心神不安，心悸，失眠。本品甘寒质重，寒能降火，重可镇怯，专入心经，既可重镇安神，又能清心安神，为镇心、清火、安神定志之药。

（2）惊风、癫痫。本品质重而镇，略有镇惊止痉之功。故可用治温热病，热入心包或痰热内闭所致的高热烦躁，神昏谵语，惊厥抽搐，又可治小儿惊风及癫痫猝昏抽搐。

（3）疮疡肿毒，咽喉肿痛，口舌生疮。本品性寒，不论内服、外用，均有清热解毒作用。

用法用量： 内服，只宜入丸、散服，每次 0.1～0.5g；不宜入煎剂。外用适量。

使用注意： 本品有毒，内服不可过量或持续服用。孕妇及肝肾功能不全者禁服。入药只宜生用，忌火煅。

2. 磁石

性能： 咸，寒。归心、肝、肾经。

功效： 镇惊安神，平肝潜阳，聪耳明目，纳气平喘。

应用：

（1）心神不宁，惊悸，失眠，癫痫。本品质重沉降，入心经，能镇惊安神；味咸入肾，又有益肾之功；性寒清热，清泻心肝之火，故能顾护真阴，镇摄浮阳，安定神志。

（2）头晕目眩。本品入肝、肾经，既能平肝潜阳，又能益肾补阴，故可用治肝阳上亢之头晕目眩、急躁易怒等症，常与平肝潜阳药同用；若阴虚甚者可配伍滋阴潜阳药；若热甚者又可与清热平肝药同用。

（3）耳鸣耳聋，视物昏花。本品入肝、肾经，补益肝肾，有聪耳明目之功。

（4）肾虚气喘。本品入肾经，质重沉降，纳气归肾，有益肾纳气平喘之功。

用法用量：煎服，9~30g；宜打碎先煎。

使用注意：因吞服后不易消化，如入丸散，不可多服。脾胃虚弱者慎用。

鉴别用药：朱砂与磁石均为重镇安神的常用药，二药质重性寒入心经，均能镇惊安神。治疗心悸失眠、怔忡恐怯、惊风癫狂，还均能明目，治肝肾亏虚之目暗不明。然朱砂有毒，镇心、清心而安神，善治疗心火亢盛之心神不安，又能清热解毒，治疗热毒疮肿、咽喉肿痛、口舌生疮；磁石无毒，益肾阴、潜肝阳，主治肾虚肝旺、肝火扰心之心神不宁，又能平肝潜阳、聪耳明目、纳气平喘，用治肝阳上亢之头晕目眩，肾虚耳鸣、耳聋，肝肾不足之目暗不明，肾虚喘促。

3. 龙骨

性能：甘、涩，平。归心、肝、肾经。

功效：镇惊安神，平肝潜阳，收敛固涩。

应用：

（1）心神不宁，心悸失眠，惊痫癫狂。本品质重，入心、肝经，能镇静安神，为重镇安神的常用药。

（2）肝阳眩晕。本品入肝经，质重沉降，有较强的平肝潜阳作用，故常用治肝阴不足、肝阳上亢所致的头晕目眩、烦躁易怒等症。

（3）滑脱诸证。本品味涩能敛，有收敛固涩功效，通过不同配伍可治疗遗精、滑精、尿频、遗尿、崩漏、带下、自汗、盗汗等多种正虚滑脱之证。

（4）湿疮痒疹，疮疡久溃不敛。本品性收涩，外用有收湿、敛疮、生肌之效，可用治湿疮流水，阴汗瘙痒，疮疡溃久不敛。

用法用量：煎服，15～30g，宜先煎。外用适量。镇静安神、平肝潜阳宜生用，收敛固涩宜煅用。

使用注意：湿热积滞者不可使用。

二、养心安神药

1. 酸枣仁

性能：甘、酸，平。归心、肝、胆经。

功效：养心益肝，安神，敛汗，生津。

应用：

（1）心悸失眠。本品味甘，入心、肝经，能养心阴、益肝血而有安神之效，为养心安神要药。

（2）自汗、盗汗。本品味酸能敛而有收敛止汗之功效，常用治体虚自汗、盗汗。

此外，本品有收敛生津止渴之功效，还可用治伤津口渴咽干。

用法用量：煎服，9～15g。研末吞服，每次1.5～2g。本品炒后质脆易碎，便于煎出有效成分，可增强疗效。

2. 柏子仁

性能：甘，平。归心、肾、大肠经。

功效：养心安神，润肠通便。

应用：

（1）心悸失眠。本品味甘质润，药性平和，主入心经，具有养心安神之功效，多用于心阴不足，心血亏虚，以致心神失养之心悸怔忡、虚烦不眠、头晕健忘等。

（2）肠燥便秘。本品质润，富含油脂，有润肠通便之功。用于阴虚血亏，老年、产后等肠燥便秘。

此外，本品甘润，可滋补阴液，还可用治阴虚盗汗、小儿惊痫等。

用法用量：煎服，10～20g。大便溏者宜用柏子仁霜代替柏子仁。

使用注意：便溏及多痰者慎用。

鉴别用药：酸枣仁与柏子仁，二药均为养心安神之品，常相须为用，治疗阴血不足，心神失养的心神不宁病证。但酸枣仁长于益肝血，更宜于心肝血虚的心神不宁证，并能敛汗，可治体虚自汗、盗汗；柏子仁长于治疗心阴虚及心肾不交的心神不宁证，并能润肠通便，可治肠燥便秘。

3. 首乌藤

性能：甘，平。归心、肝经。

功效：养血安神，祛风通络。

应用：

（1）心神不宁，失眠多梦。本品味甘，入心、肝二经，能补养阴血，养心安神，适用于阴虚血少之失眠多梦，心神不宁，头目眩晕等症。

（2）血虚身痛，风湿痹痛。本品养血祛风，通经活络止痛，用治血虚身痛，风湿痹痛。

（3）皮肤痒疹。本品有祛风湿止痒之功，治疗风疹疥癣等皮肤瘙痒症。

用法用量：煎服，9～15g。

4. 合欢皮

性能：甘，平。归心、肝、肺经。

功效：解郁安神，活血消肿。

应用：

（1）心神不宁，忿怒忧郁，烦躁失眠。本品性味甘平，入心、肝经，善解肝郁，为悦心安神要药。适宜于情志不遂，忿怒忧郁，烦躁失眠，心神不宁等症，能使五脏安和，心志欢悦，以收安神解郁之效。可单用或与柏子仁、酸枣仁、首乌藤、郁金等安神解郁药配伍应用。

（2）跌打骨折，血瘀肿痛。本品入心肝血分，能活血祛瘀，续筋接骨，故可用于跌打损伤，筋断骨折，血瘀肿痛之证。

（3）肺痈，疮痈肿毒。本品有活血消肿之功，能消散内外痈肿。

用法用量：煎服，6～12g。外用适量。

使用注意：孕妇慎用。

5. 远志

性能：苦、辛，温。归心、肾、肺经。

功效：安神益智，祛痰开窍，消散痈肿。

应用：

（1）失眠多梦，心悸怔忡，健忘。本品苦辛性温，性善宣泄通达，既能开心气而宁心安神，又能通肾气而强志不忘，为交通心肾、安定神志、益智强识之佳品。

（2）癫痫惊狂。本品味辛通利，能利心窍，逐痰涎，故可用治痰阻心窍所致之癫痫抽搐、惊风发狂等症。

（3）咳嗽痰多。本品苦温性燥，入肺经，能祛痰止咳，故可用治痰多黏稠、咳吐不爽或外感风寒、咳嗽痰多者。

（4）痈疽疮毒，乳房肿痛，喉痹。本品辛行苦泄，功善疏通气血之壅滞而消散痈肿，用于痈疽疮毒，乳房肿痛，内服、外用均有疗效。远志味辛入肺，开宣肺气，以利咽喉，如《仁斋直指方》治喉痹作痛用“远志肉为末，吹之，涎出为度”。

用法用量：煎服，3～9g。外用适量。化痰止咳宜炙用。

使用注意：凡实热或痰火内盛者，以及有胃溃疡或胃炎者慎用。

第十五节　平肝息风药

一、平抑肝阳药

1. 石决明

性能：咸，寒。归肝经。

功效：平肝潜阳，清肝明目。

应用：

（1）肝阳上亢，头晕目眩。本品咸寒清热，质重潜阳，专入肝经，而有清泄肝热、镇潜肝阳、利头目之效，为凉肝、镇肝之要药，本品又兼有滋养肝阴之功，故对肝肾阴虚、肝阳眩晕尤为适宜。

（2）目赤，翳障，视物昏花。本品清肝火而明目退翳，可治疗肝火上炎之目赤肿痛，风热目赤，翳膜遮睛，肝虚血少，目涩昏暗，雀盲眼花，青盲雀目等。

用法用量：煎服，3～15g，应打碎先煎。平肝、清肝宜生用，外用点眼宜煅用、水飞。

鉴别用药：石决明与决明子均有清肝明目之功效，皆可用于治疗目赤肿痛、翳障等偏于肝热者。然石决明咸寒质重，凉肝镇肝，滋养肝阴，故无论实证、虚证之目疾均可应用，多用于血虚肝热之羞明、目暗、雀盲等；决明子苦寒，功偏清泻肝火而明目，常用于治疗肝经实火之目赤肿痛。然石决明又有平肝潜阳作用，用治肝阳上亢，头晕目眩。决明子又有润肠通便之功，用治肠燥便秘。

2. 珍珠母

性能：咸，寒。归肝、心经。

功效：平肝潜阳，安神，定惊明目。

应用：

(1) 肝阳上亢，头晕目眩。本品咸寒入肝，与石决明相似，有平肝潜阳，清泻肝火作用，适用于肝阴不足，肝阳上亢所致的头痛眩晕、耳鸣、心悸失眠等症。

(2) 惊悸失眠，心神不宁。本品质重入心经，有镇惊安神之功。可治疗心悸失眠，心神不宁，癫痫，惊风抽搐等。

(3) 目赤翳障，视物昏花。本品性寒清热，有清肝明目之效，可用治肝热目赤，羞明怕光，翳障；肝虚目暗，视物昏花或夜盲等。

此外，本品研细末外用，能燥湿收敛，用治湿疮瘙痒，溃疡久不收口，口疮等。用珍珠层粉内服，治疗胃、十二指肠球部溃疡，有一定疗效。

用法用量：煎服，10～25g；宜打碎先煎，或入丸、散剂。外用适量。

使用注意：本品属镇降之品，故脾胃虚寒者、孕妇慎用。

鉴别用药：珍珠母、石决明皆为贝类咸寒之品，均能平肝潜阳，清肝明目，用治肝阳上亢、肝经有热之头痛、眩晕、耳鸣，以及肝热目疾，目昏翳障等。然石决明清肝明目作用力强，又有滋养肝阴之功，尤适宜于血虚肝热之羞明、目暗、青盲等目疾，以及阴虚阳亢之眩晕、耳鸣等；珍珠母又入心经，有镇惊安神之效，故失眠、烦躁、心神不宁等神志疾病多用之。

3. 牡蛎

性能：咸，微寒。归肝、胆、肾经。

功效：重镇安神，平肝潜阳，软坚散结，收敛固涩。

应用：

(1) 心神不安，惊悸失眠。本品质重能镇，有安神之功效，用治心神不安、惊悸怔忡、失眠多梦等证。

(2) 肝阳上亢，头晕目眩。本品咸寒质重，入肝经，有平肝潜阳、益阴之功。

（3）痰核，瘰疬，瘿瘤，癥瘕积聚。本品味咸，软坚散结，可用治痰火郁结之痰核、瘰疬、瘿瘤，气滞血瘀之癥瘕积聚等。

（4）滑脱诸证。本品煅后有与煅龙骨相似的收敛固涩作用，通过不同配伍可治疗自汗、盗汗、遗精、滑精、尿频、遗尿、崩漏、带下等滑脱之证。

用法用量：煎服，9～30g，宜打碎先煎。外用适量。收敛固涩宜煅用，其他宜生用。

鉴别用药：牡蛎与龙骨二药均能重镇安神，平肝潜阳，收敛固涩，常相须为用，治疗心神不安、惊悸失眠、肝阳上亢、头晕目眩及滑脱不禁诸证。但牡蛎还能软坚散结并制酸，可治痰核瘰疬、胃酸过多等证；龙骨煅后外用能收湿敛疮，可治湿疹湿疮等病证。

4. 代赭石

性能：苦，寒。归肝、心经。

功效：平肝潜阳，重镇降逆，凉血止血。

应用：

（1）肝阳上亢，头晕目眩。本品为矿石类药物，质重沉降，长于镇潜肝阳；又性味苦寒，善清肝火，故为重镇潜阳常用之品。

（2）呕吐，呃逆，噫气。本品质重性降，为重镇降逆要药。尤善降上逆之胃气而具止呕、止呃、止噫之效。

（3）气逆喘息。本品重镇降逆，亦能降上逆之肺气而平喘。

（4）血热吐衄，崩漏。本品苦寒，入心肝血分，有凉血止血之效，又本品善于降气、降火，尤适宜于气火上逆、迫血妄行之出血证。

用法用量：煎服，10～30g，宜打碎先煎。入丸、散，每次1～3g。外用适量。降逆、平肝宜生用，止血宜煅用。

使用注意：孕妇慎用。因含微量砷，故不宜长期服用。

二、息风止痉药

1. 羚羊角

性能：咸，寒。归肝、心经。

功效：平肝息风，清肝明目，清热解毒。

应用：

（1）肝风内动，惊痫抽搐。本品主入肝经，咸寒质重，善能清泄肝热，平肝息风，镇惊解痉。故为治惊痫抽搐之要药，尤宜于热极生风所致者。

（2）肝阳上亢，头晕目眩。本品味咸质重主降，有平肝潜阳之功，可治肝阳上亢所致之头晕目眩、烦躁失眠、头痛如劈等症。

（3）肝火上炎，目赤头痛。本品善清泻肝火而明目，故用治肝火上炎之头痛、目赤肿痛、羞明流泪等症。

（4）温热病壮热神昏，热毒发斑。本品入心肝二经，寒以胜热，故能气血两清，清热凉血散血，泻火解毒，用于温热病壮热神昏、谵语躁狂，甚或抽搐、热毒斑疹等症。本品还有解热、镇痛之效，可用于风湿热痹、肺热咳喘、百日咳等。

用法用量：煎服，1～3g；宜单煎2小时以上。磨汁或研粉服，每次0.3～0.6g。

2. 牛黄

性能：苦、凉。归心、肝经。

功效：化痰开窍，凉肝息风，清热解毒。

应用：

（1）热病神昏。本品性凉，其气芳香，入心经，能清心，祛痰，开窍醒神。故用治温热病热入心包，以及中风、惊风、癫痫等痰热阻闭心窍所致神昏谵语、高热烦躁、口噤、舌謇、痰涎壅塞等症。

（2）小儿惊风、癫痫。本品入心、肝二经，有清心、凉肝、息风止痉之功。

（3）口舌生疮，咽喉肿痛，牙痛，痈疽疔毒。本品性凉，为清热解毒之良药，用治火毒郁结之口舌生疮、咽喉肿痛、牙痛、痈疽、疔毒、疖肿等。

用法用量： 入丸、散剂，每次 0.15～0.35g。外用适量，研末敷患处。

使用注意： 非实热证不宜使用，孕妇慎用。

鉴别用药： 羚羊角与牛黄均归心、肝经。共同功效：清肝热、息风止痉。同可用治温热病壮热神昏及肝风惊厥抽搐。不同功效：羚羊角性寒，又可平肝潜阳、明目、散血、解热、镇痛。常用治肝阳上亢之头晕目眩、肝火目赤头痛，以及热毒发斑、风湿热痹、肺热咳喘、百日咳等证。牛黄性凉，又可化痰开窍，清热解毒。常用治热入心包或痰蒙清窍之癫痫和口舌生疮、咽喉肿痛、牙痛、痈疽疔毒等。

3. 钩藤

性能： 甘，凉。归肝、心包经。

功效： 清热平肝，息风定惊。

应用：

（1）头痛，眩晕。本品性凉，主入肝经，既能清肝热，又能平肝阳，故可用治肝火上攻或肝阳上亢之头胀头痛、眩晕等症。

（2）肝风内动，惊痫抽搐。本品入肝、心包二经，有和缓的息风止痉作用，又能清泄肝热，故用于热极生风、四肢抽搐及小儿高热惊风，尤为相宜。

用法用量： 煎服，3～12g，入煎剂宜后下。

4. 天麻

性能： 甘，平。归肝经。

功效： 息风止痉，平抑肝阳，祛风通络。

应用：

（1）肝风内动，惊痫抽搐。本品主入肝经，功能息风止痉，且味甘质润，药性平和。故可用治各种病因之肝风内动，惊痫抽搐，不论寒热虚实，皆可配伍应用。

（2）眩晕，头痛。本品既息肝风，又平肝阳，为治眩晕、头痛之要药。不论虚证、实证，随不同配伍皆可应用。

（3）肢体麻木，手足不遂，风湿痹痛。本品能祛外风，通经络，止痛。

用法用量：煎服，3～9g。研末冲服，每次1～1.5g。

鉴别用药：钩藤与天麻，二药均能息风止痉、平肝潜阳。常用治肝风内动、惊痫抽搐，以及肝阳上亢的头痛、头晕、目眩等证。但钩藤能清热，尤宜于热极动风与肝经阳热病证；天麻性平，无论寒热虚实皆可应用，并能祛风湿，止痹痛，可用治风湿痹痛，以及肢体麻木、手足不遂等。

5. 地龙

性能：咸，寒。归肝、脾、膀胱经。

功效：清热定惊，通络，平喘，利尿。

应用：

（1）高热惊痫，癫狂。本品性寒，既能息风止痉，又善于清热定惊，故适用于热极生风所致的神昏谵语、痉挛抽搐及小儿惊风，或癫痫、癫狂等。

（2）气虚血滞，半身不遂。本品性走窜，善于通行经络，常与黄芪、当归、川芎等补气活血药配伍。

（3）痹证。本品长于通络止痛，适用于多种原因导致的经络阻滞，血脉不畅，肢节不利之症。性寒清热，尤适用于关节红肿疼痛、屈伸不利之热痹；如用治风寒湿痹，肢体关节麻木、疼痛尤甚、屈伸不利等症，则应与祛风散寒、通络止痛药配伍。

（4）肺热哮喘。本品性寒降泄，长于清肺平喘。

此外，本品有降压作用，常用治肝阳上亢型高血压病。

用法用量：煎服，4.5～9g。鲜品10～20g。研末吞服，每次1～2g。外用适量。

6. 全蝎

性能：辛，平。有毒。归肝经。

功效：息风镇痉，攻毒散结，通络止痛。

应用：

（1）痉挛抽搐。本品主入肝经，性善走窜，既平息肝风，又搜风通络，有良好的息风止痉之效，为治痉挛抽搐之要药。

（2）疮疡肿毒，瘰疬结核。本品味辛，有毒，故有散结、攻毒之功，多作外敷用。

（3）风湿顽痹。本品善于通络止痛，对风寒湿痹久治不愈，筋脉拘挛，甚则关节变形之顽痹，作用颇佳。

（4）顽固性偏正头痛。本品搜风通络止痛之效较强，用治偏正头痛，单味研末吞服即有效，配合天麻、蜈蚣、川芎、僵蚕等同用，则其效更佳。

用法用量：煎服，3～6g。研末吞服，每次0.6～1g。外用适量。

使用注意：本品有毒，用量不宜过大。孕妇慎用。

7. 蜈蚣

性能：辛，温。有毒。归肝经。

功效：息风镇痉，攻毒散结，通络止痛。

应用：

（1）痉挛抽搐。本品性温，性善走窜，通达内外，搜风定搐力强，与全蝎均为息风要药，两药常同用，治疗各种原因引起的痉挛抽搐。

（2）疮疡肿毒，瘰疬结核。本品以毒攻毒，味辛散结，同雄黄、猪胆汁配伍制膏，外敷恶疮肿毒，效果颇佳；本品与茶叶共为细末，敷治瘰疬溃烂；若以本品焙黄，研细末，开水送服，或与黄连、大黄、生甘草等同用，又可治毒蛇咬伤。

(3) 风湿顽痹。本品有良好的通络止痛功效，而与全蝎相似，故二药常与防风、独活、威灵仙等祛风、除湿、通络药物同用，以治风湿痹痛、游走不定、痛势剧烈者。

(4) 顽固性头痛。本品搜风，通络止痛，可用治久治不愈之顽固性头痛或偏正头痛，多与天麻、川芎、白僵蚕等同用。

用法用量： 煎服，3～5g。研末冲服，每次0.6～1g。外用适量。

使用注意： 本品有毒，用量不宜过大。孕妇忌用。

鉴别用药： 蜈蚣与全蝎皆有息风镇痉、解毒散结、通络止痛之功效，二药常相须为用。然全蝎性平，息风镇痉、攻毒散结之力不及蜈蚣；蜈蚣力猛性燥，善走窜通达，息风镇痉功效较强，又攻毒疗疮，通痹止痛效佳。

8. 僵蚕

性能： 咸、辛，平。归肝、肺、胃经。

功效： 祛风定惊，化痰散结。

应用：

(1) 惊痫抽搐。本品咸辛、平，入肝、肺二经，既能息风止痉，又能化痰定惊，故对惊风、癫痫而夹痰热者尤为适宜。

(2) 风中经络，口眼歪斜。本品味辛行散，能祛风、化痰、通络，常与全蝎、白附子等同用，如牵正散。

(3) 风热头痛，目赤，咽痛，风疹瘙痒。本品辛散，入肝、肺二经，有祛外风、散风热、止痛、止痒之功。

(4) 痰核，瘰疬。本品味咸，能软坚散结，又兼可化痰，故可用治痰核、瘰疬。

用法用量： 煎服，5～9g。研末吞服，每次1～1.5g。散风热宜生用，其他多制用。

第十六节　开窍药

1. 麝香

性能：辛，温。归心、脾经。

功效：开窍醒神，活血通经，消肿止痛，催生下胎。

应用：

（1）闭证神昏。麝香辛温，气极香，走窜之性甚烈，有很强的开窍通闭、辟秽化浊作用，为醒神回苏之要药。可用于各种原因所致之闭证神昏，无论寒闭、热闭，用之皆效。

（2）疮疡肿毒，瘰疬痰核，咽喉肿痛。本品辛香行散，有良好的活血散结、消肿止痛作用，用治上述诸症，内服、外用均有良效。

（3）用于血瘀经闭，癥瘕，心腹暴痛，头痛，跌打损伤，风寒湿痹。本品辛香，开通走窜，可行血中之瘀滞，开经络之壅遏，而具活血通经、止痛之效。

（4）难产，死胎，胞衣不下。本品活血通经，辛香走窜，力达胞宫，有催生下胎之效。

用法用量：入丸、散，每次0.03～0.1g。外用适量。不宜入煎剂。

使用注意：孕妇禁用。

2. 冰片

性能：辛、苦，微寒。归心、脾、肺经。

功效：开窍醒神，清热止痛。

应用：

（1）闭证神昏。本品味辛气香，有开窍醒神之功效，功似麝香但力较弱，二者常相须为用。冰片性偏寒凉，为凉开之品，更宜用于热病神昏。

（2）目赤肿痛，喉痹口疮。本品苦寒，有清热止痛、泻火解毒、明目退翳、消肿之功，为五官科常用药。

（3）疮疡肿痛，疮溃不敛，水火烫伤。本品有清热解毒、防腐生肌作用，故外用清热消肿、生肌敛疮方中均用冰片。

此外，本品用治冠心病心绞痛及齿痛，有一定疗效。

用法用量：入丸散，每次0.15～0.3g。外用适量，研粉点敷患处。不宜入煎剂。

使用注意：孕妇慎用。

鉴别用药：麝香与冰片，二药均为辛香之品，都能开窍醒神，常相须为用以治闭证。但麝香性温，开窍醒神作用极强，为开窍醒神要药，热闭、寒闭均可运用；而冰片开窍醒神力不及麝香，且药性微寒，宜用于热闭。麝香还具有活血通经、止痛、催生下胎的功效，可用治血瘀经闭、癥瘕、跌打损伤、痹证疼痛、疮疡肿毒、咽喉肿痛，以及难产、死胎、胞衣不下等证；冰片味苦、性寒，还具有清热解毒止痛之效，用于治疗火热目赤肿痛、喉痹、口疮，以及热毒疮疡肿痛、溃后不敛等证。

3. 石菖蒲

性能：辛、苦，温。归心、胃经。

功效：开窍醒神，化湿和胃，宁神益志。

应用：

（1）痰蒙清窍，神志昏迷。本品辛开苦燥温通，芳香走窜，不但有开窍醒神之功，且兼具化湿、豁痰、辟秽之效，故擅长治痰湿秽浊之邪蒙蔽清窍所致之神志昏乱。

（2）湿阻中焦，脘腹痞满，胀闷疼痛。本品辛温芳香，善化湿浊、醒脾胃、行气滞、消胀满。

（3）噤口痢。本品芳香化湿、燥湿，又行胃肠之气，可治疗湿浊、热毒蕴结肠中所致之水谷不纳、痢疾后重等。

（4）健忘，失眠，耳鸣，耳聋。本品入心经，开心窍、益心智、安心神、聪耳明目，故可用于上述诸症。

用法用量： 煎服，3～9g。鲜品加倍。

第十七节　补益药

一、补气药

1. 人参

性能： 甘、微苦，微温。归肺、脾、心经。

功效： 大补元气，补脾益肺，生津，安神增智。

应用：

（1）元气虚脱证。本品能大补元气，复脉固脱，为拯危救脱要药。适用于因大汗、大泻、大失血或大病、久病所致元气虚极欲脱、气短神疲、脉微欲绝的重危证候。

（2）肺脾心肾气虚证。本品为补肺要药，可改善短气喘促、懒言声微等肺气虚衰症状，亦为补脾要药，可改善倦怠乏力、食少便溏等脾气虚衰症状。本品又能补益心气，可改善心悸怔忡、胸闷气短、脉虚等心气虚衰症状，并能安神益智，治疗失眠多梦、健忘，还有补益肾气作用，不仅可用于肾不纳气的短气虚喘，还可用于肾虚阳痿。

（3）热病气虚津伤口渴及消渴证。热邪不仅容易伤津，亦会耗气，对于热病气津两伤、口渴、脉大无力者，本品既能补气，又能生津。

此外，与解表药、攻下药等祛邪药配伍，有扶正祛邪之效。

用法用量： 煎服，3～9g；挽救虚脱可用15～30g。宜文火另煎分次兑服。野山参研末吞服，每次2g，日服2次。

使用注意： 不宜与黎芦同用。

2. 西洋参

性能： 甘、微苦，凉。归肺、心、肾、脾经。

功效：补气养阴，清热生津。

应用：

（1）气阴两伤证。本品亦能补益元气，但作用弱于人参；其药性偏凉，兼能清火养阴生津。

（2）肺气虚及肺阴虚证。本品能补肺气，兼能养肺阴、清肺火，适用于火热耗伤肺脏气阴所致短气喘促，咳嗽痰少，或痰中带血等。

（3）补心气，益脾气，并兼能养心阴，滋脾阴。

（4）热病气虚津伤口渴及消渴。本品不仅能补气、养阴生津，还能清热，适用于热伤气津所致身热汗多，口渴心烦，体倦少气，脉虚数者。

用法用量：另煎兑服，3～6g。

使用注意：据《中华人民共和国药典》记载，不宜与黎芦同用。

3. 党参

性能：甘，平。归脾、肺经。

功效：补脾肺气，补血，生津。

应用：

（1）脾肺气虚证。本品性味甘平，主归脾肺二经，以补脾肺之气为主要作用。

（2）气血两虚证。本品既能补气，又能补血，常用于气虚不能生血，或血虚无以化气，而见面色苍白或萎黄、乏力、头晕、心悸等症的气血两虚证。

（3）气津两伤证。本品对热伤气津之气短口渴，亦有补气生津作用，适用于气津两伤的轻证。

此外，本品可与解表药或攻里药同用，用于气虚外感及正虚邪实之证，以扶正祛邪。

用法用量：煎服，9～30g。

使用注意：据《中华人民共和国药典》记载，不宜与藜芦同用。

鉴别用药：人参与党参，二药均能补脾气、补肺气、益气生津、益气生血和扶正祛邪，常用于肺、脾气虚证，气津两伤证，以及正虚邪实病证。但人参补气力强，并能大补元气，可用治气虚欲脱的危重病证，还能安神益智、益气壮阳，可治气血不足的心神不安以及阳痿证等；党参补气力弱，但能养血，可用于血虚证等。

4. 太子参

性能：甘、微苦，平。归脾、肺经。

功效：补气健脾，生津润肺。

应用：用于脾肺气阴两虚证。本品能补脾肺之气，兼能养阴生津，其性略偏寒凉，属补气药中的清补之品。宜用于热病之后，气阴两亏，倦怠自汗，饮食减少，口干少津，而不宜温补者。因其作用平和，多入复方作病后调补之药。

用法用量：煎服，9～30g。

鉴别用药：西洋参与太子参均为气阴双补之品，均具有益脾肺之气，补脾肺之阴，生津止渴之功。但太子参性平力薄，其补气、养阴、生津与清火之力俱不及西洋参。凡气阴不足之轻证、火不盛者及小儿，宜用太子参，气阴两伤而火较盛者，当用西洋参。

5. 黄芪

性能：甘，微温。归脾、肺经。

功效：补气健脾，升阳举陷，益卫固表，利尿消肿，托毒生肌。

应用：

（1）脾气虚证。本品甘温，善入脾胃，为补中益气要药。因其能升阳举陷，故长于治疗脾虚中气下陷之久泻脱肛、内脏下垂。

（2）肺气虚证。本品入肺又能补益肺气，可用于肺气虚弱，咳喘日久，气短神疲。

（3）气虚自汗。脾肺气虚之人往往卫气不固，表虚自汗。本品能补脾肺之气，益卫固表。

（4）气血亏虚，疮疡难溃难腐，或溃久难敛。本品以其补气之功还有收托毒生肌之效。疮疡中期，正虚毒盛不能托毒外达，疮形平塌，根盘散漫，难溃难腐者，可用本品补气生血，扶助正气，托脓毒外出。溃疡后期，因气血虚弱，脓水清稀，疮口难敛者，用本品补气生血，有生肌敛疮之效。

此外，本品尚有补气行滞、补气摄血、补气生津作用，还可用于因气虚所致的血虚出血、消渴、中风后遗症、痹痛麻木等病证。

用法用量：煎服，9～30g。蜜炙可增强其补中益气作用。

鉴别用药：人参与黄芪，二药均为补气要药，同用可增强补气之效。但人参能大补元气，复脉固脱，并能补心、脾、肺气，以及能安神增智，为治内伤气虚第一要药；黄芪则以补脾、肺之气为主，并有补气升阳、益卫固表、托毒生肌、利尿消肿等作用，可用于相应气虚的多种病证。

6. 白术

性能：甘、苦，温。归脾、胃经。

功效：健脾益气，燥湿利尿，止汗，安胎。

应用：

（1）脾气虚证。本品甘苦性温，主归脾胃经，以健脾、燥湿为主要作用，被前人誉为“脾脏补气健脾第一要药”。本品既长于补气以复脾之健运，又能燥湿、利尿以除湿邪。

（2）气虚自汗。本品对于脾气虚弱，卫气不固，表虚自汗者，其作用与黄芪相似而力稍逊，亦能补脾益气，固表止汗。

（3）脾虚胎动不安。本品能益气安胎。

用法用量：煎服，6～12g。炒用可增强补气健脾止泻作用。

使用注意：本品性偏温燥，热病伤津及阴虚燥渴者不宜。

鉴别用药：

（1）黄芪与白术，二药均能补气、利水、止汗，但二药作用有所不同：黄芪补脾肺之气，而白术主要补脾气；黄芪补中气而升阳，长于治疗中气不足、气虚下陷诸证，而白术补中气长于治疗脾虚失运、水湿痰饮内停诸证；黄芪补气利水，白术补气燥湿；黄芪补气固表之力强于白术。此外，黄芪还能补气托毒、补气生血、补气通络，而白术则能补气安胎等。

（2）白术与苍术，二药均能健脾燥湿，可治脾失健运，湿浊中阻证。但白术能补气健脾，并能固表止汗、益气安胎，可用治气虚自汗、气虚胎动不安等；苍术则燥湿力强，尤宜于湿盛不虚者，同时还能祛风湿、发汗解表、明目，可治风湿痹痛、外感风寒湿表证，以及夜盲症等。

7. 山药

性能：甘，平。归脾、肺、肾经。

功效：补脾养胃，生津益肺，补肾涩精。

应用：

（1）脾虚证。本品性味甘平，能补脾益气，滋养脾阴，多用于脾气虚弱或气阴两虚，消瘦乏力，食少，便溏；或脾虚不运，湿浊下注之妇女带下。惟其亦食亦药，“气轻性缓，非堪专任”，对气虚重证，常嫌力量不足。

（2）肺虚证。本品补肺气，兼能滋肺阴。其补肺之力虽较和缓，但对肺脾气阴俱虚者，补土亦有助于生金，适用于肺虚咳喘。

（3）肾虚证。本品还能补肾气，兼能滋养肾阴，对肾脾俱虚者，其补后天亦有助于充养先天，适用于肾气虚之腰膝酸软，夜尿频多或遗尿，滑精早泄，女子带下清稀，以及肾阴虚之形体消瘦、腰膝酸软、遗精等症。

（4）消渴气阴两虚证。消渴一病，与脾肺肾有关，气阴两虚为其主要病机。本品既补脾肺肾之气，又补脾肺肾之阴。

用法用量：煎服，15～30g。麸炒可增强补脾止泻作用。

8. 白扁豆

性能：甘，微温。归脾、胃经。

功效：补脾和中，化湿。

应用：

（1）脾气虚证。本品能补气以健脾，兼能化湿，药性温和，补而不滞，适用于脾虚湿滞，食少，便溏或泄泻，惟其“味轻气薄，单用无功，必须同补气之药共用为佳”。

（2）暑湿吐泻。暑多夹湿。夏日暑湿伤中，脾胃不和，易致吐泻。本品能健脾化湿以和中，性虽偏温，但无温燥助热伤津之弊，故可用于暑湿吐泻。

用法用量：煎服，10～15g。炒后可使健脾止泻作用增强，故用于健脾止泻，作散剂服用时宜炒用。

9. 甘草

性能：甘，平。归心、肺、脾、胃经。

功效：补脾益气，祛痰止咳，缓急止痛，清热解毒，调和诸药。

应用：

（1）心气不足，脉结代，心动悸。本品能补益心气，益气复脉，主要用于心气不足所致结代，心动悸者。

（2）脾气虚证。本品味甘，善入中焦，具有补益脾气之力，因其作用缓和，宜作为辅助药用，能“助参芪成气虚之功”。

（3）咳喘。本品能止咳，兼能祛痰，还略具平喘作用，可随证配伍用于寒热虚实多种咳喘，有痰无痰均宜。

（4）脘腹、四肢挛急疼痛。本品味甘能缓急，善于缓急止痛，可用治脾虚肝旺的脘腹挛急作痛或阴血不足之四肢挛急作痛。

（5）热毒疮疡，咽喉肿痛，药食中毒。本品还长于解毒，应用十分广泛。生品药性微寒，可清解热毒。

（6）调和药性。

用法用量：煎服，1.5～9g。生用性微寒，可清热解毒；蜜炙药性微温，并可增强补益心脾之气和润肺止咳作用。

使用注意：不宜与京大戟、芫花、甘遂、海藻同用。本品有助湿壅气之弊，湿盛胀满、水肿者不宜用。大剂量久服可致水钠潴留，引起浮肿。

10. 大枣

性能：甘，温。归脾、胃心经。

功效：补中益气，养血安神。

应用：

（1）用于脾虚证。本品甘温，能补脾益气，适用于脾气虚弱，消瘦、倦怠乏力、便溏等症。

（2）用于脏躁及失眠证。本品能养心安神，为治疗心失充养，心神无主而脏躁的要药。

此外，本品与部分药性峻烈或有毒的药物同用，有保护胃气，缓和其毒烈药性之效。

用法用量：劈破煎服，6～15g。

二、补阳药

1. 鹿茸

性能：甘、咸，温。归肾、肝经。

功效：补肾阳，益精血，强筋骨，调冲任，托疮毒。

应用：

（1）肾阳虚衰，精血不足证。本品甘温补阳，甘咸滋肾，禀纯阳之性，具生发之气，故能壮肾阳，益精血。

（2）肾虚骨弱，腰膝无力或小儿五迟。本品能补肾阳，益精血，强筋骨。

（3）妇女冲任虚寒，崩漏带下。本品补肾阳，益精血而兼能固冲任，止带下。

（4）疮疡久溃不敛，阴疽疮肿内陷不起。本品补阳气、益精血而达到温补内托的目的。

用法用量：1～2g，研末吞服；或入丸、散。

使用注意：服用本品宜从小量开始，缓缓增加，不可骤用大量，以免阳升风动，头晕目赤，或伤阴动血。凡发热者均当忌服。

2. 淫羊藿

性能：辛、甘，温。归肾、肝经。

功效：补肾壮阳，祛风除湿。

应用：

（1）肾阳虚衰，阳痿尿频，腰膝无力。本品辛甘，性温燥烈，长于补肾壮阳。

（2）风寒湿痹，肢体麻木。本品辛温散寒，祛风胜湿，入肝肾强筋骨，可用于风湿痹痛、筋骨不利及肢体麻木。

此外，现代用于肾阳虚之喘咳及妇女更年期高血压，有较好疗效。

用法用量：煎服，3～15g。

使用注意：阴虚火旺者不宜服。

3. 巴戟天

性能：辛、甘，微温。归肾、肝经。

功效：补肾助阳，祛风除湿。

应用：

（1）肾阳虚阳痿、宫冷不孕、小便频数。本品补肾助阳，甘润不燥。

（2）风湿腰膝疼痛及肾虚腰膝酸软无力。本品补肾阳、强筋骨、祛风湿，对肾阳虚兼风湿之证为宜，多与补肝肾、祛风湿药同用。

用法用量：水煎服，5～15g。

使用注意：阴虚火旺及有热者不宜服。

鉴别用药：淫羊藿与巴戟天均能补肾助阳，祛风除湿，均可用治肾阳虚之阳痿、不孕及肝肾不足之筋骨痿软、风湿久痹等。然淫羊藿药性燥散，补肾阳之力较强，尤宜于肾阳虚衰之精少不育。巴戟天其性温润不燥，补阳之力不及淫羊藿，兼益精血，多用于肾阳亏虚，精血不足之证。

4. 仙茅

性能：辛，热。有毒。归肾、肝经。

功效：温肾壮阳，祛寒除湿。

应用：

（1）肾阳不足，命门火衰之阳痿精冷、小便频数。本品辛热燥烈，善补命门而兴阳。

（2）腰膝冷痛，筋骨痿软无力。本品辛散燥烈，补肾阳兼有散寒湿，强筋骨之功。

此外，本品培补肝肾，用治肝肾亏虚，须发早白，目昏目暗，常与枸杞子、车前子、生地黄、熟地黄等同用，如仙茅丸。

用法用量：煎服，5～15g，或酒浸服，亦入丸、散。

使用注意：阴虚火旺者忌服。燥烈有毒，不宜久服。

5. 杜仲

性能：甘，温。归肝、肾经。

功效：补肝肾，强筋骨，安胎。

应用：

（1）肾虚腰痛及各种腰痛。本品能补肝肾、强筋骨，治肾虚腰痛尤宜。

（2）胎动不安，习惯性堕胎。

此外，近年来单用或配入复方治高血压病有较好效果。

用法用量：煎服，10～15g。

使用注意：炒用破坏其胶质有利于有效成分煎出，故比生用效果好。本品为温补之品，阴虚火旺者慎用。

鉴别用药：杜仲与桑寄生共同功效：补肝肾，强筋骨，安胎。同可用治肾虚腰痛或足膝痿弱，肝肾亏虚之胎动不安。不同功效：杜仲又可温补肾阳。常用治肾虚阳痿，精冷不固，小便频数，风湿腰痛冷重。桑寄生善祛风湿。常用治痹证日久，伤及肝肾，腰膝酸软，筋骨无力者。

6. 续断

性能：苦、辛，微温。归肝、肾经。

功效：补益肝肾，强筋健骨，止血安胎，疗伤续折。

应用：

（1）阳痿不举，遗精遗尿。本品甘温助阳，辛温散寒，用治肾阳不足、下元虚冷、阳痿不举、遗精滑泄、遗尿尿频等证。

（2）腰膝酸痛，寒湿痹痛。本品甘温助阳，辛以散瘀，兼有补益肝肾、强筋壮骨、通利血脉之功。

（3）崩漏下血，胎动不安。本品补益肝肾，调理冲任，有固本安胎之功，可用于肝肾不足、崩漏下血、胎动不安等证。

（4）跌打损伤，筋伤骨折。本品有辛温破散之性，善活血祛瘀；有甘温补益之功，又能壮骨强筋，而有续筋接骨、疗伤止痛之能。

用法用量：煎服，9～15g，或入丸、散。外用适量研末敷。崩漏下血宜炒用。

使用注意：风湿热痹者忌服。

鉴别用药：杜仲与续断，二药均归肝肾经，药性偏温，均能补肝肾、强筋骨、安胎，治肾虚腰痛脚弱、筋骨无力、胎动不安常相须为用。然杜仲补益作用较好，且可安胎、降压，故肾虚腰酸、胎动不安、习惯性堕胎及高血压肝肾不足或肝阳上亢者，尤为常用；续断，补肝肾、强腰膝、安胎作用虽不及杜仲，但能行血通脉、续筋骨，为补而不滞之品，又为妇科崩漏、乳汁不行，外科痈疽疮疡，伤科跌打损伤所常用。

7. 肉苁蓉

性能：甘、咸，温。归肾、大肠经。

功效：补肾助阳，润肠通便。

应用：

（1）肾阳亏虚，精血不足之阳痿早泄、宫冷不孕、腰膝酸痛、痿软无力。本品味甘能补，甘温助阳，质润滋养，咸以入肾，为补肾阳、益精血之良药。

（2）肠燥津枯便秘。本品甘咸质润入大肠，可润肠通便。

用法用量：煎服，10～15g。

使用注意：本品能助阳、滑肠，故阴虚火旺及大便泄泻者不宜服。肠胃实热、大便秘结亦不宜服。

8. 补骨脂

性能：苦、辛，温。归肾、脾经。

功效：补肾壮阳，固精缩尿，温脾止泻，纳气平喘。

应用：

（1）肾虚阳痿、腰膝冷痛。本品苦辛温燥，善壮肾阳、暖水脏。

（2）肾虚遗精、遗尿、尿频。本品兼有涩性，善补肾助阳，固精缩尿。

（3）脾肾阳虚五更泄泻。本品能壮肾阳、暖脾阳、收涩以止泻。

（4）肾不纳气，虚寒喘咳。本品补肾助阳，纳气平喘，可治虚寒性喘咳。

用法用量：煎服，5～15g。

使用注意：本品性质温燥，能伤阴助火，故阴虚火旺及大便秘结者忌服。

9. 益智仁

性能： 辛，温。归肾、脾经。

功效： 暖肾固精缩尿，温脾开胃摄唾。

应用：

（1）下元虚寒遗精、遗尿、小便频数。本品暖肾固精缩尿，补益之中兼有收涩之性。

（2）脾胃虚寒，腹痛吐泻及口涎自流。本品能暖肾温脾，开胃摄唾。

用法用量： 煎服，3～10g。

鉴别用药： 补骨脂与益智仁味辛性温热，归脾肾经，均能补肾助阳，固精缩尿，温脾止泻，都可用治肾阳不足的遗精滑精，遗尿尿频，以及脾肾阳虚的泄泻不止等证。二者常相须为用。但补骨脂助阳的力量强，作用偏于肾，长于补肾壮阳，肾阳不足、命门火衰的腰膝冷痛、阳痿等症，多用补骨脂，也可用治肾不纳气的虚喘，能补肾阳而纳气平喘。益智仁则助阳之力较补骨脂为弱，作用偏于脾，长于温脾开胃摄唾，中气虚寒，食少多唾，小儿流涎不止，腹中冷痛者，多用益智仁。

10. 菟丝子

性能： 辛、甘，平。归肾、肝、脾经。

功效： 补肾益精，养肝明目，止泻，安胎。

应用：

（1）肾虚腰痛，阳痿遗精，尿频，宫冷不孕。本品辛以润燥，甘以补虚，为平补阴阳之品，功能补肾阳、益肾精以固精缩尿。

（2）肝肾不足，目暗不明。本品滋补肝肾、益精养血而明目。

（3）脾肾阳虚，便溏泄泻。本品能补肾益脾止泻。

（4）肾虚胎动不安。本品能补肝肾安胎，可治肾虚胎元不固之胎动不安、滑胎。

用法用量：煎服，10～20g。

使用注意：本品为平补之药，但偏补阳，阴虚火旺，大便燥结、小便短赤者不宜服。

三、补血药

1. 当归

性能：甘、辛，温。归肝、心、脾经。

功效：补血调经，活血止痛，润肠通便。

应用：

（1）血虚诸证。本品甘温质润，长于补血，为补血之圣药。

（2）血虚血瘀，月经不调，闭经，痛经。本品能补血活血，调经止痛。

（3）虚寒性腹痛，跌打损伤，痈疽疮疡，风寒痹痛。本品辛行温通，为活血行气之要药。

（4）血虚肠燥便秘。本品补血以润肠通便，可用治血虚肠燥便秘。

用法用量：煎服，5～15g。一般生用，为加强活血作用则酒炒用。通常补血用当归身，活血用当归尾，和血（补血活血）用全当归。

使用注意：本品味甘滑肠，湿盛中满、大便泄泻者忌服。

2. 熟地黄

性能：甘，微温。归肝、肾经。

功效：补血养阴，填精益髓。

应用：

（1）血虚诸证。本品甘温质润，补阴益精以生血，为养血补虚之要药。

（2）肝肾阴虚诸证。本品质润入肾，善滋补肾阴，填精益髓，为补肾阴之要药。

此外，熟地黄炭能止血，可用于崩漏等血虚出血证。

用法用量：煎服，10～30g。

使用注意：本品性质黏腻，较生地黄更甚，有碍消化，凡气滞痰多、脘腹胀痛、食少便溏者忌服。重用久服宜与陈皮、砂仁等同用，以免黏腻碍胃。

鉴别用药：

（1）当归与熟地黄，二药均能补血，常相须为用以治血虚诸证。但当归补血行血，调经止痛，为妇科调经要药，可用于血虚血寒诸证，以及风湿痹痛、痈疽疮疡，且能润肠通便，可用于血虚肠燥便秘证；熟地黄功专补血滋阴，益精髓，为补益肝肾精血要药，可治肝肾精血亏虚诸证。

（2）生地黄与熟地黄，二药均能滋阴，可用治阴虚证。但生地黄性寒，能清热凉血，养阴生津，长于治疗热入营血、热病伤阴、阴虚发热诸证，其滋阴力不及熟地黄；熟地黄性温，功专补血滋阴，益精髓，长于治疗血虚证以及肝肾亏虚诸证。

3. 白芍

性能：苦、酸，微寒。归肝、脾经。

功效：养血敛阴，柔肝止痛，平抑肝阳。

应用：

（1）肝血亏虚，月经不调。本品味酸，收敛肝阴以养血。

（2）肝脾不和，胸胁脘腹疼痛，四肢挛急疼痛。本品酸敛肝阴，养血柔肝而止痛，还能调肝理脾，柔肝止痛。

（3）肝阳上亢，头痛眩晕。本品可养血敛阴，平抑肝阳。

此外，本品敛阴，有止汗之功，配桂枝同用，可调和营卫，如桂枝汤。

用法用量：煎服，5～15g；大剂量15～30g。

使用注意：阳衰虚寒之证不宜用。反黎芦。

鉴别用药：白芍与赤芍，二药《神农本草经》不分，通称芍药，唐末宋初始将二者区分。二药同出一物，性微寒。前人谓“白补赤泻，白收赤散”，一语道破二者的主要区别。二药的功效和应用均不同。在功效方面，白芍长于养血调经，敛阴止汗，平抑肝阳；赤芍则长于清热凉血，活血散瘀，清泻肝火。在应用方面，白芍主治血虚阴亏，肝阳偏亢诸证；赤芍主治血热、血瘀、肝火所致诸证。又白芍、赤芍皆能止痛，均可用于治疗疼痛病证。但白芍长于养血柔肝，缓急止痛，主治肝阴不足，血虚肝旺，肝气不疏所致的胁肋疼痛、脘腹四肢拘挛疼痛；赤芍长于活血祛瘀止痛，主治血滞诸痛证，因能清热凉血，故血热瘀滞者尤为适宜。

4. 阿胶

性能：甘，平。归肺、肝、肾经。

功效：补血，滋阴，润肺，止血。

应用：

（1）血虚诸证。本品为血肉有情之品，甘温质润，为补血要药，多用治血虚诸证。

（2）出血证。本品味甘质黏，为止血要药。

（3）肺阴虚燥咳。本品滋阴润肺，可治疗肺热阴虚，燥咳痰少，咽喉干燥，痰中带血。

（4）热病伤阴，心烦失眠，阴虚风动，手足瘛疭。

用法用量：5～15g，入汤剂宜烊化冲服。

使用注意：本品黏腻，有碍消化，故脾胃虚弱者慎用。

5. 何首乌

性能：制首乌甘、涩，微温。归肝、肾经。

功效：制用：补益精血，固肾乌须；生用：解毒，截疟，润肠通便。

应用：

（1）精血亏虚，头晕眼花，须发早白，腰膝酸软。制首乌功善补肝肾、益精血、乌须发。

（2）久疟，痈疽，瘰疬，肠燥便秘。生首乌有截疟、解毒、润肠通便之效。

用法用量：煎服，10～30g。

使用注意：大便溏泄及湿痰较重者不宜用。

四、补阴药

1. 北沙参

性能：甘、微苦，微寒。归肺、胃经。

功效：养阴清肺，益胃生津。

应用：

（1）肺阴虚证。本品甘润而偏于苦寒，能补肺阴，兼能清肺热，适用于阴虚肺燥有热之干咳少痰、咯血或咽干音哑等证。

（2）胃阴虚证。本品能补胃阴而生津止渴，兼能清胃热，适用于胃阴虚有热之口干多饮、饥不欲食、大便干结、舌苔光剥或舌红少津，以及胃痛、胃胀、干呕等证。

用法用量：煎服，4.5～9g。

使用注意：《本草从新》谓北沙参“反藜芦”，《中华人民共和国药典》（1995 年版）亦认为北沙参“不宜与藜芦同用”，应加以注意。

2. 南沙参

性能：甘，微寒。归肺、胃经。

功效：养阴清肺，清胃生津，补气，化痰。

应用：

（1）肺阴虚证。本品甘润而微寒，能补肺阴、润肺燥，兼能清肺热，亦适用于阴虚肺燥有热之干咳痰少、咳血或咽干音哑等症。其润肺清肺之力均略逊于北沙参。

（2）胃阴虚证。本品又能养胃阴，生津止渴，并清胃热。适用于胃阴虚有热之口燥咽干、大便秘结、舌红少津及饥不欲食、呕吐等。本品养胃阴、清胃热之力亦不及北沙参。但本品兼能补益脾气，对于胃阴脾气俱虚之证，有气阴双补之效，对热病后期，气阴两虚、余热未清不受温补者，尤为适宜。

用法用量：煎服，9～15g。

使用注意：反藜芦。

鉴别用药：南沙参与北沙参，二药科属不同，均具有清肺养阴、益胃生津的作用，均可用于肺热阴虚引起的燥咳或劳嗽咯血，以及热病伤津，舌干口渴、食欲不振。南沙参兼有化痰及益气作用。北沙参的养阴、清热、生津之力优于南沙参。

3. 百合

性能：甘，微寒。归肺、心、胃经。

功效：养阴润肺，清心安神。

应用：

（1）肺阴虚证。本品微寒，作用平和，能补肺阴，兼能清肺热。润肺清肺之力虽不及北沙参、麦冬等药，但兼有一定的止咳祛痰作用。

（2）阴虚有热之失眠心悸及百合病心肺阴虚内热证。本品能养阴清心，宁心安神。

此外，本品还能养胃阴、清胃热，对胃阴虚有热之胃脘疼痛亦宜选用。

用法用量：煎服，6～12g。蜜炙可增加润肺作用。

4. 麦冬

性能：甘、微苦，微寒。归胃、肺、心经。

功效：养阴润肺，益胃生津，清心除烦。

应用：

（1）胃阴虚证。本品味甘柔润，性偏苦寒，长于滋养胃阴，生津止渴，兼清胃热，广泛用于胃阴虚有热之舌干口渴、胃脘疼痛、饥不欲食、呕逆、大便干结等症。

（2）肺阴虚证。本品又善养肺阴，清肺热，适用于阴虚肺燥有热的鼻燥咽干、干咳痰少、咯血、咽痛音哑等症。

（3）心阴虚证。本品可归心经，还能养心阴，清心热，并略具除烦安神作用，可用于心阴虚有热之心烦、失眠多梦、健忘、心悸怔忡等症。

用法用量：煎服，6～12g。

5. 天冬

性能：甘、苦，寒。归肺、肾、胃经。

功效：养阴润燥，清肺生津。

应用：

（1）肺阴虚证。本品甘润苦寒之性较强，其养肺阴，清肺热的作用强于麦冬、玉竹等同类药物。适用于阴虚肺燥有热之干咳痰少、咳血、咽痛音哑等症。对咳嗽咳痰不利者，兼能止咳祛痰。

（2）肾阴虚证。本品能滋肾阴，兼能降虚火，适宜于肾阴亏虚之眩晕、耳鸣、腰膝酸痛及阴虚火旺之骨蒸潮热，内热消渴等证。

（3）热病伤津之食欲不振、口渴及肠燥便秘等证。本品还有一定益胃生津作用，兼能清胃热，可用于热伤胃津之证。

用法用量：煎服，6～12g。

使用注意：本品甘寒滋腻之性较强，脾虚泄泻、痰湿内盛者忌用。

鉴别用药：麦冬与天冬，二药均为清热滋阴生津之品，同具养肺阴、润肠通便之功，同治燥咳痰黏、劳嗽咯血、内热消渴及阴亏肠燥便秘。二者常相须为用。然天冬甘苦大寒，归肺肾经，清火润燥之功强于麦冬，且可滋肾阴，长于滋肾阴而降虚火，作用部位偏下。麦冬甘微寒，归心肺胃经，滋阴润燥清热力弱于天冬，而滋腻性较小为其所长，且能养胃生津、清心除烦，又治胃阴不足之舌干口渴，阴虚火旺之心烦不眠及心神不安等。凡心肺胃三经阴伤有火之证，皆可用之，作用部位偏上。

6. 石斛

性能：甘，微寒。归胃、肾经。

功效：益胃生津，滋阴清热。

应用：

（1）胃阴虚及热病伤津证。本品长于滋养胃阴，生津止渴，兼能清胃热。

（2）肾阴虚证。本品又能滋肾阴，兼能降虚火，适用于肾阴亏虚之目暗不明、筋骨痿软及阴虚火旺、骨蒸劳热等。

用法用量：煎服，6～12g。鲜用，15～30g。

7. 玉竹

性能：甘，微寒。归肺、胃经。

功效：养阴润燥，生津止渴。

应用：

（1）肺阴虚证。本品药性甘润，能养肺阴，微寒之品，并略能清肺热。适用于阴虚肺燥有热的干咳少痰、咳血、声音嘶哑等症。又因本品滋阴而不碍邪，与疏散风热之品同用，治阴虚之体感受风温及冬温咳嗽、咽干痰结等症。

（2）胃阴虚证。本品又能养胃阴，清胃热，主治燥伤胃阴，口干舌燥，食欲不振，以及胃热津伤之消渴，可共收清胃生津之效。

此外，本品还能养心阴，亦略能清心热，还可用于热伤心阴之烦热多汗、惊悸等证。

用法用量：煎服，6～12g。

8. 黄精

性能：甘，平。归脾、肺、肾经。

功效：补气养阴，健脾，润肺，益肾。

应用：

（1）阴虚肺燥，干咳少痰及肺肾阴虚的劳咳久咳。本品甘平，不仅能补益肺肾之阴，而且能补益脾气脾阴，有补土生金、补后天以养先天之效，亦宜用于肺肾阴虚之劳嗽久咳。

（2）脾虚阴伤证。本品能补益脾气，又养脾阴。主治脾脏气阴两虚之面色萎黄、困倦乏力、口干食少、大便干燥。本品能气阴双补，单用或与补气健脾药同用。

（3）肾精亏虚。本品能补益肾精，对延缓衰老，改善头晕、腰膝酸软、须发早白等早衰症状有一定疗效。如黄精膏方，单用本品熬膏服，亦可与枸杞、何首乌等补益肾精之品同用。

用法用量：煎服，9～15g。

鉴别用药：黄精与山药，均为性味甘平，主归肺、脾、肾三脏，气阴双补之品。然黄精滋肾之力强于山药，而山药长于健脾，并兼有涩性，较宜于脾胃气阴两伤，食少便溏及带下等证。

9. 枸杞子

性能：甘，平。归肝、肾经。

功效：滋补肝肾，益精明目。

应用：肝肾阴虚及早衰证。本品能滋肝肾之阴，为平补肾精肝血之品。治疗精血不足所致的视力减退、内障目昏、头晕目眩、腰膝酸软、遗精滑泄、耳聋、牙齿松动、须发早白、失眠多梦，以及肝肾阴虚之潮热盗汗、消渴等证的方中，颇为常用。

用法用量：煎服，6～12g。

10. 女贞子

性能：甘、苦，凉。归肝、肾经。

功效：滋补肝肾，乌须明目。

应用：肝肾阴虚证。本品性偏寒凉，能补益肝肾之阴，适用于肝肾阴虚所致的目暗不明、视力减退、须发早白、眩晕耳鸣、失眠多梦、腰膝酸软、遗精、消渴及阴虚内热之潮热、心烦等证。

用法用量：煎服，6～12g。因主要成分齐墩果酸不易溶于水，故以入丸剂为佳。本品以黄酒拌后蒸制，可增强滋补肝肾作用，并使苦寒之性减弱，避免滑肠。

11. 墨旱莲

性能：甘、酸，寒。归肝、肾经。

功效：滋补肝肾，凉血止血。

应用：

（1）肝肾阴虚证。本品甘寒，能补益肝肾之阴，适用于肝肾阴虚或阴虚内热所致须发早白、头晕目眩、失眠多梦、腰膝酸软、遗精耳鸣等。

（2）阴虚血热的失血证。本品长于补益肝肾之阴，又能凉血止血，故尤宜于阴虚血热的出血证。

用法用量：煎服，6～12g。

12. 龟甲

性能：甘，寒。归肾、肝、心经。

功效：滋阴潜阳，益肾健骨，养血补心。

应用：

（1）阴虚阳亢，阴虚内热，虚风内动。本品长于滋补肾阴，兼能滋养肝阴，故适用于肝肾阴虚而引起的诸证。

（2）肾虚骨痿，囟门不合。本品长于滋肾养肝，又能健骨，故多用于肾虚之筋骨不健、腰膝酸软、步履乏力及小儿鸡胸、龟背、囟门不合诸证，以及小儿脾肾不足，阴血亏虚，发育不良，出现鸡胸、龟背者。

（3）阴虚血亏，惊悸、失眠、健忘。本品入于心肾，又可以养血补心，安神定志，适用于阴血不足、心肾失养之惊悸、失眠、健忘等。

用法用量： 煎服，9～24g，宜先煎。本品经砂炒醋淬后，更容易煎出有效成分，并除去腥气，便于制剂。

使用注意： 孕妇及胃有寒湿者忌用。

13. 鳖甲

性能： 甘、咸，寒。归肝、肾经。

功效： 滋阴潜阳，退热除蒸，软坚散结。

应用：

（1）肝肾阴虚证。本品亦能滋养肝肾之阴，适用于肝肾阴虚所致阴虚内热、阴虚风动、阴虚阳亢诸证。对阴虚内热证，本品滋养之力不及龟甲，但长于退虚热、除骨蒸，故尤为临床多用。

（2）癥瘕积聚。本品味咸，还长于软坚散结，适用于肝脾肿大等癥瘕积聚。

用法用量： 煎服，9～24g，宜先煎。本品经砂炒醋淬后，有效成分更容易煎出，并可除去其腥气，易于粉碎，方便制剂。

使用注意： 孕妇及脾胃虚寒者忌用。

鉴别用药： 龟甲与鳖甲，二药均能滋阴清热，潜阳息风，常相须为用，治疗阴虚发热、阴虚阳亢、阴虚风动等证。但龟甲滋阴之力较强，并能益肾健骨、养血补心，可用于肾虚骨弱、心血不足以及阴虚有热的崩漏等证；鳖甲则长于清虚热，并善于软坚散结，常用于阴虚发热、癥瘕、疟母等证。

第十八节　收涩药

一、固表止汗药

1. 麻黄根

性能： 甘、微涩，平。归肺经。

功效： 固表止汗。

应用：自汗、盗汗。本品甘平性涩，入肺经而能行肌表、实卫气、固腠理、闭毛窍，为敛肺固表止汗之要药。治气虚自汗，常与黄芪、牡蛎同用，如牡蛎散。治阴虚盗汗，常与熟地黄、当归等同用，如当归六黄汤。治产后虚汗不止，常与当归、黄芪等配伍，如麻黄根散。

此外，本品外用配伍牡蛎共研细末，扑于身上，可治各种虚汗证。

用法用量：煎服，3～9g。外用适量。

使用注意：有表邪者，忌用。

鉴别用药：麻黄与麻黄根，二药同出一源，均可治汗。然前者以其地上草质茎入药，主发汗，以发散表邪为用，临床上用于外感风寒表实证；后者以其地下根及根茎入药，主止汗，以敛肺固表为用，为止汗之专药，可内服、外用于各种虚汗。

2. 浮小麦

性能：甘，凉。归心经。

功效：固表止汗，益气，除热。

应用：

（1）自汗，盗汗。本品甘凉入心，能益心气、敛心液，轻浮走表，能实腠理、固皮毛，为养心敛液，固表止汗之佳品。凡自汗、盗汗者，均可应用。

（2）骨蒸劳热。本品甘凉并济，能益气阴，除虚热。

用法用量：煎服，15～30g；研末服，3～5g。

使用注意：表邪汗出者忌用。

二、敛肺涩肠药

1. 五味子

性能：酸、甘，温。归肺、心、肾经。

功效：收敛固涩，益气生津，补肾宁心。

应用：

（1）久咳虚喘。本品味酸收敛，甘温而润，能上敛肺气，下滋肾阴，为治疗久咳虚喘之要药。

（2）自汗、盗汗。本品五味俱全，以酸为主，善能敛肺止汗。

（3）遗精、滑精。本品甘温而涩，入肾，能补肾涩精止遗，为治肾虚精关不固之遗精、滑精之常用药。

（4）久泻不止。本品味酸涩性收敛，能涩肠止泻。

（5）津伤口渴，消渴。本品甘以益气，酸能生津，具有益气生津止渴之功。

（6）心悸、失眠、多梦。本品既能补益心肾，又能宁心安神。

用法用量：煎服，3～6g；研末服，1～3g。

使用注意：凡表邪未解，内有实热，咳嗽初起，麻疹初期，均不宜用。

2. 乌梅

性能：酸、涩，平。归肝、脾、肺、大肠经。

功效：敛肺止咳，涩肠止泻，安蛔止痛，生津止渴。

应用：

（1）肺虚久咳。本品味酸而涩，其性收敛，入肺经能敛肺气，止咳嗽。适用于肺虚久咳少痰或干咳无痰之证。

（2）久泻，久痢。本品酸涩入大肠经，有良好的涩肠止泻痢作用，为治疗久泻、久痢之常用药。

（3）蛔厥腹痛，呕吐。蛔得酸则静，本品极酸，具有安蛔止痛、和胃止呕的功效，为安蛔之良药。适用于蛔虫所致腹痛、呕吐、四肢厥冷的蛔厥病证，常配伍细辛、川椒、黄连等同用，如乌梅丸。

（4）虚热消渴。本品味酸性平，善能生津液，止烦渴。

用法用量：煎服，3～10g，大剂量可用至30g。外用适量，捣烂或炒炭研末外敷。止泻止血宜炒炭用。

使用注意：外有表邪或内有实热积滞者均不宜服。

鉴别用药：五味子与乌梅，二药均有敛肺止咳、涩肠止泻、生津止渴作用。同可用于治疗肺虚久咳、久泻及津伤口渴之证。但五味子又能滋肾、固精、敛汗及宁心安神，用于治疗遗精、滑精、自汗盗汗、心悸、失眠、多梦等证；而乌梅又具安蛔止痛、止血及消疮毒之功，用于治疗蛔厥腹痛呕吐、崩漏下血、胬肉外突等。

3. 肉豆蔻

性能：辛，温。归脾、胃、大肠经。

功效：涩肠止泻，温中行气。

应用：

（1）虚泻，冷痢。本品辛温而涩，入中焦，能暖脾胃，固大肠，止泻痢，为治疗虚寒性泻痢之要药。

（2）胃寒胀痛，食少呕吐。本品辛香温燥，能温中理脾、行气止痛。

用法用量：煎服，3～9g；入丸、散服，每次0.5～1g。内服须煨熟去油用。

使用注意：湿热泻痢者忌用。

鉴别用药：肉豆蔻与白豆蔻，二药均能温中散寒、行气消胀、开胃，可治寒湿中阻及脾胃气滞的脘腹胀满、不思饮食以及呕吐等。但肉豆蔻长于涩肠止泻，多用于脾胃虚寒的久泻；白豆蔻长于芳香化湿，多用于湿浊中阻的脘腹胀满，有呕吐者更宜。

4. 赤石脂

性能：甘、涩，温。归大肠、胃经。

功效：涩肠止泻，收敛止血，敛疮生肌。

应用：

（1）久泻，久痢。本品甘温调中，味涩质重，入于胃肠，长于涩肠止泻，尚可止血，为久泻久痢、下痢脓血之常用药物。

（2）崩漏，便血。本品味涩能收敛止血，质重入于下焦，而以崩漏、便血者为多用。

（3）疮疡久溃。本品外用有收湿敛疮生肌的功效。

用法用量：煎服，10～20g。外用适量，研细末撒患处或调敷。

使用注意：湿热积滞泻痢者忌服。孕妇慎用。畏官桂。

三、固精缩尿止带药

1. 山茱萸

性能：酸、涩，微温。归肝、肾经。

功效：补益肝肾，收敛固涩。

应用：

（1）腰膝酸软，头晕耳鸣，阳痿。本品酸，微温，质润，其性温而不燥，补而不峻，补益肝肾，既能益精，又可助阳，为平补阴阳之要药。

（2）遗精滑精，遗尿尿频。本品既能补肾益精，又能固精缩尿。

（3）崩漏，月经过多。本品入于下焦，能补肝肾、固冲任以止血。

（4）大汗不止，体虚欲脱。本品酸涩性温，能收敛止汗，固涩滑脱，为防止元气虚脱之要药。

此外，本品亦治消渴，多与生地黄、天花粉等同用。

用法用量：煎服，5～10g，急救固脱，20～30g。

使用注意：素有湿热而致小便淋涩者，不宜应用。

2. 海螵蛸

性能：咸、涩，微温。归肝、肾经。

功效：固精止带，收敛止血，制酸止痛，收湿敛疮。

应用：

（1）遗精，带下。本品温涩收敛，有固精止带之功。

（2）崩漏，吐血，便血及外伤出血。本品能收敛止血。

（3）胃痛吐酸。本品味咸而涩，能制酸止痛，为治疗胃脘痛胃酸过多之佳品。

（4）湿疮，湿疹，溃疡不敛。本品外用能收湿敛疮。

用法用量：煎服，6～12g。散剂酌减。外用适量。

3. 莲子

性能：甘、涩，平。归脾、肾、心经。

功效：益肾固精，补脾止泻，止带，养心安神。

应用：

（1）遗精滑精。本品味甘而涩，入肾经而能益肾固精。

（2）带下。本品既补脾益肾，又固涩止带，其补涩兼施，为治疗脾虚、肾虚带下之常用之品。

（3）脾虚泄泻。本品甘可补脾，涩能止泻，既可补益脾气，又能涩肠止泻。

（4）心悸、失眠。本品甘平，入于心肾，能养心血，益肾气，交通心肾而有安神之功。

用法用量：煎服，10～15g。去心打碎用。

4. 芡实

性能：甘、涩，平。归脾、肾经。

功效：益肾固精，健脾止泻，除湿止带。

应用：

（1）遗精，滑精。本品甘涩收敛，善能益肾固精。

（2）脾虚久泻。本品既能健脾除湿，又能收敛止泻。

（3）带下。本品能益肾健脾、收敛固涩、除湿止带，为治疗带下证之佳品。

用法用量：煎服，10～15g。

鉴别用药：莲子与芡实，二药均能益肾固精，补脾止泻，止带，补中有涩，常用治肾虚遗精、遗尿，脾虚泄泻，脾肾虚带下等证。但莲子兼能养心，可治虚烦、心悸、失眠等证；芡实能除湿止带，为治虚、实带下的常用药。

第四章 常用方剂

第一节 解表剂

1. 麻黄汤（《伤寒论》）

组成：麻黄 6g，桂枝 10g，杏仁 10g，炙甘草 6g。

功用：发汗解表，宣肺平喘。

主治：外感风寒表实证。恶寒发热，头身疼痛，无汗而喘，舌苔薄白，脉浮紧。

临证点拨：本方证为外感风寒，营卫郁滞，肺气失宣所致。治当发汗解表，宣肺平喘。

2. 桂枝汤（《伤寒论》）

组成：桂枝 10g，芍药 10g，炙甘草 6g，生姜 10g，大枣 3 枚。

功用：解肌发表，调和营卫。

主治：外感风寒表虚证。恶风发热，汗出头痛，鼻鸣干呕，苔白不渴，脉浮缓或浮弱。

临证点拨：本方证是因表虚，腠理不固，外感风寒，营卫失和所致。治当以解肌发表，调和营卫，祛邪扶正兼顾为宜。

3. 九味羌活汤（《此事难知》）

组成：羌活 10g，防风 10g，苍术 10g，细辛 3g，川芎 15g，白芷 15g，生地黄 15g，黄芩 15g，甘草 5g。

功用：发汗祛湿，兼清里热。

主治：外感风寒湿邪，内有蕴热证。恶寒发热，无汗，头痛项强，肢体酸楚疼痛，口苦微渴，舌苔白或微黄，脉浮。

临证点拨：本方证由外感风寒湿邪，内有蕴热所致。治当发散风寒湿邪为主，兼清里热为辅。

4. 小青龙汤（《伤寒论》）

组成：麻黄9g，芍药10g，细辛3g，干姜6g，甘草6g，桂枝9g，五味子6g，半夏9g。

功用：解表散寒，温肺化饮。

主治：外寒里饮证。恶寒发热，头身疼痛，无汗，喘咳，痰涎清稀而量多，胸痞，或干呕，或痰饮喘咳，不得平卧，或身体疼重，头面四肢浮肿，舌苔白滑，脉浮。

临证点拨：本方主治外感风寒，寒饮内停之证。治宜解表散寒，温肺化饮。药虽八味，配伍严谨，散中有收，开中有合，使风寒解，水饮去，宣降复，则诸症自平。

5. 止嗽散（《医学心悟》）

组成：桔梗10g，荆芥10g，紫菀12g，百部10g，白前12g，甘草6g，陈皮12g。

功用：宣利肺气，疏风止咳。

主治：风邪犯肺证。咳嗽咽痒，咳痰不爽，或微有恶风发热，舌苔薄白，脉浮缓。

临证点拨：本方证为外感风邪表证，经服解表宣肺药后，外邪已十去八九，但肺气仍失宣降，咳嗽不止。治法重在理肺止咳，微加疏表之品。全方药量轻微，温润和平，不寒不热，共奏宣利肺气、疏风止咳之效。

6. 银翘散（《温病条辨》）

组成：连翘15g，金银花15g，桔梗9g，薄荷9g，竹叶6g，生甘草10g，芥穗6g，淡豆豉10g，牛蒡子9g，鲜苇根15g。

功用：辛凉透表，清热解毒。

主治： 温病初起。发热，微恶风寒，无汗或有汗不畅，头痛口渴，咳嗽咽痛，舌尖红，苔薄白或薄黄，脉浮数。

临证点拨： 本方所治温病初起之风热表证是因外感风热，邪在卫分，卫气被郁，开阖失司，肺气失宣所致。治疗当辛凉透表，清热解毒为主。

7. 桑菊饮（《温病条辨》）

组成： 桑叶10g，菊花6g，杏仁6g，连翘5g，薄荷6g，苦桔梗6g，生甘草5g，苇根6g。

功用： 疏风清热，宣肺止咳。

主治： 风温初起，表热轻证。但咳，身热不甚，口微渴，脉浮数。

临证点拨： 本方证为温热病邪从口鼻而入，邪犯肺络，肺失清肃所致。治当疏风清热，宣肺止咳。诸药相伍，使上焦风热得以疏散，肺气得以宣降，则表证解、咳嗽止。

8. 麻黄杏仁甘草石膏汤（《伤寒论》）

组成： 麻黄9g，杏仁9g，炙甘草6g，石膏18g。

功用： 辛凉疏表，清肺平喘。

主治： 外感风邪，邪热壅肺证。身热不解，咳逆气急，甚则鼻扇，口渴，有汗或无汗，舌苔薄白或黄，脉浮而数。

临证点拨： 本方证是风寒表邪不解，郁而化热入里；或风热袭表，表邪不解入里所致。治当辛凉透邪，清热平喘。四药合用，解表与清肺并用，以清为主；宣肺与降气并用，以宣为主。共奏辛凉疏表，清肺平喘之功。

9. 败毒散（《太平惠民和剂局方》）

组成： 柴胡9g，前胡15g，川芎10g，枳壳10g，羌活10g，独活10g，茯苓12g，桔梗12g，人参10g，甘草10g（生姜、薄荷少许）。

功用： 散寒祛湿，益气解表。

主治： 气虚，外感风寒湿表证，憎寒壮热，头项强痛，肢体酸痛，无汗，鼻塞声重，咳嗽有痰，胸膈痞满，舌淡苔白，脉浮而按之无力。

临证点拨： 本方证是因患者正气素虚，复感风寒湿邪，卫阳被遏，肺气不宣所致。治当散寒祛湿，益气解表。全方邪正兼顾，祛邪为主，共奏散寒祛湿、益气解表之功。

10. 参苏饮（《太平惠民和剂局方》）

组成： 人参6g，紫苏叶10g，干葛10g，半夏9g，前胡12g，茯苓15g，枳壳10g，桔梗10g，木香6g，陈皮15g，炙甘草6g，生姜7片，枣1个。

功用： 益气解表，理气化痰。

主治： 气虚外感风寒，内有痰湿证。恶寒发热，无汗，头痛，鼻塞，咳嗽痰白，胸脘满闷，倦怠无力，气短懒言，苔白脉弱。

临证点拨： 本方由素体脾肺气虚，内有痰湿，复感风寒而致，治宜益气解表，化痰止咳。全方散补并行，气津并调，诸药配伍，共奏益气解表、理气化痰之功。

第二节　泻下剂

1. 大承气汤（《伤寒论》）

组成： 大黄12g，厚朴20g，枳实12g，芒硝9g。

功用： 峻下热结。

主治：

（1）阳明腑实证。大便不通，频转矢气，脘腹痞满，腹痛拒按，按之则硬，甚或潮热谵语，手足濈然汗出，舌苔黄燥起刺，或焦黑燥裂，脉沉实。

（2）热结旁流证。下利清水，色纯青，其气臭秽，脐腹疼痛，按之坚硬有块，口舌干燥，脉滑实。

（3）里热实证之热厥、痉病或发狂等。

临证点拨： 本方证乃伤寒之邪内传阳明之腑，入里化热，或温病邪入胃肠，热盛灼津，燥屎乃成，邪热与肠中燥屎互结成实之阳明腑实证。治法当峻下热结，急下存阴，釜底抽薪。全方泻下与行气并重，泻下以利行气，行气以助泻下，相辅相成，共成峻下热结的最佳配伍。

2. 大黄牡丹汤（《金匮要略》）

组成： 大黄 12g，牡丹皮 10g，桃仁 9g，冬瓜仁 30g，芒硝 9g。

功用： 泻热破瘀，散结消肿。

主治： 肠痈初起，湿热瘀滞证。右少腹疼痛拒按，按之其痛如淋，甚则局部肿痞，或右足屈而不伸，伸则痛剧，小便自调，或时时发热，自汗恶寒，舌苔薄腻而黄，脉滑数。

临证点拨： 本方所治之肠痈是因肠中湿热郁蒸，气血凝聚所致。治法当泻热祛湿，破瘀消痈。本方泻下、清利、破瘀诸法并用，共奏泻热破瘀、散结消肿之功，是治疗湿热瘀滞之肠痈初起的常用方剂。

3. 大陷胸汤（《伤寒论》）

组成： 大黄 10g，芒硝 10g，甘遂 1g。

功用： 泻热逐水。

主治： 水热互结之结胸证。心下疼痛，拒按，按之硬，或从心下至少腹硬满疼痛，手不可近；伴见短气烦躁，大便秘结，舌上燥而渴，日晡小有潮热，舌红，苔黄腻或兼水滑，脉沉紧或沉迟有力。

临证点拨： 本方证是表证未解而误下，或因误下而邪气内陷，热邪与水饮搏结于胸腹所致的大结胸证。治当泻热逐水。方中泻热与逐水并施，使水热之邪从大便而去。本方药简量大，力专效宏，为泻热逐水之峻剂。

4. 温脾汤（《备急千金要方》）

组成：大黄15g，当归10g，干姜10g，附子6g，人参6g，芒硝6g，甘草6g。

功用：攻下冷积，温补脾阳。

主治：阳虚寒积证。腹痛便秘，脐部绞痛，绕脐不止，手足不温，苔白不渴，脉沉弦而迟。

临证点拨：本方证因脾阳不足，阴寒内盛，寒积中阻所致。其中脾阳不足为致病之本，而寒积停滞则为其标。治宜攻逐寒积与温补脾阳并用，方为两全之策。本方温通、泻下、补益三法兼备，温阳以祛寒、攻下不伤正，共奏攻下冷积、温补脾阳之功。

5. 麻子仁丸（《伤寒论》）

组成：麻子仁15g，芍药12g，枳实9g，大黄6g，厚朴9g，杏仁9g。

功用：润肠泄热，行气通便。

主治：肠胃燥热，脾约便秘证。大便干结，小便频数。

临证点拨：本方证乃因肠胃燥热，脾津不足，肠道失于濡润所致，《伤寒论》称之为“脾约”。治疗当润肠泻热，行气通便。本方润肠药与攻下药并用，攻润相合，下不伤正。本方为丸剂，初服10小丸、依次渐加也意在缓下，润肠通便。

6. 济川煎（《景岳全书》）

组成：当归12g，牛膝6g，肉苁蓉9g，泽泻6g，升麻3g，枳壳6g。

功用：温肾益精，润肠通便。

主治：肾阳虚弱，精津不足证（肾虚便秘）。大便秘结，小便清长，腰膝酸软，头目眩晕，舌淡苔白，脉沉迟。

临证点拨：本方证因肾虚开阖失司，气化无力，津液不布，肠失所养所致。治当温肾益精，润肠通便。诸药合用，既可温肾益精治其本，又能润肠通便以治标，用药灵巧，补中有泻，降中有升，寓通于补之中，寄降于升之内。

第三节　和解剂

1. 小柴胡汤（《伤寒论》）

组成：柴胡15g，黄芩9g，人参9g，炙甘草9g，半夏9g，生姜9g，大枣4枚。

功用：和解少阳。

主治：

（1）伤寒少阳证。往来寒热，胸胁苦满，嘿嘿不欲饮食，心烦喜呕，口苦，咽干，目眩，舌苔薄白，脉弦者。

（2）热入血室证。妇人中风，经水适断，寒热发作有时。

（3）黄疸、疟疾，以及内伤杂病而见少阳证者。

临证点拨：本方证为伤寒邪入少阳，正邪交争于半表半里之间，少阳经气不利，胆热犯胃，胃失和降所致。邪在表者当从汗解，邪入里者则当吐下，今邪既不在表，又不在里，而在表里之间，则非汗吐下所宜，故治疗当以和解之法。诸药合用，使邪气得解，枢机得利，胃气调和，诸症自除。

2. 大柴胡汤（《金匮要略》）

组成：柴胡15g，黄芩9g，芍药9g，半夏9g，生姜15g，枳实9g，大枣4枚，大黄6g。

功用：和解少阳，内泻热结。

主治：少阳阳明合病。往来寒热，胸胁苦满，呕不止，郁郁微烦，心下痞硬，或心下满痛，大便不解或协热下利，舌苔黄，脉弦数有力。

临证点拨：本方主治少阳阳明合病。病在少阳，本应禁用下法，但在邪热内结，胃家已实的情况下，又必须表里兼顾。治当和解少阳，内泻热结。全方配伍，和解少阳，内泻热结，使少阳与阳明之邪得以双解，可谓一举两得。

3. 蒿芩清胆汤（《重订通俗伤寒论》）

组成：青蒿6g，淡竹茹9g，半夏6g，赤茯苓12g，黄芩9g，生枳壳6g，陈皮10g，碧玉散（滑石、甘草、青黛）9g。

功用：清胆利湿，和胃化痰。

主治：少阳湿热证。寒热如疟，寒轻热重，口苦膈闷，吐酸苦水，或呕黄涎而黏，甚则干呕呃逆，胸胁胀痛，小便黄少，舌红苔白腻，间现杂色，脉数而右滑左弦者。

临证点拨：本方病证因少阳胆热偏重，兼有湿热痰浊内阻所致。治当清胆利湿，和胃化痰。诸药合用，可使胆热清，痰湿化，气机畅，胃气和，诸症得解。

4. 四逆散（《伤寒论》）

组成：柴胡6g，芍药6g，枳实6g，炙甘草6g。

功用：透邪解郁，疏肝理脾。

主治：

（1）阳郁厥逆证。手足不温，或腹痛，或泻利下重，脉弦。

（2）肝脾气郁证。胁肋胀闷，脘腹疼痛，脉弦。

临证点拨：本方病证是因外邪传经入里，气机为之郁遏不疏，阳气内郁，不能达于四末所致。治宜透邪解郁，调畅气机为法。诸药合用，透邪解郁，疏肝理脾，能使邪去郁解，气血调畅，清阳得伸，四逆自愈。

5. 逍遥散（《太平惠民和剂局方》）

组成：柴胡15g，当归12g，茯苓12g，白芍药12g，白术10g，炙甘草10g，烧生姜1块，薄荷少许。

功用：肝疏解郁，养血健脾。

主治：肝郁血虚脾弱证。两胁作痛，头痛目眩，口燥咽干，神疲食少，或月经不调，乳房胀痛，脉弦而虚。

临证点拨：本方所治病证因肝郁不舒，营血不足，脾气虚弱所致。治宜疏肝解郁，养血健脾之法。诸药合用，共奏肝疏解郁、养血健脾之功。

6. 痛泻要方（《丹溪心法》）

组成：白术 15g，白芍药 12g，陈皮 12g，防风 6g。

功用：补脾柔肝，祛湿止泻。

主治：脾虚肝旺之痛泻。肠鸣腹痛，大便泄泻，泻必腹痛，泻后痛缓，舌苔薄白，脉两关不调，左弦而右缓者。

临证点拨：痛泻之证由土虚木乘，肝脾不和，脾运失常所致。《医方考》说："泻责之脾，痛责之肝；肝责之实，脾责之虚，脾虚肝实，故令痛泻。"其特点是泻必腹痛。治宜补脾抑肝，祛湿止泻。四药相合，可以补脾胜湿而止泻，柔肝理气而止痛，使脾健肝柔，痛泻自止。

7. 半夏泻心汤（《伤寒论》）

组成：半夏 9g，黄芩 9g，干姜 9g，人参 6g，黄连 3g，大枣 3 枚，炙甘草 9g。

功用：寒热平调，消痞散结。

主治：寒热错杂之痞证。心下痞，但满而不痛，或呕吐，肠鸣下利，舌苔腻而微黄。

临证点拨：此方所治原系小柴胡汤证误行泻下，损伤中阳，少阳邪热乘虚内陷，以致寒热错杂之心下痞证。本方证病机较为复杂，既有寒热错杂，又有虚实相兼，导致中焦失和，升降失常。治当调其寒热，益气和胃，散结除痞。

第四节　清热剂

1. 白虎汤（《伤寒论》）

组成：石膏 30g，知母 18g，炙甘草 6g，粳米 9g。

功用： 清热生津。

主治： 气分热盛证。壮热面赤，烦渴引饮，汗出恶热，脉洪大有力。

临证点拨： 本方原为治阳明经证的主方，后世温病学家以此为治气分热盛的代表方剂。凡伤寒化热，内传阳明之经，或温邪由卫及气，皆能出现本证。诸药相配，共成清热生津之功，使其热清津复，诸症自解。

2. 竹叶石膏汤（《伤寒论》）

组成： 竹叶9g，石膏30g，半夏9g，麦冬20g，人参6g，甘草6g，粳米10g。

功用： 清热生津，益气和胃。

主治： 伤寒、温病、暑病余热未清，气津两伤证。身热多汗，心胸烦闷，气逆欲呕，口干喜饮，或虚烦不寐，舌红苔少，脉虚数。

临证点拨： 本方证乃热病后期，余热未清，气津两伤，胃气不和所致。治当清热生津，益气和胃。全方清热与益气养阴并用，祛邪扶正兼顾，清而不寒，补而不滞。

3. 清营汤（《温病条辨》）

组成： 水牛角（原方用犀角，以水牛角代）30g，生地黄15g，玄参10g，竹叶心6g，麦冬9g，丹参6g，黄连5g，银花9g，连翘6g。

功用： 清营解毒，透热养阴。

主治： 热入营分证。身热夜甚，神烦少寐，时有谵语，目常喜开或喜闭，口渴或不渴，斑疹隐隐，脉细数，舌绛而干。

临证点拨： 本方证乃邪热内传营分，耗伤营阴所致。治以咸寒清营解毒为主，辅以透热养阴之法。诸药为伍，共奏清营解毒、透热养阴之功。

4. 犀角地黄汤（《小品方》，录自《外台秘要》）

组成：水牛角（原方用犀角，以水牛角代）30g，生地黄24g，芍药12g，牡丹皮9g。

功用：清热解毒，凉血散瘀。

主治：热入血分证。

（1）热扰心神，身热谵语，舌绛起刺，脉细数。

（2）热伤血络，斑色紫黑、吐血、衄血、便血、尿血等，舌红绛，脉数。

临证点拨：本方治证由热毒炽盛于血分所致。正如叶天士所谓“入血就恐耗血动血，直须凉血散血”，治当以清热解毒，凉血散瘀为法。本方是凉血与活血散瘀并用，使热清血宁而无耗血动血之虑，凉血止血又无冰伏留瘀之弊。

5. 黄连解毒汤（《外台秘要》引崔氏方）

组成：黄连9g，黄芩6g，黄柏6g，栀子9g。

功用：泻火解毒。

主治：三焦火毒证。大热烦躁，口燥咽干，错语不眠；或热病吐血、衄血；或热甚发斑，或身热下利，或湿热黄疸；或外科痈疡疔毒。小便黄赤，舌红苔黄，脉数有力。

临证点拨：本方证乃火毒炽盛充斥三焦所致。治宜泻火解毒。诸药合用，苦寒直折，可使三焦之火邪去而热毒解，诸症可愈。

6. 凉膈散（《太平惠民和剂局方》）

组成：大黄6g，芒硝6g，栀子12g，炙甘草6g，薄荷6g，黄芩6g，连翘12g，竹叶3g，少量蜜。

功用：泻火通便，清上泄下。

主治：上中二焦邪郁生热证。烦躁口渴，面赤唇焦，胸膈烦热，口舌生疮，睡卧不宁，谵语狂妄，或咽痛吐衄，便秘溲赤，或大便不畅，舌红苔黄，脉滑数。

临证点拨：本方证由脏腑积热，聚于胸膈所致，故以上、中二焦见症为主。上焦无形火热炽盛，中焦燥热内结，此时治疗单清上则中焦燥结不得去，单泻下则上焦邪热不得解，惟有清泻兼施，方能切中病情。治宜泻火通便，清上泄下为法。

7. 普济消毒饮（《东垣试效方》）

组成：黄芩15g，黄连15g，陈皮10g，生甘草6g，玄参10g，柴胡6g，桔梗6g，连翘3g，板蓝根3g，马勃3g，牛蒡子3g，薄荷3g，僵蚕2g，升麻3g。

功用：清热解毒，疏风散邪。

主治：大头瘟。恶寒发热，头面红肿焮痛，目不能开，咽喉不利，舌燥口渴，舌红苔白兼黄，脉浮数有力。

临证点拨：本方主治大头瘟（原书称大头天行），乃感受风热疫毒之邪，壅于上焦，发于头面所致。疫毒宜清解，风热宜疏散，病位在上宜因势利导。故治当疏散上焦之风热，清解上焦之疫毒，解毒散邪兼施，而以清热解毒为主。

8. 仙方活命饮（《校注妇人良方》）

组成：金银花12g，当归尾9g，赤芍药9g，乳香6g，没药6g，白芷3g，贝母6g，防风6g，甘草6g，皂角刺6g，穿山甲6g，天花粉6g，陈皮6g。水煎或水酒各半煎。

功用：清热解毒，消肿溃坚，活血止痛。

主治：阳证痈疡肿毒初起。红肿焮痛，或身热凛寒，苔薄白或黄，脉数有力。

临证点拨：本方主治疮疡肿毒初起而属阳证者。阳证痈疡多为热毒壅聚，气滞血瘀痰结而成。阳证痈疮初起，治宜清热解毒为主，配合理气活血、消肿散结为法。

9. 导赤散（《小儿药证直诀》）

组成：生地黄12g，通草9g，生甘草9g，竹叶6g。

功用：清心利水养阴。

主治：心经火热证。心胸烦热，口渴面赤，意欲饮冷，以及口舌生疮；或心热移于小肠，小便赤涩刺痛。舌红，脉数。

临证点拨：本方证乃心经热盛或心火下移于小肠所致。心火上炎而又阴液不足，治法不宜苦寒直折，而宜清心与养阴兼顾，利水以导热下行，使蕴热从小便而泄。四药合用，甘寒与苦寒相合，滋阴利水为主，滋阴而不恋邪，利水而不伤阴，泻火而不伐胃，共收清热利水养阴之效。

10. 龙胆泻肝汤（《医方集解》）

组成：龙胆草6g，黄芩9g，栀子9g，泽泻12g，通草6g，当归3g，生地黄9g，柴胡6g，车前子9g，生甘草6g。

功用：清泻肝胆实火，清利肝经湿热。

主治：

（1）肝胆实火上炎证。头痛目赤，胁痛，口苦，耳聋，耳肿，舌红苔黄，脉弦数有力。

（2）肝经湿热下注证。阴肿，阴痒，筋痿，阴汗，小便淋浊，或妇女带下黄臭等，舌红苔黄腻，脉弦数有力。

临证点拨：本方证由肝胆实火上炎或肝胆湿热循经下注所致。治宜清泻肝胆实火，清利下焦湿热为法。诸药合用，使火降热清，湿浊得利，循经所发诸症皆可相应而愈。

11. 左金丸（《丹溪心法》）

组成：黄连18g，吴茱萸3g。

功用：清泻肝火，降逆止呕。

主治：肝火犯胃证。胁肋疼痛，嘈杂吞酸，呕吐口苦，舌红苔黄，脉弦数。

临证点拨：本方证是由肝郁化火，横逆犯胃，肝胃不和所致。火热当清，气逆当降，治宜清泻肝火为主，兼以降逆止呕。

12. 苇茎汤（《外台秘要》引《古今录验方》）

组成：苇茎20g，薏苡仁10g，瓜瓣10g，桃仁9g。

功用： 清肺化痰，逐瘀排脓。

主治： 肺痈，热毒壅滞，痰瘀互结证。身有微热，咳嗽痰多，甚则咳吐腥臭脓血，胸中隐隐作痛，舌红苔黄腻，脉滑数。

临证点拨： 本方所治之肺痈是由热毒壅肺，痰瘀互结所致。治当清肺化痰，逐瘀排脓。

13. 泻白散（《小儿药证直诀》）

组成： 地骨皮 15g，桑白皮 15g，炙甘草 6g，粳米 10g。

功用： 清泻肺热，止咳平喘。

主治： 肺热喘咳证。气喘咳嗽，皮肤蒸热，日晡尤甚，舌红苔黄，脉细数。

临证点拨： 本方主治肺伏火郁热之证。全方配伍特点为清中有润，泻中有补，既不是清透肺中实热以治其标，也不是滋阴润肺以治其本，而是清泻肺中伏火以消郁热。

14. 清胃散（《脾胃论》）

组成： 生地黄 9g，当归 9g，牡丹皮 12g，黄连 6g，升麻 9g。

功用： 清胃凉血。

主治： 胃火牙痛。牙痛牵引头痛，面颊发热，其齿喜冷恶热，或牙宣出血，或牙龈红肿溃烂，或唇舌腮颊肿痛，口气热臭，口干舌燥，舌红苔黄，脉滑数。

临证点拨： 本方证由胃有积热，循经上攻所致。治宜清胃凉血。诸药合用，共奏清胃凉血之效，以使上炎之火得降，血分之热得除，于是循经外发诸症皆可因热毒内彻而解。

15. 玉女煎（《景岳全书》）

组成： 石膏 15g，熟地黄 18g，麦冬 6g，知母 9g，牛膝 9g。

功用： 清胃热，滋肾阴。

主治： 胃热阴虚证。头痛，牙痛，齿松牙衄，烦热干渴，舌红苔黄而干，亦治消渴，消谷善饥等。

临证点拨： 本方主治少阴不足，阳明有余之证，清胃热为主，兼滋肾阴，清热与滋阴共进，使胃热得清，肾水得补，则诸症可愈。

16. 葛根黄芩黄连汤（《伤寒论》）

组成：葛根15g，黄芩9g，黄连9g，炙甘草6g。

功用：解表清里。

主治：协热下利。身热下利，胸脘烦热，口干作渴，喘而汗出，舌红苔黄，脉数或促。

临证点拨：本方证是因伤寒表证未解，邪陷阳明所致。此时表证未解，里热已炽，治宜外解肌表之邪，内清肠胃之热。四药合用，外疏内清，表里同治，使表解里和，热利自愈。

17. 芍药汤（《素问病机气宜保命集》）

组成：芍药30g，当归15g，黄连15g，槟榔6g，木香6g，甘草6g，大黄9g，黄芩15g，官桂6g。

功用：清热燥湿，调气和血。

主治：湿热痢疾。腹痛，便脓血，赤白相兼，里急后重，肛门灼热，小便短赤，舌苔黄腻，脉弦数。

临证点拨：本方证由湿热壅滞肠中，气血失调所致。治宜清热燥湿，调和气血。诸药合用，湿去热清，气血调和，故下痢可愈。

18. 白头翁汤（《伤寒论》）

组成：白头翁15g，黄柏12g，黄连6g，秦皮12g。

功用：清热解毒，凉血止痢。

主治：热毒痢疾。腹痛，里急后重，肛门灼热，下痢脓血，赤多白少，渴欲饮水，舌红苔黄，脉弦数。

临证点拨：本方证是因热毒深陷血分，下迫大肠所致。治宜清热解毒，凉血治痢。四药合用，共奏清热解毒、凉血止痢之功。

19. 青蒿鳖甲汤（《温病条辨》）

组成：青蒿 6g，鳖甲 15g，细生地黄 12g，知母 6g，牡丹皮 9g。

功用：养阴透热。

主治：温病后期，邪伏阴分证。夜热早凉，热退无汗，舌红苔少，脉细数。

临证点拨：本方所治病证为温病后期，阴液已伤，余邪深伏阴分所致。此阴虚邪伏之证，若纯用滋阴，则有滋腻恋邪之虑；若单用苦寒，则恐化燥伤阴之弊。故治以养阴与透邪并进。诸药合用，滋清兼备，标本兼顾，清中有透，养阴而不恋邪，祛邪而不伤正，共奏养阴透热之功。

20. 当归六黄汤（《兰室秘藏》）

组成：当归 9g，生地黄 9g，黄芩 9g，黄柏 9g，黄连 9g，熟地黄 9g，黄芪 18g。

功用：滋阴泻火，固表止汗。

主治：阴虚火旺盗汗。发热盗汗，面赤心烦，口干唇燥，大便干结，小便黄赤，舌红苔黄，脉数。

临证点拨：本方用治阴虚火旺所致盗汗。治宜滋阴泻火，固表止汗。诸药合用，养血育阴，泻火彻热，益气固表，标本兼顾，可使营阴内守，卫外固密，发热、盗汗诸症相应而愈。

第五节　清暑剂

1. 香薷散（《太平惠民和剂局方》）

组成：香薷 18g，白扁豆 9g，厚朴 9g。

功用：祛暑解表，化湿和中。

主治：阴暑。恶寒发热，头重身痛，无汗，腹痛吐泻，胸脘痞闷，舌苔白腻，脉浮。

临证点拨：本方证由夏月乘凉饮冷，感受寒湿所致。治宜外散肌表之寒湿，内化脾胃之湿滞。诸药合用，共奏祛暑解表、化湿和中之效。

2. 清暑益气汤（《温热经纬》）

组成：西洋参5g，石斛15g，麦冬9g，黄连3g，竹叶6g，荷梗15g，知母6g，甘草3g，粳米15g，西瓜翠衣30g。

功用：清暑益气，养阴生津。

主治：暑热气津两伤证。身热汗多，口渴心烦，小便短赤，体倦少气，精神不振，脉虚数。

临证点拨：本方治证乃暑热内侵，耗伤气津所致。治宜清热祛暑，益气生津。正如王士雄所言："暑伤气阴，以清暑热而益元气，无不应手取效。"诸药合用，具有清暑益气、养阴生津之功，使暑热得清，气津得复，诸症自除。

第六节　温里剂

1. 理中丸（《伤寒论》）

组成：人参9g，干姜9g，白术15g，炙甘草9g。

功用：温中祛寒，补气健脾。

主治：

（1）脾胃虚寒证。脘腹绵绵作痛，喜温喜按，呕吐，大便稀溏，脘痞食少，畏寒肢冷，口不渴，舌淡苔白润，脉沉细或沉迟无力。

（2）阳虚失血证。便血、吐血、衄血或崩漏等，血色暗淡，质清稀。

（3）脾胃虚寒所致的胸痹，或病后多涎唾，或小儿慢惊等。

临证点拨：本方所治诸证皆由脾胃虚寒所致。全方温补并用，以温为主，温中阳，益脾气，助运化，故曰"理中"。

2. 小建中汤（《伤寒论》）

组成：桂枝9g，炙甘草6g，大枣6枚，芍药18g，生姜9g，胶饴30g。

功用：温中补虚，和里缓急。

主治：中焦虚寒，肝脾不和证。腹中拘急疼痛，喜温喜按，神疲乏力，虚怯少气；或心中悸动，虚烦不宁，面色无华；或伴四肢酸楚，手足烦热，咽干口燥。舌淡苔白，脉细弦。

临证点拨：本方病证因中焦虚寒，肝脾失和，化源不足所致。治当温中补虚，兼以养阴和里，缓急止痛。诸药合用，温中补虚缓急之中，蕴有柔肝理脾、益阴和阳之意，用之可使中气强健，阴阳气血生化有源。

3. 大建中汤（《金匮要略》）

组成：蜀椒6g，干姜12g，人参6g，胶饴30g。

功用：温中补虚，降逆止痛。

主治：中阳衰弱，阴寒内盛之脘腹剧痛证。腹痛连及胸脘，痛势剧烈，其痛上下走窜无定处，或腹部时见块状物上下攻撑作痛，呕吐剧烈，不能饮食，手足厥冷，舌质淡，苔白滑，脉沉伏而迟。

临证点拨：本方证乃中阳衰弱，阴寒内盛所致，治宜温中补虚，降逆止痛。

4. 四逆汤（《伤寒论》）

组成：生附子15g，炙甘草6g，干姜6g。

功用：回阳救逆。

主治：心肾阳衰寒厥证。四肢厥逆，恶寒蜷卧，神衰欲寐，面色苍白，腹痛下利，呕吐不渴，舌苔白滑，脉微细。

临证点拨：本方证乃因心肾阳衰，阴寒内盛所致。本方药仅三味，大辛大热，力专效宏，共奏回阳救逆之功。

5. 当归四逆汤（《伤寒论》）

组成： 当归12g，桂枝9g，芍药9g，细辛3g，炙甘草6g，通草6g，大枣8枚。

功用： 温经散寒，养血通脉。

主治： 血虚寒厥证。手足厥寒，或腰、股、腿、足、肩臂疼痛，口不渴，舌淡苔白，脉沉细或细而欲绝。

临证点拨： 本方证由营血虚弱，寒凝经脉，血行不利所致，治当温经散寒，养血通脉。本方温阳与散寒并用，养血与通脉兼施，温而不燥，补而不滞。

第七节 补益剂

1. 四君子汤（《太平惠民和剂局方》）

组成： 人参10g，白术15g，茯苓15g，炙甘草10g。

功用： 益气健脾。

主治： 脾胃气虚证。面色萎白，语声低微，气短乏力，食少便溏，舌淡苔白，脉虚弱。

临证点拨： 本方治证为脾胃气虚，运化乏力所致，四药配伍，共奏益气健脾之功。

2. 参苓白术散（《太平惠民和剂局方》）

组成： 莲子肉10g，薏苡仁15g，砂仁6g，桔梗10g，白扁豆12g，茯苓15g，人参10g，炒甘草10g，白术15g，山药15g，大枣6枚。

功用： 益气健脾，渗湿止泻。

主治： 脾虚湿盛证。饮食不化，胸脘痞闷，肠鸣泄泻，四肢乏力，形体消瘦，面色萎黄，舌淡苔白腻，脉虚缓。

临证点拨： 本方证为脾胃气虚，运化失司，湿浊内盛所致。治当益气健脾，渗湿止泻。诸药配伍，补中焦之虚损，助脾气之运化，渗停聚之湿浊，行气机之阻滞，恢复脾胃受纳与健运之功，则诸症自除。

3. 补中益气汤（《内外伤辨惑论》）

组成： 黄芪18g，炙甘草9g，人参6g，当归6g，橘皮6g，升麻9g，柴胡9g，白术10g。

功用： 补中益气，升阳举陷。

主治：

（1）脾虚气陷证。饮食减少，体倦肢软，少气懒言，面色萎黄，大便稀溏，舌淡，脉虚，以及脱肛、子宫脱垂、久泻、久痢、崩漏等。

（2）气虚发热证。身热自汗，渴喜热饮，气短乏力，舌淡，脉虚大无力。

临证点拨： 本方证是因饮食劳倦，损伤脾胃，以致脾胃气虚，清阳下陷所致。治当补中益气，升阳举陷。

4. 生脉散（《医学启源》）

组成： 人参9g，麦冬9g，五味子6g。

功用： 益气生津，敛阴止汗。

主治：

（1）温热、暑热，耗气伤阴证。汗多神疲，体倦乏力，气短懒言，咽干口渴，舌干红少苔，脉虚数。

（2）久咳伤肺，气阴两虚证。干咳少痰，短气自汗，口干舌燥，脉虚细。

临证点拨： 本方证乃因外感暑热，或久咳伤肺而致气阴大伤。治当益气生津，敛阴止汗。三药合用，一补一润一敛，共奏益气养阴、生津止渴、敛阴止汗之效，使气复津生，汗止阴存，气充脉生，故名“生脉”。

5. 玉屏风散（《医方类聚》）

组成： 防风15g，炙黄芪30g，白术30g。

功用：益气固表止汗。

主治：表虚自汗。汗出恶风，面色白，舌淡苔薄白，脉浮虚，亦治虚人腠理不固，易感风邪。

临证点拨：本方主治卫气虚弱，不能固表之证。治宜益气固表止汗。本方配伍特点是以补气固表药为主，配合小量祛风解表之品，使补中寓散。

6. 四物汤（《仙授理伤续断秘方》）

组成：当归9g，川芎6g，白芍药9g，熟地黄12g。

功用：补血调血。

主治：营血虚滞证。头晕目眩，心悸失眠，面色无华，妇人月经不调，量少或经闭不行，脐腹作痛，甚或瘕块硬结，舌淡，口唇、爪甲色淡，脉细弦或细涩。

临证点拨：本方证为营血亏虚，血行不畅，冲任虚损所致。治宜补血调血。

7. 归脾汤（《正体类要》）

组成：黄芪15g，人参6g，白术15g，当归9g，茯苓15g，远志10g，龙眼肉12g，炒酸枣仁15g，木香6g，炙甘草9g，生姜3片，大枣3枚。

功用：益气补血，健脾养心。

主治：

（1）心脾气血两虚证。心悸怔忡，健忘失眠，盗汗，体倦食少，面色萎黄，舌淡，苔薄白，脉细弱。

（2）脾不统血证。便血，皮下紫癜，妇女崩漏，月经超前，量多色淡，或淋沥不止，舌淡，脉细弱。

临证点拨：本方证为思虑过度，劳伤心脾，气血亏虚所致。治宜益气补血，健脾养心。方中大队甘温之品益气健脾，与大量益气健脾药配伍，复中焦运化之功。全方共奏益气补血、健脾养心之功，为治疗心脾气血两虚证之良方。

8. 八珍汤（《瑞竹堂经验方》）

组成：人参10g，白术15g，茯苓15g，当归9g，川芎6g，白芍药12g，熟地黄15g，炙甘草15g，生姜3片，大枣3枚。

功用：益气补血。

主治：气血两虚证。面色苍白或萎黄，头晕目眩，四肢倦怠，气短懒言，心悸怔忡，饮食减少，舌淡苔薄白，脉细弱或虚大无力。

临证点拨：本方证多因久病失治，或病后失调，或失血过多所致。治当益气补血兼重。

9. 炙甘草汤（《伤寒论》）

组成：炙甘草12g，生姜9g，桂枝9g，人参6g，生地黄30g，阿胶6g，麦冬10g，麻子仁10g，大枣10枚。

功用：益气滋阴，通阳复脉。

主治：

（1）阴血阳气虚弱，心脉失养证。脉结代，心动悸，虚羸少气，舌光少苔，或质干而瘦小者。

（2）虚劳肺痿。干咳无痰，或咳吐涎沫，量少，形瘦短气，虚烦不眠，自汗盗汗，咽干舌燥，大便干结，脉虚数。

临证点拨：本方是《伤寒论》治疗心动悸、脉结代的名方。其证是由伤寒汗、吐、下或失血后，或杂病阴血不足，阳气不振所致。阴血不足，血脉无以充盈，加之阳气不足，无力鼓动血脉，脉气不相接续，故脉结代；阴血不足，心体失养，或心阳虚弱，不能温养心脉，故心动悸。治宜滋心阴，养心血，益心气，温心阳，以复脉定悸。

10. 六味地黄丸（《小儿药证直诀》）

组成：熟地黄24g，山萸肉12g，山药12g，泽泻9g，牡丹皮9g，茯苓9g。

功用：滋补肝肾。

主治： 肝肾阴虚证。腰膝酸软，头晕目眩，耳鸣耳聋，盗汗，遗精，消渴，骨蒸潮热，手足心热，口燥咽干，牙齿动摇，足跟作痛，小便淋沥，以及小儿囟门不合，舌红少苔，脉沉细数。

临证点拨： 本方证为肝肾阴血不足所致，治宜滋补肝肾。熟地黄、山药、山茱萸三药配合为“三补”，肾肝脾三阴并补，以补肾阴为主。肾为水脏，肾元虚弱多致湿浊内停，茯苓、泽泻、牡丹皮三药配伍，共泻肾中湿浊。本方补泻兼施，以补为主。

11. 知柏地黄丸（《医方考》）

组成： 盐知母 10g，盐黄柏 10g，熟地黄 24g，山萸肉 12g，山药 12g，泽泻 9g，牡丹皮 9g，茯苓 9g。

功用： 滋阴降火。

主治： 肝肾阴虚，阴火上炎证。头目昏眩，耳鸣耳聋，虚火牙痛，五心烦热，腰膝酸软，血淋尿痛，遗精梦泄，骨蒸潮热，盗汗颧红，咽干口燥，舌质红，脉细数。

临证点拨： 本方证为肝肾阴虚，虚火上炎所致，治宜滋补肝肾之阴，兼清虚火。

12. 左归丸（《景岳全书》）

组成： 熟地黄 24g，山药 12g，枸杞 12g，山茱萸 12g，川牛膝 9g，鹿角胶 12g，龟甲胶 12g，菟丝子 12g。

功用： 滋阴补肾，填静益髓。

主治： 真阴不足证。头晕目眩，腰酸腿软，遗精滑泄，自汗盗汗，口燥舌干，舌红少苔，脉细。

临证点拨： 本方证为真阴不足，精髓亏损所致。诸药合用，共奏滋阴补肾、填精益髓之效。

13. 大补阴丸（《丹溪心法》）

组成： 熟地黄 18g，龟甲 18g，黄柏 12g，知母 12g，猪脊髓适量。

功用：滋阴降火。

主治：阴虚火旺证。骨蒸潮热，盗汗遗精，咳嗽咯血，心烦易怒，足膝疼热，舌红少苔，尺脉数而有力。

临证点拨：本方证是由肝肾亏虚，真阴不足，虚火上炎所致。本方的配伍特点是滋阴药与清热降火药相配，培本清源，两相兼顾，以滋阴培本为主，降火清源为辅。

14. 一贯煎（《续名医类案》）

组成：北沙参9g，麦冬9g，生地黄18g，枸杞子12g，川楝子3g。

功用：滋阴疏肝。

主治：肝肾阴虚，肝气郁滞证。胸脘胁痛，吞酸吐苦，咽干口燥，舌红少津，脉细弱或虚弦，亦治疝气瘕聚。

临证点拨：本方证由肝肾阴虚，肝气郁滞所致，治宜滋阴疏肝。肝藏血，主疏泄，体阴而用阳，喜条达而恶抑郁。诸药合用，使肝体得养，肝气得舒，则诸症可解。

15. 肾气丸（《金匮要略》）

组成：熟地黄24g，山药12g，山茱萸12g，泽泻9g，茯苓9g，牡丹皮9g，桂枝10g，附子10克（先煎）。

功用：补肾助阳。

主治：肾阳不足证。腰酸脚软，身半以下常有冷感，少腹拘急，小便不利，或小便反多，入夜尤甚，阳痿早泄，舌淡而胖，脉虚弱，尺部沉细，以及痰饮，水肿，消渴，脚气，转胞等。

临证点拨：本方证由肾阳不足所致。诸药合用，助阳之弱以化水，滋阴之虚以生气，使肾阳振奋，气化复常，则诸症自除。

16. 右归丸（《景岳全书》）

组成：熟地黄24g，山药12g，山茱萸9g，枸杞子9g，菟丝子12g，鹿角胶12g，杜仲12g，肉桂6g，当归9g，制附子9g。

功用：温补肾阳，填精益髓。

主治： 肾阳不足，命门火衰证。年老或久病气衰神疲，畏寒肢冷，腰膝酸软，阳痿遗精，或阳衰无子，或饮食减少，大便不实，或小便自遗，舌淡苔白，脉沉而迟。

临证点拨： 本方证由肾阳不足，命门火衰所致。治宜温补肾阳，填精益髓。肾为水火之脏，内寄命门之火，为元阳之根本，本方以温肾阳为主，而阴阳兼顾，肝脾肾并补，妙在阴中求阳，使元阳得以归原。

17. 地黄饮子（《圣济总录》）

组成： 熟干地黄12g（焙），巴戟天15g，山茱萸15g，石斛12g，肉苁蓉12g，附子12g，五味子15g，炒官桂15g，白茯苓15g，麦冬15g，菖蒲15g，远志15g。

功用： 滋肾阴，补肾阳，开窍化痰。

主治： 下元虚衰，痰浊上泛之喑痱证。舌强不能言，足废不能用，口干不欲饮，足冷面赤，脉沉细弱。

临证点拨： “喑痱”是由于下元虚衰，阴阳两亏，虚阳上浮，痰浊随之上泛，堵塞窍道所致。“喑”是指舌强不能言语，“痱”是指足废不能行走。本方特点为标本兼治，滋阴药与温阳药的药味及用量相当，补阴与补阳并重，上下同治，而以治本治下为主。

第八节　固涩剂

1. 牡蛎散（《太平惠民和剂局方》）

组成： 黄芪15g，麻黄根12g，牡蛎30g，浮小麦15g。

功用： 敛阴止汗，益气固表。

主治： 体虚自汗、盗汗证。常自汗出，夜卧更甚，心悸惊惕，短气烦倦，舌淡红，脉细弱。

临证点拨： 本方证多由气虚卫外不固，阴伤心阳不潜，日久心气亦耗所致。治宜敛阴止汗，益气固表。诸药配伍，补敛并用，兼潜心阳，共奏益气固表，敛阴止汗之功，可使气阴得复，汗出自止。

2. 真人养脏汤（《太平惠民和剂局方》）

组成：人参10g，当归12g，白术15g，肉豆蔻15g，肉桂10g，炙甘草10g，白芍药15g，木香9g，诃子9g，罂粟壳12g。

功用：涩肠固脱，温补脾肾。

主治：久泻久痢，脾肾虚寒证。泻痢无度，滑脱不禁，甚至脱肛坠下，脐腹疼痛，喜温喜按，倦怠食少，舌淡苔白，脉迟细。

临证点拨：久泻久痢，积滞虽去，但脾肾虚寒、肠失固摄，治当涩肠固脱治标为主，温补脾肾治本为辅。本方标本兼治，重在治标；脾肾兼顾，补脾为主；涩中寓通，补而不滞。

3. 四神丸（《内科摘要》）

组成：肉豆蔻9g，补骨脂18g，五味子9g，吴茱萸6g。

功用：温肾暖脾，固肠止泻。

主治：脾肾阳虚之肾泄证。五更泄泻，不思饮食，食不消化，或久泻不愈，腹痛喜温，腰酸肢冷，神疲乏力，舌淡，苔薄白，脉沉迟无力。

临证点拨：肾泄，又称五更泄、鸡鸣泄，多由命门火衰，火不暖土，脾失健运所致。治宜温肾暖脾，固涩止泻。方中诸药合用，俾火旺土强，肾泄自愈。

第九节　安神剂

1. 朱砂安神丸（《内外伤辨惑论》）

组成：朱砂0.3g，黄连6g，炙甘草6g，生地黄6g，当归9g。

功用：镇心安神，清热养血。

主治：心火亢盛，阴血不足证。失眠多梦，惊悸怔忡，心烦神乱，或胸中懊侬，舌尖红，脉细数。

临证点拨：本方证乃因心火亢盛，灼伤阴血所致。治当泻其亢盛之火，补其阴血之虚而安神。本方标本兼治，清中有养，使心火得清，阴血得充，心神得养，则神志安定，是以“安神”名之。

2. 天王补心丹（《校注妇人良方》）

组成：人参3g，茯苓10g，玄参10g，丹参9g，桔梗6g，远志10g，当归9g，五味子9g，麦冬10g，天冬10g，柏子仁15g，炒酸枣仁15g，生地黄18g。

功用：滋阴清热，养血安神。

主治：阴虚血少，神志不安证。心悸怔忡，虚烦失眠，神疲健忘，或梦遗，手足心热，口舌生疮，大便干结，舌红少苔，脉细数。

临证点拨：本方证多由忧愁思虑太过，暗耗阴血，使心肾两亏，阴虚血少，虚火内扰所致。治当滋阴清热，养血安神。本方配伍，滋阴补血以治本，养心安神以治标，标本兼治，心肾两顾，但以补心治本为主，共奏滋阴养血、补心安神之功。

3. 酸枣仁汤（《金匮要略》）

组成：炒酸枣仁15g，甘草3g，知母6g，茯苓6g，川芎6g。

功用：养血安神，清热除烦。

主治：肝血不足，虚热内扰证。虚烦失眠，心悸不安，头目眩晕，咽干口燥，舌红，脉弦细。

临证点拨：本方证皆由肝血不足，阴虚内热而致。治宜养血以安神，清热以除烦。方中诸药相伍，标本兼治，养中兼清，补中有行，共奏养血安神、清热除烦之效。

第十节　理气剂

1. 越鞠丸（《丹溪心法》）

组成：香附12g，川芎10g，苍术12g，栀子9g，神曲10g。

功用： 行气解郁。

主治： 六郁证。胸膈痞闷，脘腹胀痛，嗳腐吞酸，恶心呕吐，饮食不消。

临证点拨： 本方证乃因喜怒无常、忧思过度或饮食失节、寒温不适所致气、血、痰、火、湿、食六郁之证。治宜行气解郁为主，使气行则血行，气行则痰、火、湿、食诸郁自解。

2. 枳实薤白桂枝汤（《金匮要略》）

组成： 枳实12g，厚朴12g，薤白9g，桂枝6g，瓜蒌12g。

功用： 通阳散结，祛痰下气。

主治： 胸阳不振，痰气互结之胸痹。胸满而痛，甚或胸痛彻背，喘息咳唾，短气，气从胁下冲逆，上攻心胸，舌苔白腻，脉沉弦或紧。

临证点拨： 本方证因胸阳不振，痰浊中阻，气结于胸所致。治当通阳散结，祛痰下气。诸药配伍，使胸阳振，痰浊降，阴寒消，气机畅，则胸痹而气逆上冲诸症可除。

3. 半夏厚朴汤（《金匮要略》）

组成： 半夏9g，厚朴9g，茯苓12g，生姜15g，苏叶6g。

功用： 行气散结，降逆化痰。

主治： 梅核气。咽中如有物阻，咯吐不出，吞咽不下，胸膈满闷，或咳或呕，舌苔白润或白滑，脉弦缓或弦滑。

临证点拨： 本方证多因痰气郁结于咽喉所致。情志不遂，肝气郁结，肺胃失于宣降，津液不布，聚而为痰，痰气相搏，结于咽喉，故见咽中如有物阻，咯吐不出，吞咽不下，治宜行气散结，化痰降逆。全方辛苦合用，辛以行气散结，苦以燥湿降逆，使郁气得疏，痰涎得化，则痰气郁结之梅核气自除。

4. 厚朴温中汤（《内外伤辨惑论》）

组成： 厚朴15g，陈皮15g，茯苓10g，草豆蔻10g，木香9g，炙甘草10g，干姜3g。

功用：行气除满，温中燥湿。

主治：脾胃寒湿气滞证。脘腹胀满或疼痛，不思饮食，四肢倦怠，舌苔白腻，脉沉弦。

临证点拨：本方证因脾胃伤于寒湿所致，治宜行气除满，温中燥湿。方中诸药合用，使得寒湿得除，气机调畅，脾胃复健，则胀痛自解。

5. 四磨汤（《济生方》）

组成：人参6g，槟榔9g，沉香6g，乌药6g。

功用：行气降逆，宽胸散结。

主治：七情所伤，肝气郁结证。胸膈烦闷，上气喘急，心下痞满，不思饮食，苔白脉弦。

临证点拨：本方证为七情所伤，肝气郁结所致，治宜行气降逆，宽胸散结为法。诸药配伍，使得肝气得疏，情志得以调达，症状好转。

6. 暖肝煎（《景岳全书》）

组成：当归6g，枸杞子9g，小茴香6g，肉桂6g，乌药6g，沉香（木香亦可）3g，茯苓6g。

功用：温补肝肾，行气止痛。

主治：肝肾不足，寒滞肝脉证。睾丸冷痛，或小腹疼痛，疝气痛，畏寒喜暖，舌淡苔白，脉沉迟。

临证点拨：本方证因肝肾不足，寒客肝脉，气机郁滞所致。治宜补肝肾，散寒凝，行气滞。本方以温补肝肾治本，行气逐寒治标，使下元虚寒得温，寒凝气滞得散，则睾丸冷痛、少腹疼痛、疝气痛诸症可愈。

7. 苏子降气汤（《太平惠民和剂局方》）

组成：紫苏子15g，半夏汤9g，当归9g，甘草10g，前胡10g，厚朴10g，肉桂6g，陈皮10g。

功用：降气平喘，祛痰止咳。

主治：上实下虚喘咳证。痰涎壅盛，胸膈满闷，喘咳短气，呼多吸少，或腰痛脚弱，肢体倦怠，或肢体浮肿，舌苔白滑或白腻，脉弦滑。

临证点拨：本方证由痰涎壅肺，肾阳不足所致。其病机特点是“上实下虚”，但以上实为主。“上实”，是指痰涎上壅于肺，“下虚”，是指肾阳虚衰于下。治以降气平喘，祛痰止咳为重，兼顾下元。诸药合用，标本兼顾，上下并治，而以治上为主，使气降痰消，则喘咳自平。

8. 定喘汤（《摄生众妙方》）

组成：白果 9g，麻黄 9g，紫苏子 6g，甘草 6g，款冬花 9g，杏仁 6g，桑白皮 9g，黄芩 6g，半夏 9g。

功用：宣降肺气，清热化痰。

主治：风寒外束，痰热内蕴证。咳喘痰多气急，质稠色黄，或微恶风寒，舌苔黄腻，脉滑数者。

临证点拨：本方证因素体多痰，又感风寒，肺气壅闭，不得宣降，郁而化热所致。治宜宣肺降气，止咳平喘，清热祛痰。

9. 旋覆代赭汤（《伤寒论》）

组成：旋覆花 9g，人参 6g，生姜 15g，代赭石 15g，炙甘草 9g，半夏 9g，大枣 3 枚。

功用：降逆化痰，益气和胃。

主治：胃虚痰阻气逆证。胃脘痞闷或胀满，按之不痛，频频嗳气，或见纳差、呃逆、恶心，甚或呕吐，舌苔白腻，脉缓或滑。

临证点拨：本方证因胃气虚弱，痰浊内阻所致。治宜化痰降逆，益气补虚。诸药配合，共成降逆化痰、益气和胃之剂，使痰涎得消，逆气得平，中虚得复，则心下之痞硬除而嗳气、呕呃可止。

10. 橘皮竹茹汤（《金匮要略》）

组成：橘皮 15g，竹茹 15g，生姜 9g，甘草 6g，大枣 5 枚，

人参3g。

功用：降逆止呃，益气清热。

主治：胃虚有热之呃逆。呃逆或干呕，虚烦少气，口干，舌红嫩，脉虚数。

临证点拨：本方证因胃有虚热，气逆不降所致，胃虚宜补，有热宜清，气逆宜降，故立清补降逆之法，以补胃虚，清胃热，降胃逆。

第十一节 理血剂

1. 桃核承气汤（《伤寒论》）

组成：桃仁12g，大黄12g，桂枝6g，炙甘草12g，芒硝6g。

功用：逐瘀泻热。

主治：下焦蓄血证。少腹急结，小便自利，神志如狂，甚则烦躁谵语，至夜发热，以及血瘀经闭，痛经，脉沉实而涩者。

临证点拨：本方由调胃承气汤减芒硝之量，再加桃仁、桂枝而成。《伤寒论》原治邪在太阳不解，化热随经传腑，与血相搏结于下焦之蓄血证。诸药合用，共奏破血下瘀泻热之功。

2. 血府逐瘀汤（《医林改错》）

组成：桃仁12g，红花9g，当归9g，生地黄9g，川芎6g，赤芍6g，牛膝9g，桔梗6g，柴胡3g，枳壳6g，甘草6g。

功用：活血化瘀，行气止痛。

主治：胸中血瘀证。胸痛，头痛，日久不愈，痛如针刺而有定处，或呃逆日久不止，或饮水即呛，干呕，或内热瞀闷，或心悸怔忡，失眠多梦，急躁易怒，入暮潮热，唇暗或两目暗黑，舌质暗红，或舌有瘀斑、瘀点，脉涩或弦紧。

临证点拨：本方主治诸症皆为瘀血内阻胸部，气机郁滞所致，即王清任所称“胸中血府血瘀”之证。治宜活血化瘀，行气止痛。

3. 补阳还五汤（《医林改错》）

组成：生黄芪30g，当归尾6g，赤芍6g，地龙3g，川芎3g，红花3g，桃仁3g。

功用：补气，活血，通络。

主治：中风之气虚血瘀证。半身不遂，口眼歪斜，语言謇涩，口角流涎，小便频数或遗尿失禁，舌暗淡，苔白，脉缓无力。

临证点拨：本方证由中风之后，正气亏虚，气虚血滞，脉络瘀阻所致。本方证以气虚为本，血瘀为标，即王清任所谓“因虚致瘀”。治当以补气为主，活血通络为辅。诸药合用，则气旺、瘀消、络通，诸症向愈。

4. 复元活血汤（《医学发明》）

组成：柴胡15g，瓜蒌根9g，当归9g，红花6g，甘草6g，穿山甲6g，酒大黄30g，桃仁15g。

功用：活血祛瘀，疏肝通络。

主治：跌打损伤，瘀血阻滞证。胁肋瘀肿，痛不可忍。

临证点拨：本方证因跌打损伤，瘀血滞留胁肋，气机阻滞所致。治当活血祛瘀，兼以疏肝行气通络。

5. 桂枝茯苓丸（《金匮要略》）

组成：桂枝12g，茯苓10g，牡丹皮10g，桃仁9g，芍药9g。

功用：活血化瘀，缓消癥块。

主治：瘀阻胞宫证。妇人素有癥块，妊娠漏下不止，或胎动不安，血色紫黑晦暗，腹痛拒按，或闭经腹痛，或产后恶露不尽而腹痛拒按者，舌质紫暗或有瘀点，脉沉涩。

临证点拨：本方原治妇人素有癥块，致妊娠胎动不安或漏下不止之证。诸药合用，共奏活血化瘀、缓消癥块之功，使瘀化癥消，诸症皆愈。

6. 咳血方（《丹溪心法》）

组成：青黛6g，瓜蒌仁9g，海粉9g，山栀子9g，诃子6g。

功用：清肝宁肺，凉血止血。

主治：肝火犯肺之咳血证。咳嗽痰稠带血，咯吐不爽，心烦易怒，胸胁作痛，咽干口苦，颊赤便秘，舌红苔黄，脉弦数。

临证点拨：本方证系肝火犯肺，灼伤肺络所致，是证病位虽在肺，但病本在肝。按治病求本的原则，治当清肝泻火，使火清气降，肺金自宁。

7. 小蓟饮子（《济生方》，录自《玉机微义》）

组成：生地黄15g，小蓟12g，滑石10g，通草10g，蒲黄10g，藕节10g，淡竹叶10g，当归9g，山栀子10g，甘草6g。

功用：凉血止血，利水通淋。

主治：热结下焦之血淋、尿血。尿中带血，小便频数，赤涩热痛，舌红，脉数。

临证点拨：本方证因下焦瘀热，损伤膀胱血络，气化失司所致。诸药合用，共成凉血止血为主、利水通淋为辅之方。

第十二节　治风剂

1. 川芎茶调散（《太平惠民和剂局方》）

组成：薄荷15g，川芎10g，荆芥10g，细辛3g，防风10g，白芷10g，羌活9g，甘草6g。

功用：疏风止痛。

主治：外感风邪头痛。偏正头痛，或颠顶作痛，目眩鼻塞，或恶风发热，舌苔薄白，脉浮。

临证点拨：本方所治之头痛，为外感风邪所致，外风宜散，故当疏散风邪以止头痛。服时以茶清调下，取其苦凉轻清，清上降下。本方集众多辛散疏风药于一方，升散中寓有清降，具有疏风止痛而不温燥的特点，共奏疏风止痛之功。

2. 大秦艽汤（《素问病机气宜保命集》）

组成：秦艽30g，甘草20g，川芎20g，当归20g，白芍药20g，细辛3g，川羌活10g，防风10g，黄芩10g，石膏20g，白芷10g，白术10g，生地黄10g，熟地黄10g，白茯苓10g，独活20g。

功用：疏风清热，养血活血。

主治：风邪初中经络证。口眼歪斜，舌强不能言语，手足不能运动，或恶寒发热，苔白或黄，脉浮数或弦细。

临证点拨：中风有真中与类中之别，有中经络与中脏腑之异。本方所治乃风邪中于经络所致，以祛风散邪为主，兼以养血、活血、通络为法。本方用药，以祛风散邪为主，配伍补血、活血、益气、清热之品，疏养结合，邪正兼顾，共奏祛风清热，养血通络之效。

3. 牵正散（《杨氏家藏方》）

组成：白附子6g，白僵蚕6g，全蝎3g。

功用：祛风化痰，通络止痉。

主治：风中头面经络。口眼歪斜，或面肌抽动，舌淡红，苔白。

临证点拨：本方所治之证，为风痰阻于头面经络所致。治宜祛风，化痰，通络。服时用热酒调服，以助宣通血脉。药虽三味，合而用之，力专而效著。风邪得散，痰浊得化，经络通畅，则歪斜之口眼得以复正，是名“牵正”。

4. 消风散（《外科正宗》）

组成：荆芥10g，防风10g，牛蒡子10g，蝉蜕10g，当归9g，生地黄10g，知母10g，苦参10g，胡麻6g，苍术12g，石膏15g，甘草6g，通草6g。

功用：疏风除湿，清热养血。

主治：风疹、湿疹。皮肤瘙痒，疹出色红，或遍身云片斑点，抓破后渗出津水，苔白或黄，脉浮数。

临证点拨： 本方所治之风疹、湿疹，是由风湿或风热之邪侵袭人体，浸淫血脉，内不得疏泄，外不得透达，郁于肌肤腠理之间所致。治宜疏风除湿，清热养血。诸药合用，以祛风为主，配伍祛湿、清热、养血之品，祛邪之中，兼顾扶正，使风邪得散、湿热得清、血脉调和，则痒止疹消，为治疗风疹、湿疹之良方。

5. 羚角钩藤汤（《通俗伤寒论》）

组成： 羚角粉0.6g，桑叶6g，川贝12g，鲜生地黄15g，钩藤9g（后下），菊花9g，茯神9g，生白芍9g，生甘草3g，淡竹茹15g。

功用： 凉肝息风，增液舒筋。

主治： 热盛动风证。高热不退，烦闷躁扰，手足抽搐，发为痉厥，甚则神昏，舌绛而干，或舌焦起刺，脉弦而数；以及肝热风阳上逆，头晕胀痛，耳鸣心悸，面红如醉，或手足躁扰，甚则瘛疭，舌红，脉弦数。

临证点拨： 本方证为温热病邪传入厥阴，肝经热盛，热极动风所致。治宜清热凉肝息风为主，佐以养阴增液舒筋为法。全方以凉肝息风为主，配伍滋阴、化痰、安神之品，标本兼治，为凉肝息风法的代表方。

6. 镇肝息风汤（《医学衷中参西录》）

组成： 怀牛膝30g，生赭石30g，生龙骨15g，生牡蛎15g，生龟甲15g，生杭芍15g，玄参15g，天冬15g，川楝子6g，生麦芽6g，茵陈6g，生甘草6g。

功用： 镇肝息风，滋阴潜阳。

主治： 类中风。头目眩晕，目胀耳鸣，脑部热痛，面色如醉，心中烦热，或时常噫气，或肢体渐觉不利，口眼渐形歪斜；甚或眩晕颠仆，昏不知人，移时始醒，或醒后不能复原，脉弦长有力。

临证点拨： 本方所治之类中风，其病机为肝肾阴虚，肝阳化风。本证以肝肾阴虚为本，肝阳上亢，气血逆乱为标，但以标实为主。治宜镇肝息风为主，佐以滋养肝肾。

7. 天麻钩藤饮（《中医内科杂病证治新义》）

组成： 天麻 30g，钩藤 12g，石决明 15g，山栀 9g，黄芩 9g，川牛膝 12g，杜仲 9g，益母草 9g，桑寄生 9g，夜交藤 9g，朱茯神 9g。

功用： 平肝息风，清热活血，补益肝肾。

主治： 肝阳偏亢，肝风上扰证。头痛，眩晕，失眠多梦，或口苦面红，舌红苔黄，脉弦或数。

临证点拨： 本方证由肝肾不足，肝阳偏亢，生风化热所致。证属本虚标实，而以标实为主，治宜平肝息风为主，佐以清热安神、补益肝肾。

8. 大定风珠（《温病条辨》）

组成： 生白芍 5g，阿胶 9g，生龟甲 12g，干地黄 15g，麻仁 10g，五味子 10g，生牡蛎 15g，麦冬 15g，炙甘草 10g，鳖甲 12g，鸡子黄 2 个。

功用： 滋阴息风。

主治： 阴虚风动证。手足瘛疭，形消神倦，舌绛少苔，脉气虚弱，时时欲脱者。

临证点拨： 本方证乃温病后期，邪热久羁，灼伤真阴；或因误汗、妄攻，重伤阴液所致。治当滋阴养液，以填补欲竭之真阴，平息内动之虚风。本方配伍，以大队滋阴养液药为主，配以介类潜阳之品，寓息风于滋养之中，使真阴得复，浮阳得潜，则虚风自息。

第十三节　治燥剂

1. 杏苏散（《温病条辨》）

组成： 苏叶 9g，半夏 9g，茯苓 9g，前胡 9g，苦桔梗 6g，枳壳6g，甘草3g，杏仁9g，橘皮9g，大枣3枚。

功用：轻宣凉燥，理肺化痰。

主治：外感凉燥证。恶寒无汗，头微痛，咳嗽痰稀，鼻塞咽干，苔白脉弦。

临证点拨：本方证为凉燥外袭，肺失宣降，痰湿内阻所致。治当轻宣凉燥为主，辅以理肺化痰。本方乃苦温甘辛之法，发表宣化，表里同治之方，外可轻宣发表而解凉燥，内可理肺化痰而止咳嗽，表解痰消，肺气调和，诸症自除。

2. 桑杏汤（《温病条辨》）

组成：桑叶6g，杏仁9g，沙参12g，贝母6g，淡豆豉6g，栀子6g，梨皮6g。

功用：清宣温燥，润肺止咳。

主治：外感温燥证。身热不甚，口渴，咽干鼻燥，干咳无痰或痰少而黏，舌红，苔薄白而干，脉浮数而右脉大。

临证点拨：本方证系温燥外袭，肺津受灼之轻证。治当外以清宣燥热，内以润肺止咳。本方乃辛凉甘润之法，轻宣凉润之方，使燥热除而肺津复，则诸症自愈。

3. 清燥救肺汤（《医门法律》）

组成：桑叶9g，石膏10g，甘草3g，人参2g，胡麻仁3g，阿胶6g，麦冬6g，杏仁6g，枇杷叶6g。

功用：清燥润肺，养阴益气。

主治：温燥伤肺，气阴两伤证。身热头痛，干咳无痰，气逆而喘，咽喉干燥，鼻燥，心烦口渴，胸满胁痛，舌干少苔，脉虚大而数。

临证点拨：本方所治乃温燥伤肺之重证。治当清宣润肺与养阴益气兼顾，忌用辛香、苦寒之品，以免更加伤阴耗气。全方宣、清、润、降四法并用，气阴双补，且宣散不耗气，清热不伤中，滋润不腻膈，是为本方配伍特点。

4. 增液汤（《温病条辨》）

组成：玄参30g，麦冬24g，细生地黄24g。

功用：增液润燥。

主治：阳明温病，津亏便秘证。大便秘结，口渴，舌干红，脉细数或沉而无力。

临证点拨：阳明温病不大便，不外热结、液干两端。本方所治大便秘结为热病耗损津液，阴亏液涸，不能濡润大肠，“无水舟停”所致，治宜增液润燥。

5. 麦门冬汤（《金匮要略》）

组成：麦冬15g，半夏6g，人参9g，甘草6g，粳米3g，大枣4枚。

功用：清养肺胃，降逆下气。

主治：

（1）虚热肺痿。咳嗽气喘，咽喉不利，咳痰不爽，或咳唾涎沫，口干咽燥，手足心热，舌红少苔，脉虚数。

（2）胃阴不足证。呕吐，纳少，呃逆，口渴咽干，舌红少苔，脉虚数。

临证点拨：本方所治虚热肺痿乃肺胃阴虚，气火上逆所致。病虽在肺，其源在胃，盖土为金母，胃主津液，胃津不足，则肺之阴津亦亏，终成肺胃阴虚之证。治宜清养肺胃，降逆下气。

6. 益胃汤（《温病条辨》）

组成：沙参9g，麦冬15g，冰糖3g，生地黄15g，玉竹9g。

功用：养阴益胃。

主治：胃阴亏损证。胃脘灼热隐痛，饥不欲食，口干咽燥，大便干结，或干呕、呃逆，舌红少津，脉细数者。

临证点拨：胃为阳土，喜润恶燥，主受纳，其气以降为顺。若热病消灼阴津，或过用吐、下之剂，或胃病迁延不愈，每致胃阴耗损，虚热内生。治宜甘凉生津，养阴益胃。

7. 养阴清肺汤（《重楼玉钥》）

组成：生地黄 12g，麦冬 9g，生甘草 3g，玄参 9g，贝母 6g，牡丹皮 9g，薄荷 3g，白芍 6g。

功用：养阴清肺，解毒利咽。

主治：白喉之阴虚燥热证。喉间起白如腐，不易拭去，并逐渐扩散，病变甚速，咽喉肿痛，初起或发热或不发热，鼻干咽燥，或咳或不咳，呼吸有声，似喘非喘，脉数无力或细数。

临证点拨：白喉一证，多由素体蕴热，复感燥气疫毒所致，治当养阴清肺，兼散疫毒。

8. 百合固金汤（《慎斋遗书》）

组成：熟地黄 9g，生地黄 9g，当归身 9g，白芍 6g，甘草 3g，桔梗 6g，玄参 6g，贝母 6g，麦冬 12g，百合 12g。

功用：滋养肺肾，止咳化痰。

主治：肺肾阴亏，虚火上炎证。咳嗽气喘，痰中带血，咽喉燥痛，头晕目眩，午后潮热，舌红少苔，脉细数。

临证点拨：本方证由肺肾阴亏所致。肺乃肾之母，肺虚及肾，病久则肺肾阴虚，治宜滋养肺肾之阴血，兼以清热化痰止咳，以图标本兼顾。本方配伍特点有二：一为滋肾保肺，金水并调，尤以润肺止咳为主；二为滋养之中兼以凉血止血，宣肺化痰，标本兼顾但以治本为主。本方以百合润肺为主，服后可使阴血渐充、虚火自清、痰化咳止，以达固护肺阴之目的，故名“百合固金汤”。

第十四节　祛湿剂

1. 平胃散（《简要济众方》）

组成：苍术 15g，厚朴 12g，陈皮 9g，甘草 3g。

功用：燥湿运脾，行气和胃。

主治：湿滞脾胃证。脘腹胀满，不思饮食，口淡无味，恶心呕吐，嗳气吞酸，肢体沉重，怠惰嗜卧，常多自利，舌苔白腻而厚，脉缓。

临证点拨：本方为治疗湿滞脾胃的基础方。脾为太阴湿土，居中州而主运化，其性喜燥恶湿，湿邪滞于中焦，则脾运不健，治当燥湿运脾为主，兼以行气和胃，使气行则湿化。本方燥湿与行气并用，而以燥湿为主。燥湿以健脾，行气以祛湿，使湿去脾健，气机调畅，脾胃自和。

2. 藿香正气散（《太平惠民和剂局方》）

组成：藿香 15g，大腹皮 9g，白芷 9g，紫苏 9g，茯苓 10g，半夏 9g，白术 10g，陈皮 12g，厚朴 12g，桔梗 10g，炙甘草 10g。

功用：解表化湿，理气和中。

主治：外感风寒，内伤湿滞证。恶寒发热，头痛，胸膈满闷，脘腹疼痛，恶心呕吐，肠鸣泄泻，舌苔白腻，以及山岚瘴疟等。

临证点拨：外感风寒，内伤湿滞证，为夏月常见病证，治宜外散风寒，内化湿浊，兼以理气和中之法。诸药合用，外散风寒与内化湿滞相伍，健脾利湿与理气和胃共施，使风寒外散，湿浊内化，气机通畅，脾胃调和，清升浊降，则霍乱自已。感受山岚瘴气及水土不服者，亦可以本方辟秽化浊，和中悦脾而治之。

3. 茵陈蒿汤（《伤寒论》）

组成：茵陈 18g，栀子 12g，大黄 6g。

功用：清热，利湿，退黄。

主治：湿热黄疸。一身面目俱黄，黄色鲜明，发热，无汗或但头汗出，口渴欲饮，恶心呕吐，腹微满，小便短赤，大便不爽或秘结，舌红苔黄腻，脉沉数或滑数有力。

临证点拨：本方为治疗湿热黄疸之常用方，《伤寒论》用其治疗瘀热发黄，《金匮要略》以其治疗谷疸。病因皆为邪热入里，与脾湿相合，湿热壅滞中焦。治宜清热、利湿、退黄。三药合用，利湿与泄热并进，通利二便，前后分消，湿邪得除，瘀热得去，黄疸自退。

4. 八正散（《太平惠民和剂局方》）

组成：车前子15g，瞿麦10g，萹蓄10g，滑石粉10g，山栀子9g，甘草6g，通草6g，大黄6g。

功用：清热泻火，利水通淋。

主治：湿热淋证。尿频尿急，溺时涩痛，淋沥不畅，尿色混赤，甚则癃闭不通，小腹急满，口燥咽干，舌苔黄腻，脉滑数。

临证点拨：本方为治疗热淋的常用方，其证因湿热下注膀胱所致，治宜清热利水通淋。

5. 三仁汤（《温病条辨》）

组成：杏仁15g，滑石18g，白通草6g，白蔻仁6g，竹叶6g，厚朴6g，生薏苡18g，半夏9g。

功用：宣畅气机，清利湿热。

主治：湿温初起及暑温夹湿之湿重于热证。头痛恶寒，身重疼痛，肢体倦怠，面色淡黄，胸闷不饥，午后身热，苔白不渴，脉弦细而濡。

临证点拨：本方是治疗湿温初起，邪在气分，湿重于热的常用方剂。究其病因，一为外感时令湿热之邪；一为湿饮内停，再感外邪，内外合邪，酿成湿温。故治疗之法，惟宜宣畅气机、清热利湿。综观全方，体现了宣上、畅中、渗下，三焦分消的配伍特点，气畅湿行，暑解热清，三焦通畅，诸症自除。

6. 甘露消毒丹（《医效秘传》）

组成：滑石30g，黄芩18g，茵陈20g，石菖蒲18g，川贝母15g，通草15g，藿香9g，连翘9g，白蔻仁9g，薄荷9g，射干9g。

功用：利湿化浊，清热解毒。

主治：湿温时疫，邪在气分，湿热并重证。发热倦怠，胸闷腹胀，肢酸咽痛，身目发黄，颐肿口渴，小便短赤，泄泻淋浊，舌苔白或厚腻或干黄，脉濡数或滑数。

临证点拨：本方主治湿温、时疫，邪留气分，湿热并重之证。治宜利湿化浊，清热解毒。纵观全方，利湿清热，两相兼顾，且以芳香行气悦脾，寓气行则湿化之义，佐以解毒利咽，令湿热疫毒俱去，诸症自除。

7. 二妙散（《丹溪心法》）

组成：黄柏15g，苍术15g。

功用：清热燥湿。

主治：湿热下注证。筋骨疼痛，或两足痿软，或足膝红肿疼痛，或湿热带下，或下部湿疮、湿疹，小便短赤，舌苔黄腻者。

临证点拨：本方为治疗湿热下注之基础方。湿热下注，流于下肢，使筋脉弛缓，则两足痿软无力，而成痿证。治宜清热燥湿。

8. 五苓散（《伤寒论》）

组成：猪苓9g，白术9g，茯苓9g，泽泻15g，桂枝6g。

功用：利水渗湿，温阳化气。

主治：膀胱气化不利之蓄水证。小便不利，头痛微热，烦渴欲饮，甚则水入即吐；或脐下动悸，吐涎沫而头目眩晕；或短气而咳；或水肿、泄泻。舌苔白，脉浮或浮数。

临证点拨：本方主治病证虽多，但其病机均为水湿内盛，膀胱气化不利所致。治宜利水渗湿为主，兼以温阳化气之法。诸药相伍，甘淡渗利为主，佐以温阳化气，使水湿之邪从小便而去。

9. 防己黄芪汤（《金匮要略》）

组成·防己12g，黄芪15g，甘草6g，白术9g。

功用：益气祛风，健脾利水。

主治：表虚不固之风水或风湿证。汗出恶风，身重微肿，或肢节疼痛，小便不利，舌淡苔白，脉浮。

临证点拨：本方所治风水或风湿，乃因表虚卫气不固，风湿之邪伤于肌表，水湿郁于肌腠所致。治宜益气固表与祛风行水并施。诸药相伍，祛风与除湿健脾并用，扶正与祛邪兼顾，使风湿俱去，诸症自除。

10. 苓桂术甘汤（《金匮要略》）

组成：茯苓12g，桂枝9g，白术6g，炙甘草6g。

功用：温阳化饮，健脾利湿。

主治：中阳不足之痰饮。胸胁支满，目眩心悸，短气而咳，舌苔白滑，脉弦滑或沉紧。

临证点拨：本方所治痰饮乃中阳素虚，脾失健运，气化不利，水湿内停所致。故治当温阳化饮，健脾利水。诸药合用，温阳健脾以助化饮，淡渗利湿以平冲逆，全方温而不燥，利而不峻，标本兼顾，配伍严谨，为治疗痰饮病之和剂。

11. 真武汤（《伤寒论》）

组成：茯苓9g，芍药9g，白术6g，生姜9g，附子9g（先煎）。

功用：温阳利水。

主治：阳虚水泛证。畏寒肢厥，小便不利，心下悸动不宁，头目眩晕，身体筋肉瞤动，站立不稳，四肢沉重疼痛，浮肿，腰以下为甚；或腹痛，泄泻；或咳喘呕逆。舌质淡胖，边有齿痕，舌苔白滑，脉沉细。

临证点拨：本方为治疗脾肾阳虚，水湿泛溢的基础方。盖水之制在脾，水之主在肾，脾阳虚则湿难运化，肾阳虚则水不化气而致水湿内停。其证因于阳虚水泛，故治疗当以温阳利水为基本治法。

12. 实脾散（《重订严氏济生方》）

组方：厚朴10g，白术15g，木瓜12g，木香9g，草果仁9g，槟榔9g，附子10g（先煎），白茯苓15g，干姜12g，炙甘草10g。

功用：温阳健脾，行气利水。

主治：脾肾阳虚，水气内停之阴水。身半以下肿甚，手足不温，口中不渴，胸腹胀满，大便溏薄，舌苔白腻，脉沉弦而迟者。

临证点拨：本方所治之水肿，亦谓阴水，乃由脾肾阳虚，阳不化水，水气内停所致。治以温阳健脾，行气利水。诸药相伍，脾肾同治，而以温脾阳为主，寓行气于温利之中，令气行则湿化。

13. 萆薢分清饮（《杨氏家藏方》）

组成：益智仁12g，川萆薢10g，石菖蒲9g，乌药9g。

功用：温肾利湿，分清化浊。

主治：下焦虚寒之膏淋、白浊。小便频数，混浊不清，白如米泔，凝如膏糊，舌淡苔白，脉沉。

临证点拨：本方主治之白浊，乃由下焦虚寒，湿浊不化所致，治宜温暖下元，利湿化浊。本方利湿化浊以治其标，温暖下元以顾其本。

14. 羌活胜湿汤（《脾胃论》）

组成：羌活10g，独活10g，藁本6g，防风9g，炙甘草6g，蔓荆子6g，川芎6g。

功用：祛风，胜湿，止痛。

主治：风湿在表之痹证。肩背痛不可回顾，头痛身重，或腰脊疼痛，难以转侧，苔白，脉浮。

临证点拨：本方主治为风湿在表，其证多由汗出当风，或久居湿地，风湿之邪侵袭肌表所致。风湿在表，宜从汗解，故以祛风胜湿为法。本方以辛苦温散之品为主，共奏祛风胜湿之效，使客于肌表之风湿随汗而解。

15. 独活寄生汤（《备急千金要方》）

组成：独活15g，桑寄生10g，杜仲10g，牛膝12g，细辛3g，秦艽 10g，茯苓 12g，肉桂 9g，防风 6g，川芎 9g，当归 9g，芍药 10g，熟地黄 12g，人参 6g，甘草 6g。

功用：祛风湿，止痹痛，益肝肾，补气血。

主治：痹证日久，肝肾两虚，气血不足证。腰膝疼痛、痿软，肢节屈伸不利，或麻木不仁，畏寒喜温，心悸气短，舌淡苔白，脉细弱。

临证点拨：本方为治疗久痹而肝肾两虚，气血不足之常用方。其证乃因感受风寒湿邪而患痹证，日久不愈，累及肝肾，耗伤气血所致。本证属正虚邪实，治宜扶正与祛邪兼顾，既应祛散风寒湿邪，又当补益肝肾气血。本方以祛风寒湿邪为主，辅以补肝肾、益气血之品，邪正兼顾，祛邪不伤正，扶正不留邪。

第十五节　祛痰剂

1. 二陈汤（《太平惠民和剂局方》）

组成：半夏 9g，橘红 15g，白茯苓 9g，炙甘草 6g。

功用：燥湿化痰，理气和中。

主治：湿痰证。咳嗽痰多，色白易咯，恶心呕吐，胸膈痞闷，肢体困重，或头眩心悸，舌苔白滑或腻，脉滑。

临证点拨：本方证多由脾失健运，湿无以化，湿聚成痰，郁积而成。治宜燥湿化痰，理气和中。本方结构严谨，散收相合，标本兼顾，燥湿理气祛已生之痰，健脾渗湿杜生痰之源，共奏燥湿化痰，理气和中之功。

2. 温胆汤（《三因极一病证方论》）

组成：半夏 9g，竹茹 12g，枳实 10g，陈皮 15g，炙甘草 9g，茯苓 12g。

功用：理气化痰，和胃利胆。

主治：胆郁痰扰证。胆怯易惊，头眩心悸，心烦不眠，夜多异梦；或呕恶呃逆，眩晕，癫痫。苔白腻，脉弦滑。

临证点拨：本方证多因素体胆气不足，复由情志不遂，胆失疏泄，气郁生痰，痰浊内扰，胆胃不和所致。治宜理气化痰，和胃利胆。全方不寒不燥，理气化痰以和胃，胃气和降则胆郁得舒，痰浊得去则胆无邪扰，如是则复其宁谧，诸症自愈。

3. 清气化痰丸（《医方考》）

组成：胆南星12g，瓜蒌仁15g，制半夏9g，黄芩9g，陈皮10g，杏仁9g，茯苓10g，枳实9g。

功用：清热化痰，理气止咳。

主治：痰热咳嗽。咳嗽气喘，咳痰黄稠，胸膈痞闷，甚则气急呕恶，烦躁不宁，舌质红，苔黄腻，脉滑数。

临证点拨：本方证因痰阻气滞，气郁化火，痰热互结所致。治宜清热化痰，理气止咳。诸药合用，化痰与清热、理气并进，俾气顺则火降，火清则痰消，痰消则火无所附，诸症悉除。

4. 小陷胸汤（《伤寒论》）

组成：黄连6g，半夏9g，瓜蒌实20g。

功用：清热化痰，宽胸散结。

主治：痰热互结证。胸脘痞闷，按之则痛，或心胸闷痛，或咳痰黄稠，舌红苔黄腻，脉滑数。

临证点拨：本方原治伤寒表证误下，邪热内陷，与痰浊结于心下的小结胸病。治宜清热涤痰，宽胸散结。

5. 贝母瓜蒌散（《医学心悟》）

组成：贝母9g，瓜蒌12g，天花粉9g，茯苓9g，橘红10g，桔梗6g。

功用：清热化痰，理气止咳。

主治：燥痰咳嗽。咳嗽呛急，咳痰不爽，涩而难出，咽喉干燥哽痛，苔白而干。

临证点拨：本方证多由燥热伤肺，灼津成痰所致，治宜润肺清热，理气化痰。全方清润宣化并用，肺脾同调，而以润肺化痰为主，且润肺而不留痰，化痰又不伤津，如此则肺得清润而燥痰化，宣降有权而咳逆自平。

6. 苓甘五味姜辛汤（《金匮要略》）

组成：茯苓 12g，甘草 9g，干姜 9g，细辛 3g，五味子 6g。

功用：温肺化饮。

主治：寒饮咳嗽。咳痰量多，清稀色白，或喜唾涎沫，胸满不舒，舌苔白滑，脉弦滑。

临证点拨：本方证多因脾阳不足，寒从中生，聚湿成饮，寒饮犯肺所致。治当温阳化饮。本方温散并行、开阖相济、肺脾同治、标本兼顾，堪称温化寒饮之良剂。

7. 半夏白术天麻汤（《医学心悟》）

组成：半夏 9g，天麻 9g，茯苓 10g，橘红 10g，白术 10g，甘草 6g。

功用：化痰息风，健脾祛湿。

主治：风痰上扰证。眩晕，头痛，胸膈痞闷，恶心呕吐，舌苔白腻，脉弦滑。

临证点拨：本方证缘于脾湿生痰，湿痰壅遏，引动肝风，风痰上扰清空，治当化痰息风，健脾祛湿。本方风痰并治，标本兼顾，但以化痰息风治标为主，健脾祛湿治本为辅。

第十六节　消食剂

1. 保和丸（《丹溪心法》）

组成：山楂 18g，神曲 6g，半夏 9g，茯苓 9g，陈皮 6g，连翘 6g，莱菔子 6g。

功用：消食和胃。

主治：食滞胃脘证。脘腹痞满胀痛，嗳腐吞酸，恶食呕逆，或大便泄泻，舌苔厚腻，脉滑。

临证点拨：本方证因饮食不节，暴饮暴食所致，治宜消食化滞，理气和胃。诸药配伍，使食积得化，胃气得和，热清湿去，则诸症自除。

2. 枳实导滞丸（《内外伤辨惑论》）

组成：大黄12g，枳实15g，茯苓10g，黄芩9g，黄连9g，白术12g，泽泻6g。

功用：消导化积，清热利湿。

主治：湿热食积证。脘腹胀痛，下痢泄泻，或大便秘结，小便短赤，舌苔黄腻，脉沉有力。

临证点拨：本方证因湿热食滞，内阻胃肠所致，治宜消积导滞，清热利湿。此方用于湿热食滞之泄泻、下痢，亦属“通因通用”之法。

3. 健脾丸（《证治准绳》）

组成：炒白术15g，木香9g，黄连9g，甘草9g，白茯苓12g，人参6g，神曲10g，陈皮10g，砂仁6g，炒麦芽10g，山楂10g，山药10g，肉豆蔻10g。

功用：健脾和胃，消食止泻。

主治：脾虚食积证。食少难消，脘腹痞闷，大便溏薄，倦怠乏力，苔腻微黄，脉虚弱。

临证点拨：本方证因脾虚胃弱，运化失常，食积停滞，郁而生热所致，治当健脾与消食并举。诸药合用，脾健则泻止，食消则胃和，诸症自愈。

第十七节　驱虫剂

乌梅丸（《伤寒论》）

组成：乌梅12g，细辛3g，干姜10g，黄连12g，当归9g，附子 10g，蜀椒 9g，桂枝 10g，人参 10g，黄柏 10g。

功用：温脏安蛔。

主治：脏寒蛔厥证。脘腹阵痛，烦闷呕吐，时发时止，得食则吐，甚则吐蛔，手足厥冷，或久泻久痢。

临证点拨：蛔厥之证，是因患者素有蛔虫，复由肠道虚寒，蛔虫上扰所致，治宜寒热并调，温脏安蛔。本方酸苦辛并进，使蛔“得酸则静，得辛则伏，得苦则下”，寒热并用，邪正兼顾。

第五章　经　络

第一节　经络总论

1. 基本概念

经络，是经脉和络脉的总称，是运行全身气血，联络脏腑形体官窍，沟通上下内外，感应传导信息的通路系统，是人体结构的重要组成部分。经脉是经络系统中的主干，是气血运行和信息传导的主要通道；络脉是经脉的分支，网络全身。

2. 经络系统的组成

人体的经络系统由经脉、络脉及其连属部分组成。

（1）经脉：是经络系统的主干，主要有正经、经别和奇经三大类。正经有十二，包括手三阴经、足三阴经、手三阳经、足三阳经。十二正经是气血运行的主要通道，在肢体的分布及走向有一定的规律，相互之间有表里关系，与脏腑有直接的属络关系。奇经八脉是十二经脉以外的重要经脉，包括督脉、任脉、冲脉、带脉、阴维脉、阳维脉、阴跷脉、阳跷脉，有统率、联络和调节十二经脉的作用。十二经别是从十二经脉别出的经脉，有加强十二经脉中相为表里的两经之间联系的作用。

（2）络脉：包括别络、浮络和孙络三部分。别络是十二经脉及任、督各分出一支别络，加脾之大络，共十五支，有加强十二经脉表里两经在体表的联系和渗灌气血的作用。浮络是浮现于体表的络脉。孙络是最细小的络脉。

（3）连属部分：十二经脉对内连属脏腑，对外连于筋肉、皮肤。经筋，是十二经脉之气濡养和支持筋肉骨节的体系，为十二经脉的附属部分，具有约束骨骼，屈伸关节的作用。皮部，是十二经脉及其所属络脉在体表的分区，经气布散之所在，具有保卫机体，抗御外邪的作用，并能反映十二经脉的病证。

3. 十二经脉的走向规律

手三阴经，起于胸中走向手指端，与手三阳经交会；手三阳经，起于手指端走向头面部，与足三阳经交会；足三阳经，起于头面部走向足趾端，与足三阴经交会；足三阴经，起于足趾端走向腹部和胸部，在胸中与手三阴经交会。《灵枢·逆顺肥瘦》说："手之三阴，从脏走手；手之三阳，从手走头；足之三阳，从头走足；足之三阴，从足走腹。"手三阳经从手走头，足三阳经从头走足，手足六阳经均行经头面部，故称"头为诸阳之会"。

4. 十二经脉的交接规律

（1）相为表里的阴经与阳经在四肢末端交接：如手太阴肺经和手阳明大肠经在食指端交接，手少阴心经和手太阳小肠经在小指端交接，手厥阴心包经和手少阳三焦经在无名指端交接，足阳明胃经和足太阴脾经在足大趾端交接，足太阳膀胱经和足少阴肾经在足小趾端交接，足少阳胆经和足厥阴肝经在足大趾爪甲后交接。

（2）同名手足阳经在头面部交接：如手阳明大肠经与足阳明胃经交接于鼻翼旁，手太阳小肠经与足太阳膀胱经交接于目内眦，手少阳三焦经与足少阳胆经交接于目外眦。

（3）足手阴经在胸部交接：如足太阴脾经与手少阴心经交接于心中；足少阴肾经与手厥阴心包经交接于胸中；足厥阴肝经与手太阴肺经交接于肺中。

5. 十二经脉的分布规律

（1）头面部的分布：阳经在头面部的分布特点是：阳明经主

要行于面部，其中足阳明经行于额部；少阳经主要行于侧头部；手太阳经主要行于面颊部，足太阳经行于头顶和头后部。

（2）四肢部的分布：十二经脉在四肢的分布特点是：阴经行于内侧面，阳经行于外侧面。上肢内侧为太阴在前，厥阴在中，少阴在后；上肢外侧为阳明在前，少阳在中，太阳在后；下肢内侧，内踝尖上八寸以下为厥阴在前，太阴在中，少阴在后；内踝尖上八寸以上则太阴在前，厥阴在中，少阴在后；下肢外侧为阳明在前，少阳在中，太阳在后。

（3）躯干部的分布：十二经脉在躯干部的分布特点是：手三阴经均从胸部行于腋下，手三阳经行于肩部和肩胛部。足三阳经则阳明经行于前（胸腹面），太阳经行于后（背面），少阳经行于侧面。足三阴经均行于腹胸面。循行于腹胸面的经脉，自内向外依次为足少阴肾经、足阳明胃经、足太阴脾经和足厥阴肝经。

第二节　常用腧穴

1. 尺泽

定位：在肘区，肘横纹上，肱二头肌腱桡侧缘凹陷中。

主治：①咳嗽、气喘、咯血、咽喉肿痛等肺系实热性病证。②肘臂挛痛。③急性吐泻、中暑、小儿惊风等急症。

操作：直刺0.8~1.2寸，或点刺出血。

2. 孔最

定位：在前臂前区，腕掌侧远端横纹上7寸，尺泽与太渊连线上。

主治：①咯血、鼻衄、咳嗽、气喘、咽喉肿痛等肺系病证。②肘臂挛痛。③痔血。

操作：直刺0.5~1寸。

3. 列缺

定位： 在前臂，腕掌侧远端横纹上1.5寸，拇短伸肌腱与拇长展肌腱之间，拇长展肌腱沟的凹陷中。简便取穴法：两手虎口自然平直交叉，一手食指按在另一手桡骨茎突上，指尖下凹陷中是穴。

主治： ①咳嗽、气喘、咽喉肿痛等肺系病证。②头痛、齿痛、项强、口眼歪斜等头面部疾患。③手腕痛。

操作： 向上斜刺0.5~0.8寸。

4. 鱼际

定位： 在手外侧，第1掌骨桡侧中点赤白肉际处。

主治： ①咳嗽、咯血、咽干、咽喉肿痛、失音等肺系热性病证。②掌中热。③小儿疳积。

操作： 直刺0.5~0.8寸。治小儿疳积可用割治法。

5. 少商

定位： 在手指，拇指末节桡侧，指甲根角侧上方0.1寸（指寸）。

主治： ①咽喉肿痛、鼻衄等肺系实热证。②高热，昏迷，癫狂。③指肿，麻木。

操作： 浅刺0.1寸，或点刺出血。

6. 商阳

定位： 在手指，食指末节桡侧，指甲根角侧上方0.1寸（指寸）。

主治： ①齿痛、咽喉肿痛等五官疾患。②热病、昏迷等热证、急症。③手指麻木。

操作： 浅刺0.1寸，或点刺出血。

7. 合谷

定位： 在手背，第1、2掌骨间，当第2掌骨桡侧的中点处。

简便取穴法：以一手的拇指指间关节横纹放在另一手拇、食指之间的指蹼缘上，当拇指尖下是穴。

主治：①头痛、目赤肿痛、鼻衄、齿痛、口眼歪斜、耳聋等头面五官诸疾。②发热恶寒等外感病证。③热病无汗或多汗。④闭经、滞产等妇产科病证。⑤上肢疼痛、不遂。⑥牙拔除术、甲状腺手术等口面五官及颈部手术针麻常用穴。

操作：直刺0.5～1寸，针刺时手呈半握拳状。孕妇不宜针。

8. 手三里

定位：在前臂，阳溪穴与曲池穴连线上，肘横纹下2寸处。

主治：①肩臂痛麻、上肢不遂等上肢病证。②腹痛，腹泻。③齿痛，颊肿。

操作：直刺0.8～1.2寸。

9. 曲池

定位：在肘区，尺泽与肱骨外上髁连线的中点处。

主治：①手臂痹痛、上肢不遂等上肢病证。②热病。③眩晕，癫狂。④腹痛、吐泻等肠胃病证。⑤咽喉肿痛、齿痛、目赤肿痛等五官热性病证。⑥瘾疹、湿疹、瘰疬等皮、外科疾患。

操作：直刺0.5～1寸。

10. 肩髃

定位：在三角肌区，肩峰外侧缘前端与肱骨大结节两骨间凹陷中。简便取穴法：屈臂外展，肩峰外侧缘呈现前后两个凹陷，前下方的凹陷即是本穴。

主治：①肩臂挛痛、上肢不遂等肩、上肢病证。②瘾疹。

操作：直刺或向下斜刺0.8～1.5寸。肩周炎宜向肩关节直刺，上肢不遂宜向三角肌方向斜刺。

11. 迎香

定位：在面部，鼻翼外缘中点旁，鼻唇沟中。

主治：①鼻塞、鼽衄等鼻病。②口歪、面痒等面部病证。③胆道蛔虫症。

操作：略向内上方斜刺或平刺0.3～0.5寸。

12. 地仓

定位：在面部，口角旁开0.4寸（指寸）。

主治：①口歪、流涎、面痛等局部病证。②眼睑动。

操作：斜刺或平刺0.5～0.8寸。可向颊车穴透刺。

13. 下关

定位：在面部，颧弓下缘中央与下颌切迹之间凹陷中。

主治：①牙关不利、面痛、齿痛、口眼歪斜等面口病证。②耳聋、耳鸣、聤耳等耳疾。

操作：直刺0.5～1寸。留针时不可做张口动作，以免折针。

14. 头维

定位：在头部，当额角发际直上0.5寸，头正中线旁开4.5寸。

主治：头痛、眩晕、目痛等头目病证。

操作：平刺0.5～1寸。

15. 天枢

定位：在腹部，横平脐中，前正中线旁开2寸。

主治：①腹痛、腹胀、便秘、腹泻、痢疾等胃肠病证。②月经不调、痛经等妇科疾患。

操作：直刺1～1.5寸。

16. 梁丘

定位：在股前区，髌底上2寸，股外侧肌与股直肌腱之间（髂前上棘与髌骨外上缘连线上）。

主治：①膝肿痛、下肢不遂等下肢病证。②急性胃痛。③乳痈、乳痛等乳疾。

操作： 直刺 1～1.2 寸。

17. 犊鼻

定位： 在膝前区，髌韧带外侧凹陷中。

主治： 膝痛、屈伸不利、下肢麻痹等下肢、膝关节疾患。

操作： 屈膝向后内斜刺 1～1.5 寸。

18. 足三里

定位： 在小腿外侧，犊鼻下 3 寸，胫骨前嵴外一横指处，犊鼻与解溪连线上。

主治： ①胃痛、呕吐、噎膈、腹胀、腹泻、痢疾、便秘等胃肠病证。②下肢痿痹。③心悸、眩晕、癫狂等神志病。④乳痈、肠痈等外科疾患。⑤虚劳诸证，为强壮保健要穴。

操作： 直刺 1～2 寸。强壮保健常用温灸法。

19. 条口

定位： 在小腿外侧，犊鼻下 8 寸，犊鼻与解溪连线上。

主治： ①下肢痿痹，转筋。②肩臂痛。③脘腹疼痛。

操作： 直刺 1～1.5 寸。

20. 丰隆

定位： 在小腿外侧，外踝尖上 8 寸，胫骨前肌外缘，条口旁开 1 寸。

主治： ①头痛、眩晕、癫狂。②咳嗽、痰多等痰饮病证。③下肢痿痹。④腹胀、便秘。

操作： 直刺 1～1.5 寸。

21. 内庭

定位： 在足背，第 2、3 趾间，趾蹼缘后方赤白肉际处。

主治： ①齿痛、咽喉肿痛、鼻衄等五官热性病证。②热病。③吐酸、腹泻、痢疾、便秘等肠胃病证。④足背肿痛，跖趾关节痛。

操作：直刺或斜刺0.5~0.8寸。

22. 公孙

定位：在跖区，第1跖骨基底部的前下方赤白肉际处。

主治：①胃痛、呕吐、腹痛、腹泻、痢疾等脾胃肠腑病证。②心烦、失眠、狂证等神志病证。③逆气里急、气上冲心（奔豚气）等冲脉病证。

操作：直刺0.5~1.2寸。

23. 三阴交

定位：在小腿内侧，内踝尖上3寸，胫骨内侧缘后际。

主治：①肠鸣腹胀、腹泻等脾胃虚弱诸证。②月经不调、带下、阴挺、不孕、滞产等妇产科病证。③遗精、阳痿、遗尿等生殖泌尿系统疾患。④心悸，失眠，眩晕。⑤下肢痿痹。⑥阴虚诸证。⑦湿疹、瘾疹等皮肤疾患。

操作：直刺1~1.5寸。孕妇禁针。

24. 地机

定位：在小腿内侧，阴陵泉下3寸，胫骨内侧缘后际。

主治：①痛经、崩漏、月经不调等妇科病。②腹痛、腹泻等脾胃病证。③小便不利、水肿等脾不运化水湿病证。④下肢痿痹。

操作：直刺1~1.5寸。

25. 阴陵泉

定位：在小腿内侧，胫骨内侧髁下缘与胫骨内侧缘之间的凹陷中。

主治：①腹胀、腹泻、水肿、黄疸等脾湿证。②小便不利、遗尿、尿失禁等泌尿系统疾患。③膝痛、下肢痿痹等下肢病证。④阴部痛、痛经、带下、遗精等妇科、男科病证。

操作：直刺1~2寸。

26. 血海

定位：在股前区，髌底内侧端上2寸，股内侧肌隆起处。简便取穴法：患者屈膝，医者以左手掌心按于患者右膝髌骨上缘，第2~5指向上伸直，拇指约呈45°斜置，拇指尖下是穴。对侧取法仿此。

主治：①月经不调、痛经、闭经等妇科病。②瘾疹、湿疹、丹毒等血热性皮肤病。③膝股内侧痛。

操作：直刺1~1.5寸。

27. 通里

定位：在前臂前区，腕掌侧远端横纹上1寸，尺侧腕屈肌腱的桡侧缘。

主治：①心悸、怔忡等心病。②舌强不语，暴喑。③腕臂痛。

操作：直刺0.3~0.5寸。不宜深刺，以免伤及血管和神经。留针时，不可做屈腕动作。

28. 神门

定位：在腕前区，腕掌侧远端横纹尺侧端，尺侧腕屈肌腱的桡侧缘。

主治：①心痛、心烦、惊悸、怔忡、健忘、失眠、痴呆、癫狂痫等心与神志病证。②胸胁痛。

操作：直刺0.3~0.5寸。

29. 后溪

定位：在手内侧，第5掌指关节尺侧近端赤白肉际凹陷中。

主治：①头项强痛、腰背痛、手指及肘臂挛痛等痛证。②耳聋，目赤。③癫狂痫。④疟疾。

操作：直刺0.5~1寸。治手指挛痛可透刺合谷穴。

30. 天宗

定位：在肩胛区，肩胛冈中点与肩胛骨下角连线上1/3与下2/3交点凹陷中。主治：①肩胛疼痛、肩背部损伤等局部病证。②乳痈。③气喘。

操作：直刺或斜刺0.5~1寸。遇到阻力不可强行进针。

31. 听宫

定位：在面部，耳屏正中与下颌骨髁突之间的凹陷中。

主治：①耳鸣、耳聋、聤耳等耳疾。②齿痛。

操作：张口，直刺0.5~1寸。留针时应保持一定的张口姿势。

32. 攒竹

定位：在面部，眉头凹陷中，额切迹处。

主治：①头痛，眉棱骨痛。②眼睑瞤动、眼睑下垂、口眼歪斜、目视不明、流泪、目赤肿痛等眼疾。③呃逆。

操作：可向眉中或向眼眶内缘平刺或斜刺0.5~0.8寸。禁灸。

33. 天柱

定位：在颈后区，横平第2颈椎棘突上际，斜方肌外缘凹陷中。

主治：①后头痛、项强、肩背腰痛等痛证。②鼻塞。③癫狂痫。④热病。

操作：直刺或斜刺0.5~0.8寸，不可向内上方深刺，以免伤及延髓。

34. 肺俞

定位：在脊柱区，第3胸椎棘突下，后正中线旁开1.5寸。

主治：①咳嗽、气喘、咯血等肺疾。②骨蒸潮热、盗汗等阴虚病证。③皮肤瘙痒、瘾疹等皮肤病。

操作：斜刺0.5~0.8寸。

35. 膈俞

定位：在脊柱区，第7胸椎棘突下，后正中线旁开1.5寸。

主治：①呕吐、呃逆、气喘等上逆之证。②贫血、吐血、便血等血证。③瘾疹、皮肤瘙痒等皮肤病证。④潮热，盗汗。

操作：斜刺0.5~0.8寸。

36. 胃俞

定位：在脊柱区，第12胸椎棘突下，后正中线旁开1.5寸。

主治：胃脘痛、呕吐、腹胀、肠鸣等胃疾。

操作：斜刺0.5~0.8寸。

37. 肾俞

定位：在脊柱区，第2腰椎棘突下，后正中线旁开1.5寸。

主治：①头晕、耳鸣、耳聋等肾虚病证。②遗尿、遗精、阳痿、早泄、不育等泌尿生殖系统疾患。③月经不调、带下、不孕等妇科病证。④腰痛。⑤慢性腹泻。

操作：直刺0.5~1寸。

38. 大肠俞

定位：在脊柱区，第4腰椎棘突下，后正中线旁开1.5寸。

主治：①腰腿痛。②腹胀、腹泻、便秘等胃肠病证。

操作：直刺0.8~1.2寸。

39. 次髎

定位：在骶区，正对第2骶后孔中。

主治：①月经不调、痛经、带下等妇科病证。②小便不利。③遗精、疝气等男科病证。④腰骶痛，下肢痿痹。

操作：直刺1~1.5寸。

40. 委中

定位：在膝后区，腘横纹中点。

主治：①腰背痛、下肢痿痹等腰及下肢病证。②腹痛、急性吐泻等急症。③遗尿，小便不利。④丹毒，皮肤瘙痒，疔疮。

操作：直刺1～1.5寸，或用三棱针点刺腘静脉出血。

41. 秩边

定位：在骶区，横平第4骶后孔，骶正中嵴旁开3寸。

主治：①腰骶痛、下肢痿痹等腰及下肢病证。②小便不利，癃闭。③便秘，痔疾。④阴痛。

操作：直刺1.5～2寸。

42. 承山

定位：在小腿后区，腓肠肌两肌腹与肌腱交角处。

主治：①腰腿拘急，疼痛。②痔疾，便秘。

操作：直刺1～2寸。不宜做过强的刺激，以免引起腓肠肌痉挛。

43. 昆仑

定位：在踝区，外踝尖与跟腱之间的凹陷中。

主治：①后头痛、项强痛、腰骶疼痛、足踝肿痛等痛证。②癫痫。③滞产。

操作：直刺0.5～0.8寸。孕妇禁用，经期慎用。

44. 申脉

定位：在踝区，外踝尖直下，外踝下缘与跟骨之间凹陷中。

主治：①头痛，眩晕。②癫狂痫、失眠等神志病证。③腰腿酸痛。

操作：直刺0.3～0.5寸。

45. 至阴

定位：在足趾，小趾末节外侧，趾甲根角侧后方0.1寸（指寸）。

主治：①胎位不正，滞产。②头痛，目痛，鼻塞，鼻衄。

操作： 浅刺0.1寸。胎位不正用灸法。

46. 涌泉

定位： 在足底，屈足卷趾时足心最凹陷中，约当足底第2、3趾蹼缘与足跟连线的前1/3与后2/3交点凹陷中。

主治： ①昏厥、中暑、小儿惊风、癫狂痫、头痛、头晕、目眩、失眠等急症及神志病证。②咯血、咽喉肿痛、喉痹、失音等肺系病证。③大便难，小便不利。④奔豚气。⑤足心热。

操作： 直刺0.5～0.8寸。临床常用灸法或药物贴敷。

47. 太溪

定位： 在踝区，内踝尖与跟腱之间的凹陷中。

主治： ①头痛、目眩、失眠、健忘、遗精、阳痿等肾虚证。②咽喉肿痛、齿痛、耳鸣、耳聋等阴虚性五官病证。③咳嗽、气喘、咯血、胸痛等肺系疾患。④消渴，小便频数，便秘。⑤月经不调。⑥腰脊痛，下肢厥冷，内踝肿痛。

操作： 直刺0.5～0.8寸。

48. 照海

定位： 在踝区，内踝尖下1寸，内踝下缘边际凹陷中。

主治： ①癫痫、失眠等精神、神志病证。②咽喉干痛、目赤肿痛等五官热性病证。③月经不调、痛经、带下、阴挺等妇科病证。④小便频数，癃闭。

操作： 直刺0.5～0.8寸。

49. 内关

定位： 在前臂前区，腕掌侧远端横纹上2寸，掌长肌腱与桡侧腕屈肌腱之间。

主治： ①心痛、胸闷、心动过速或过缓等心系病证。②胃痛、呕吐、呃逆等胃腑病证。③中风，偏瘫，眩晕，偏头痛。④失眠、郁证、癫狂痫等神志病证。⑤肘臂挛痛。

操作：直刺0.5～1寸。

50. 大陵

定位：在腕前区，腕掌侧远端横纹中，掌长肌腱与桡侧腕屈肌腱之间。

主治：①心痛，心悸，胸胁满痛。②胃痛、呕吐、口臭等胃腑病证。③喜笑悲恐、癫狂痫等神志病证。④臂、手挛痛。

操作：直刺0.3～0.5寸。

51. 中冲

定位：在手指，中指末端最高点。

主治：①中风昏迷、中暑、昏厥、小儿惊风等急症。②热病。③舌强肿痛。

操作：浅刺0.1寸，或点刺出血。

52. 外关

定位：在前臂后区，腕背侧远端横纹上2寸，尺骨与桡骨间隙中点。

主治：①热病。②头痛、目赤肿痛、耳鸣、耳聋等头面五官病证。③瘰疬，胁肋痛。④上肢痿痹不遂。

操作：直刺0.5～1寸。

53. 支沟

定位：在前臂后区，腕背侧远端横纹上3寸，尺骨与桡骨间隙中点。

主治：①便秘。②耳鸣，耳聋，暴喑。③瘰疬。④胁肋疼痛。⑤热病。

操作：直刺0.5～1寸。

54. 翳风

定位：在颈部，耳垂后方，乳突下端前方凹陷中。

主治：①耳鸣、耳聋等耳疾。②口眼歪斜、牙关紧闭、颊肿等面、口病证。③瘰疬。

操作：直刺0.5～1寸。

55. 风池

定位：在颈后区，枕骨之下，胸锁乳突肌上端与斜方肌上端之间的凹陷中。主治：①头痛、眩晕、失眠、中风、癫痫、耳鸣、耳聋等内风所致的病证。②感冒、热病、口眼歪斜等外风所致的病证。③目赤肿痛、视物不明、鼻塞、鼽衄、咽痛等五官病证。④颈项强痛。

操作：针尖微下，向鼻尖斜刺0.8～1.2寸，或平刺透风府穴。深部中间为延髓，必须严格掌握针刺的角度与深度。

56. 肩井

定位：在肩胛区，第7颈椎棘突与肩峰最外侧点连线的中点。

主治：①颈项强痛，肩背疼痛，上肢不遂。②难产、乳痈、乳汁不下、乳癖等妇产科病及乳房疾患。③瘰疬。

操作：直刺0.5～0.8寸。内有肺尖，不可深刺。孕妇禁针。

57. 环跳

定位：在臀部，股骨大转子最凸点与骶管裂孔连线的外1/3与内2/3交点处。

主治：①腰腿痛、下肢痿痹、半身不遂等腰腿疾患。②风疹。

操作：直刺2～3寸。

58. 阳陵泉

定位：在小腿外侧，腓骨小头前下方凹陷中。

主治：①黄疸、胁痛、口苦、呕吐、吞酸等肝胆犯胃病证。②膝肿痛，下肢痿痹、麻木。③小儿惊风。

操作：直刺1～1.5寸。

59. 悬钟

定位：在小腿外侧，外踝尖上3寸，腓骨前缘。

主治：①痴呆、中风、半身不遂等髓海不足疾患。②颈项强痛，胸胁满痛，下肢痿痹，脚气。

操作：直刺1~1.5寸。

60. 行间

定位：在足背，第1、2趾间，趾蹼缘后方赤白肉际处。

主治：①中风、癫痫、头痛、目眩、目赤肿痛、青盲、口歪等肝经风热病证。②月经不调、痛经、闭经、崩漏、带下等妇科经带病证。③阴中痛，疝气。④遗尿、癃闭、五淋等泌尿系统病证。⑤胸胁满痛。

操作：直刺0.5~0.8寸。

61. 太冲

定位：在足背，第1、2跖骨间，跖骨底结合部前方凹陷中，或触及动脉搏动。

主治：①中风、癫狂痫、小儿惊风、头痛、眩晕、耳鸣、目赤肿痛、口歪、咽痛等肝经风热病证。②月经不调、痛经、闭经、崩漏、带下等妇科病证。③黄疸、胁痛、腹胀、呕逆等肝胃病证。④癃闭，遗尿。⑤下肢痿痹，足跗肿痛。

操作：直刺0.5~0.8寸。

62. 期门

定位：在胸部，第6肋间隙，前正中线旁开4寸。

主治：①胸胁胀痛、呕吐、吞酸、呃逆、腹胀、腹泻等肝胃病证。②奔豚气。③乳痈。

操作：斜刺或平刺0.5~0.8寸，不可深刺，以免伤及内脏。

63. 腰阳关

定位：在脊柱区，第4腰椎棘突下凹陷中，后正中线上。

主治：①腰骶疼痛，下肢痿痹。②月经不调、赤白带下等妇科病证。③遗精、阳痿等男科病证。

操作：向上斜刺0.5~1寸。多用灸法。

64. 命门

定位：在脊柱区，第2腰椎棘突下凹陷中，后正中线上。

主治：①腰脊强痛，下肢痿痹。②月经不调、赤白带下、痛经、闭经、不孕等妇科病证。③遗精、阳痿、精冷不育、小便频数等肾阳不足病证。④小腹冷痛，腹泻。

操作：向上斜刺0.5~1寸。多用灸法。

65. 大椎

定位：在脊柱区，第7颈椎棘突下凹陷中，后正中线上。

主治：①热病、疟疾、恶寒发热、咳嗽、气喘等外感病证。②骨蒸潮热。③癫狂痫、小儿惊风等神志病证。④项强，脊痛。⑤风疹，痤疮。

操作：向上斜刺0.5~1寸。

66. 百会

定位：在头部，前发际正中直上5寸。

主治：①痴呆、中风、失语、瘛疭、失眠、健忘、癫狂痫、癔症等神志病证。②头风、头痛、眩晕、耳鸣等头面病证。③脱肛、阴挺、胃下垂、肾下垂等气失固摄而致的下陷性病证。

操作：平刺0.5~0.8寸。升阳举陷可用灸法。

67. 神庭

定位：在头部，前发际正中直上0.5寸。

主治：①癫狂痫、失眠、惊悸等神志病证。②头痛、目眩、目赤、目翳、鼻渊、鼻衄等头面五官病证。

操作：平刺0.5~0.8寸。

68. 水沟

定位：在面部，人中沟的上1/3与下2/3交界点处。

主治：①昏迷、晕厥、中风、中暑、休克、呼吸衰竭等急危重症，为急救要穴之一。②癔症、癫狂痫、急慢惊风等神志病证。③鼻塞、鼻衄、面肿、口歪、齿痛、牙关紧闭等面鼻口部病证。④闪挫腰痛。

操作：向上斜刺0.3～0.5寸，强刺激，或指甲掐按。

69. 印堂

定位：在头部，两眉毛内侧端中间的凹陷中。

主治：①痴呆、痫证、失眠、健忘等神志病证。②头痛，眩晕。③鼻衄，鼻渊。④小儿惊风，产后血晕，子痫。

操作：平刺0.3～0.5寸，或用三棱针点刺出血。

70. 中极

定位：在下腹部，脐中下4寸，前正中线上。

主治：①遗尿、小便不利、癃闭等泌尿系统病证。②遗精、阳痿、不育等男科病证。③月经不调、崩漏、阴挺、阴痒、不孕、产后恶露不止、带下等妇科病证。

操作：直刺1～1.5寸，针刺时要排空小便。孕妇禁针。

71. 关元

定位：在下腹部，脐中下3寸，前正中线上。

主治：①中风脱证、虚劳冷惫、羸瘦无力等元气虚损病证。②少腹疼痛，疝气。③腹泻、痢疾、脱肛、便血等肠腑病证。④五淋、尿血、尿闭、尿频等泌尿系统病证。⑤遗精、阳痿、早泄、白浊等男科病证。⑥月经不调、痛经、闭经、崩漏、带下、阴挺、恶露不尽、胞衣不下等妇科病证。⑦保健灸常用穴。

操作：直刺1～1.5寸。多用灸法。孕妇慎用。

72. 气海

定位：在下腹部，脐中下1.5寸，前正中线上。

主治：①虚脱、形体羸瘦、脏气衰惫、乏力等气虚病证。②水谷不化、绕脐疼痛、腹泻、痢疾、便秘等肠腑病证。③小便不利、遗尿等泌尿系统病证。④遗精、阳痿、疝气等男科病证。⑤月经不调、痛经、闭经、崩漏、带下、阴挺、产后恶露不止、胞衣不下等妇科病证。⑥保健灸常用穴。

操作：直刺1~1.5寸。多用灸法。孕妇慎用。

73. 神阙

定位：在脐区，脐中央。

主治：①虚脱、中风脱证等元阳暴脱。②腹痛、腹胀、腹泻、痢疾、便秘、脱肛等肠腑病证。③水肿，小便不利。④保健灸常用穴。

操作：一般不针，多用艾条灸或艾炷隔盐灸法。

74. 中脘

定位：在上腹部，脐中上4寸，前正中线上。

主治：①胃痛、腹胀、纳呆、呕吐、吞酸、呃逆、小儿疳积等脾胃病证。②黄疸。③癫狂痫、脏躁、失眠等神志病。

操作：直刺1~1.5寸。

75. 膻中

定位：在胸部，横平第4肋间隙，前正中线上。

主治：①咳嗽、气喘、胸闷、心痛、噎膈、呃逆等胸中气机不畅的病证。②产后乳少、乳痈、乳癖等胸乳病证。

操作：平刺0.3~0.5寸。

76. 四神聪

定位：在头部，百会前后左右各旁开1寸，共4穴。

主治：①头痛，眩晕。②失眠、健忘、癫痫等神志病证。

③目疾。

操作：平刺0.5～0.8寸。

77. 太阳

定位：在头部，当眉梢与目外眦之间，向后约一横指的凹陷处。

主治：①头痛。②目疾。③面瘫，面痛。

操作：直刺或斜刺0.3～0.5寸，或点刺出血。

78. 定喘

定位：在脊柱区，横平第7颈椎棘突下，后正中线旁开0.5寸。

主治：①哮喘，咳嗽。②落枕，肩背痛，上肢疾患。

操作：直刺0.5～0.8寸。

79. 夹脊

定位：在脊柱区，第1胸椎至第5腰椎棘突下两侧，后正中线旁开0.5寸，一侧17穴。

主治：上胸部的夹脊穴治疗心肺、上肢疾病；下胸部的夹脊穴治疗胃肠疾病；腰部的夹脊穴治疗腰腹及下肢疾病。

操作：直刺0.3～0.5寸，或用梅花针叩刺。

80. 十宣

定位：在手指，十指尖端，距指甲游离缘0.1寸（指寸），左右共10穴。

主治：①昏迷。②癫痫。③高热，咽喉肿痛。④手指麻木。

操作：浅刺0.1～0.2寸，或点刺出血。

第六章　适宜技术

第一节　针　刺

一般用毫针法

（一）进针法

进针方法包括单手进针法、双手进针法等方法。

1. 单手进针法

操作要点：①消毒：腧穴皮肤、医生双手常规消毒。②持针：拇、食指指腹相对夹持针柄下段（靠近针根处），中指指腹抵住针身下段，使中指指端比针尖略长出或齐平。③指抵皮肤：对准穴位，中指指端紧抵腧穴皮肤。④刺入：拇、食指向下用力按压刺入，中指随之屈曲，快速将针刺入。刺入时应保持针身直而不弯。

2. 双手进针法

（1）指切进针法：又称爪切进针法。操作要点：①消毒：腧穴皮肤、医生双手常规消毒。②押手固定穴区皮肤：押手拇指或食指指甲切掐固定腧穴处皮肤。③持针：刺手拇、食、中三指指腹夹持针柄。④刺入：将针身紧贴押手指甲缘快速刺入。本法适宜于短针的进针。

（2）夹持进针法：又称骈指进针法。操作要点：①消毒：腧穴皮肤、医生双手常规消毒。②持针：押手拇、食指持消毒干棉球裹住针身下段，以针尖端露出 0.3 ~0.5cm 为宜；刺手拇、食、中三指指腹夹持针柄，使针身垂直。③刺入：将针尖固定在腧穴皮肤表面，刺手捻转针柄，押手下压，双手配合，同时用力，迅速将针刺入腧穴皮下。本法适用于长针的进针。

（3）提捏进针法：操作要点：①消毒：腧穴皮肤、医生双手常规消毒。②押手提捏穴旁皮肉：押手拇、食指轻轻提捏腧穴近旁的皮肉，提捏的力度大小要适当。③持针：刺手拇、食、中三指指腹夹持针柄。④刺入：刺手持针快速刺入腧穴。刺入时常与平刺结合。本法适用于皮肉浅薄部位的腧穴进针。

（4）舒张进针法：操作要点：①消毒：腧穴皮肤、医生双手常规消毒。②押手绷紧皮肤：以押手拇、食指或食、中指把腧穴处皮肤向两侧轻轻撑开，使之绷紧，两指间的距离要适当。③持针：刺手拇、食、中三指指腹夹持针柄。④刺入：刺手持针，于押手两指间的腧穴处迅速刺入。本法适用于皮肤松弛部位的腧穴进针。

（二）针刺的角度、深度

1. 针刺的角度

针刺的角度是指进针时针身与皮肤表面所形成的夹角。一般分直刺、斜刺、平刺三种。直刺是指进针时针身与皮肤表面呈90°垂直刺入。此法适用于大部分的腧穴。斜刺是指进针时针身与皮肤表面呈 45°左右倾斜刺入。此法适用于肌肉浅薄处或内有重要脏器，或不宜直刺、深刺的腧穴。平刺又称横刺、沿皮刺，是指进针时针身与皮肤表面呈 15°左右沿皮刺入。此法适用于皮薄肉少部位的腧穴。

2. 针刺的深度

针刺的深度是指针身刺入腧穴的深浅度。决定针刺深度的基本原则是安全且取得针感。每一腧穴的针刺深度必须与病情、病位、腧穴所在部位、经络阴阳属性、体质、年龄、时令、得气与补泻的要求等相结合而灵活应用。眼部、颈项部、胸背部等重要脏器部位的腧穴，一定要准确掌握针刺的角度、方向与深度。

针刺的角度和深度相互关联，一般来说，深刺多用直刺，浅刺多用斜刺、平刺。

（三）行针手法

1. 基本手法

行针的基本手法主要有提插法、捻转法两种，两种手法既可单独应用，又可配合应用。

（1）提插法：提插法是将毫针刺入腧穴的一定深度后，施以上提下插动作的操作方法，是毫针行针的基本手法。

（2）捻转法：捻转法是指将针刺入腧穴一定深度后，施以向前向后的捻转动作，使针在腧穴内反复前后来回旋转的行针手法，是毫针行针的基本手法。

2. 辅助手法

临床常用的行针辅助手法有以下 6 种：

（1）循法：循法是指在针刺前或针刺后留针过程中，医者用手指顺着经脉的循行径路，在腧穴的上下部轻柔循按的方法。

（2）弹法：弹法是指在留针过程中，医者用手指轻弹针尾或针柄，使针体微微振动的方法。

（3）刮法：刮法是指毫针刺入一定深度后，以拇指或食指的指腹抵住针尾，用拇指或食指或中指指甲，由下而上或由上而下频频刮动针柄的方法。

（4）摇法：摇法是指毫针刺入一定深度后，手持针柄，将针轻轻摇动的方法。

（5）飞法：飞法是指针刺后不得气者，用刺手拇、食指夹持针柄，轻微捻搓数次，然后张开两指，一搓一放，反复数次，状如飞鸟展翅，故称飞法。

（6）震颤法：震颤法是指针刺入一定深度后，刺手持针柄，用小幅度、快频率的提插、捻转手法，使针身轻微震颤的方法。

（四）得气

得气指毫针刺入腧穴一定深度后，施以提插或捻转等行针手法，使针刺部位获得的经气感应。得气与否以及气至的迟速，关系到针刺的治疗效果。当出现经气感应时，医患双方会同时有不同的感觉。

1. 医者

针下有徐和或沉紧感。

2. 患者

①针刺处出现相应的酸、麻、胀、重感，这是最常见的感觉。②向着一定的方向和部位传导和扩散的感觉。③出现循经性肌肤震颤、不自主地肢体活动。④出现循经性皮疹带或红、白线等现象。⑤出现热感、凉感、痒感、触电感、气流感、水波感、跳跃感、蚁行感、抽搐及痛感。若无经气感应而不得气时，医者则感到针下空虚无物，患者亦无酸、麻、胀、重等感觉。

（五）针刺补泻

针刺补泻是针对病证虚实而实施的针刺手法，是决定针刺疗效的重要因素。

1. 捻转补泻

根据捻转力度的强弱、角度的大小、频率的快慢、操作时间的长短，并结合捻转用力的方向，区分捻转补泻手法。

（1）补法操作要点：①进针，行针得气。②捻转角度小，频率慢，用力轻。结合拇指向前、食指向后（左转）用力为主。③反复捻转。④操作时间短。

（2）泻法操作要点：①进针，行针得气。②捻转角度大，频率快，用力重。结合拇指向后、食指向前（右转）用力为主。③反复捻转。④操作时间长。

注意事项：①捻转补泻要在得气的基础上进行。②在多数腧穴均可应用。③捻转补泻应与针刺基本手法中的捻转法相区别。

2. 提插补泻

根据提插力度的强弱、幅度的大小、频率的快慢、操作时间的长短，区分提插补泻手法。

（1）补法操作要点：①进针，行针得气。②先浅后深，重插轻提（针下插时速度宜快，用力宜重，提针时速度宜慢，用力宜轻），提插幅度小，频率慢。③反复提插。④操作时间短。

（2）泻法操作要点：①进针，行针得气。②先深后浅，轻插重提（针下插时速度宜慢，用力宜轻；提针时速度宜快，用力宜重）。提插幅度大，频率快。③反复操作。④操作时间长。

注意事项：①提插补泻要在得气的基础上进行。②宜在四肢肌肉丰厚部位的腧穴处应用。③提插补泻应与针刺基本手法中的提插法相区别。

3. 疾徐补泻

根据进针、出针、行针的快慢区分补泻的针刺手法。

（1）补法操作要点：①进针时徐徐刺入。②留针期间少捻转。③疾速出针。

（2）泻法操作要点：①进针时疾速刺入。②留针期间多捻转。③徐徐出针。

注意事项：①应明确区分进针、退针的徐疾速度。②注意与提插补泻操作的区别。

4. 迎随补泻

迎随补泻是根据针刺方向与经脉循行方向是否一致区分补泻的手法。

（1）补法操作要点：进针时针尖随着经脉循行去的方向刺入。

（2）泻法操作要点：进针时针尖迎着经脉循行来的方向

刺入。

注意事项：①必须掌握欲刺腧穴所在经脉的循行方向。②进针时应采用平刺或斜刺，以符合随经、迎经而刺的需要。

（六）留针与出针

1. 留针

留针的时间应根据患者病情、年龄、体质、腧穴的位置而定。

临床可分为静留针法、动留针法两种。静留针法是指针刺入腧穴内，自然安静地留置一段时间，期间不施行任何针刺手法。动留针法是指针刺入腧穴内，得气后仍留置一段时间，期间间歇行针，施以各种手法。可根据病情等，采取短时间动留针法，留针20～30分钟，期间行针1～3次；长时间动留针法，可留针数个小时，期间每10～30分钟行针1次，尤其是症状发生时及时行针，加强刺激量。在临床应用中，如慢性病、虚证、寒证，以及对针刺敏感者，可采用静留针法；急性病、实证、热证，以及针感迟钝者，可采用动留针法。体弱不耐针刺者，可采用短时间静留针法；慢性病患者，采用静留针法；顽固性病证，可采用长时间静留针法；急性病或慢性病急性发作，可采用长时间动留针法。

2. 出针

押手持消毒干棉球轻压针刺部位，刺手拇、食指持针柄，将针退出皮肤后，立即用棉球按压针孔，以防出血。

（七）针刺异常情况处理

1. 晕针

晕针是在针刺治疗中病人发生的晕厥现象。

处理要点：①立即停止针刺，并将已刺之针迅速全部起出。②将患者扶至空气流通之处，让患者头低脚高位平卧，松开衣带，且要注意保暖。症状轻者静卧休息，给予温开水或糖水，即可恢复。若经以上处理，仍不省人事，呼吸细微，脉细弱者，要及时配合现代急救处理措施。

2. 滞针

滞针是指在行针时或留针期间出现医者感觉针下涩滞，捻转、提插、出针均感困难，而病人则感觉痛剧的现象。

处理要点：①因病人精神紧张，局部肌肉过度收缩所致者，应适当延长留针时间，或在滞针穴位附近，运用循按或弹柄法，或在附近再刺一针。②因行针手法不当，单向捻转太过所致者，应向相反方向将针捻回，或配合弹柄法、刮柄法或循按法，促使肌纤维放松。

3. 弯针

弯针是指针柄改变了进针时或刺入腧穴时的方向和角度，提插、捻转以及出针时均感到十分困难，患者感到疼痛。

处理要点：①若针柄轻微弯曲者，应慢慢将针起出。②若弯曲角度过大，应轻微摇动针体，并顺着针柄倾斜的方向将针退出。③若针体发生多个弯曲，应根据针柄的倾斜方向分段慢慢向外退出，切勿猛力外拔，以防造成断针。④若因患者体位改变所致者，应嘱患者慢慢恢复到原来体位，局部肌肉放松后再将针缓慢起出。

4. 断针

断针是指行针或出针时发现针身断裂，断端部分露于皮肤之上，或断端全部没入皮肤之下。

处理要点：①若针体残端尚有部分露在体外，可用手或镊子取出。②若残端与皮肤面相平或稍低，尚可见到残端时，可用手向下挤压针孔两旁皮肤，使残端露出体外，再用镊子取出。③若断针残端全部没入皮内，但距离皮下不远，而且断针下还有强硬的组织（如骨骼）时，可由针旁外面向下轻压皮肤，利用该组织将针顶出。④若断针下面为软组织，可将该部肌肉捏住，将断针残端向上托出。⑤断针完全陷没在皮肤之下，无法取出者，应在X线下定位，手术取出。⑥如果断针在重要脏器附近，或患者有不适感觉及功能障碍时，应立即采取外科手术方法处理。

5. 血肿

血肿是指出针后针刺部位肿胀疼痛，继则皮肤呈现青紫色。

处理要点：①微量的皮下出血，局部小块青紫时，一般不必处理，可待其自行消退。②局部肿胀疼痛较剧，青紫面积大而且影响到功能活动时，可先做冷敷止血，再做热敷，或在局部轻轻揉按，以促使瘀血消散吸收。

第二节 灸 法

一、艾炷灸

1. 直接灸

（1）瘢痕灸：又名化脓灸。操作要点：①以仰卧位或俯卧位为宜，体位要舒适，充分暴露待灸部位。②对腧穴皮肤进行常规消毒，再将所灸穴位处涂以少量的大蒜汁或医用凡士林或少量清水。③将艾炷平稳放置于腧穴上，用线香点燃艾炷顶部，待其自燃。要求每个艾炷都要燃尽，除灰，更换新艾炷继续施灸，灸满规定壮数为止。④施灸中，当艾炷燃至底部，患者感觉局部灼痛难忍时，术者可用双手拇指在腧穴两旁用力按压，或在腧穴附近用力拍打，以减轻疼痛。⑤灸毕要在施灸处贴敷消炎药膏，用无菌纱布覆盖局部，外用胶布固定，以防感染。⑥灸后局部皮肤黑硬，周边红晕，继而起水疱。一般在7日左右局部出现无菌性炎症，其脓汁清稀色白，形成灸疮。灸疮5~6周自行愈合，留有瘢痕。

注意事项：①治疗前要将治疗方法、灸疮等向患者进行说明，征得患者同意后方可施治。②身体过于虚弱、糖尿病、皮肤病患者不宜采用此法；面部、关节处、大血管处、妊娠期妇女腰骶部和少腹部也不宜采用此法。

（2）无瘢痕灸：又名非化脓灸。操作要点：①采取仰卧位或俯卧位，充分暴露待灸部位。②用棉签蘸少许大蒜汁或医用凡士林或涂清水于穴区皮肤，用以黏附艾炷。③将艾炷平置于腧穴上，用线香点燃艾炷顶部，待其自燃。要求每个艾炷不可燃尽，当艾炷燃剩2/5～1/4，患者感觉局部有灼痛时，即可易炷再灸。④一般应灸至腧穴局部皮肤呈现红晕而不起疱为度。

注意事项：患者对灼痛的感觉不一，有的患者可因感觉较迟钝而引起皮肤灼伤，故要密切观察局部情况。

2. 间接灸

（1）隔姜灸操作要点：①切取生姜片，每片直径2～3cm，厚0.2～0.3cm，中间以针刺数孔。②选取适宜体位，充分暴露待灸腧穴。③将姜片置于穴上，把艾炷置于姜片中心，点燃艾炷尖端，任其自燃。④如患者感觉局部灼痛不可耐受，术者可用镊子将姜片一侧夹住端起，稍待片刻，重新放下再灸。⑤艾炷燃尽，除去艾灰，更换艾炷，依前法再灸。施灸数壮后，姜片焦干萎缩时，应置换新的姜片。⑥一般每穴灸至局部皮肤潮红而不起疱为度。灸毕去除姜片及艾灰。

注意事项：①选用新鲜老姜，宜现切现用。②随时观察局部皮肤情况，不要施灸过量，以免局部起疱。

（2）隔蒜灸操作要点：①选用鲜大蒜头，切成厚0.2～0.3cm的薄片，中间以针刺数孔（捣蒜如泥亦可）。②选取适宜体位，充分暴露待灸腧穴。③将蒜片置于穴上，把艾炷置于蒜片中心，点燃艾炷尖端，任其自燃。④如患者感觉局部灼痛不可耐受，术者可用镊子将蒜片一侧夹住端起，稍待片刻，重新放下再灸。⑤艾炷燃尽，除去艾灰，更换艾炷，依前法再灸。施灸数壮后，蒜片焦干萎缩时，应置换新的蒜片。⑥一般每穴灸至局部皮肤潮红而不起疱为度。灸毕去除蒜片及艾灰。

注意事项：随时观察局部皮肤情况，不要施灸过量，以免局部起疱。

（3）隔盐灸操作要点：①宜取仰卧位，身体放松。②取纯净干燥的食盐适量，将脐窝填平，也可于盐上再放置一姜片。③将艾炷置于盐上（或姜片上），点燃艾炷尖端，任其自燃。④若患者感觉施灸局部灼热不可耐受，术者用镊子夹去残炷，换炷再灸。⑤灸毕，除去艾灰、食盐。

注意事项：①食盐要干燥纯净。②脐窝太浅者，填盐时可适当高出皮肤，增加盐的厚度，以免烫伤。

二、艾条灸

艾条灸一般用悬起灸。

1. 温和灸

操作要点：①选取适宜体位，充分暴露待灸腧穴。②选用纯艾卷，将其一端点燃。③术者手持艾卷的中上部，将艾卷燃烧端对准腧穴，距腧穴皮肤 2～3cm 进行熏烤，艾卷与施灸处皮肤的距离应因人而异，灸至局部皮肤出现红晕，有温热感而无灼痛为度，一般每穴灸 5～10 分钟。

注意事项：①手持艾卷宜上下调适与皮肤的距离，而非前后左右移动。②施灸中注意及时掸除艾灰。

2. 雀啄灸

操作要点：①选取适宜体位，充分暴露待灸腧穴。②术者手持艾卷的中上部，将艾卷燃烧端对准腧穴，像麻雀啄米样一上一下移动，使艾卷燃烧端与皮肤的距离远近不一。动作要匀速，起落幅度应大小一致。③灸至皮肤出现红晕，有温热感而无灼痛为度，一般灸 5～10 分钟。

注意事项：①艾卷向下移动时，勿将燃烧端触到皮肤，以免烫伤。②施灸中注意及时掸除艾灰。

3. 回旋灸

操作要点：①选取适宜体位，充分暴露待灸腧穴。②术者手持艾卷的中上部，将艾卷燃烧端对准腧穴，与施灸部位的皮肤保持相对固定的距离（一般在3cm左右），左右平行移动或反复旋转施灸，动作要匀速。③灸至皮肤出现红晕，有温热感而无灼痛为度，一般灸5~10分钟。

注意事项：①持艾卷要左右水平移动而非上下高低移动。②施灸中注意及时掸除艾灰。

三、温针灸

操作要点：①截取2cm艾卷一段，将一端中心扎一小孔，深1~1.5cm，也可选用艾绒，艾绒要柔软，易搓捏。②选取适宜体位，充分暴露待灸腧穴。③腧穴常规消毒，直刺进针，行针得气，将针留在适当的深度。④将艾卷有孔的一端经针尾插套在针柄上，插牢，不可偏歪，或将少许艾绒搓捏在针尾上，要捏紧，不可松散，以免滑落，点燃施灸。⑤待艾卷或艾绒完全燃尽成灰时，将针稍倾斜，把艾灰掸落在容器中，每穴每次可施灸1~3壮。⑥待针柄冷却后出针。

注意事项：①毫针不宜过细过长。②要保证艾卷下端与皮肤有适当的距离，以免烫伤。③可预先用硬纸片垫隔于艾卷与皮肤之间，以防艾灰脱落。

四、灸法的注意事项

1. 施灸的先后顺序

临床上一般是先灸上部，后灸下部，先灸阳部，后灸阴部，壮数是先少而后多，艾炷是先小而后大。但在特殊情况下，则可酌情施灸。如脱肛时，即可先灸长强以收肛，后灸百会以举陷。

2. 施灸的禁忌

（1）禁灸部位：如皮薄肉少部位、筋肉结聚之处、大血管处、心前区、妊娠期妇女的腰骶部和下腹部、乳头部和阴部及睾丸等不可施灸。

（2）慎灸情况：极度疲劳、过饥或过饱、酒醉、大汗淋漓、情绪不稳者，对灸法恐惧者，经期妇女，某些传染病、高热、昏迷、抽搐、身体极度消瘦衰竭、精神病患者等，暂时不适合灸治，应待异常情况解除后方可施灸。

（3）不宜施灸的病证：对实热证、阴虚发热者，一般均不适宜灸疗。

3. 灸后处理

（1）灸后注意观察施灸局部皮肤情况，施灸后，局部皮肤出现微红灼热，属于正常现象，无须处理。若出水疱应采用相应的处理措施。

（2）处理好艾灰、废用灸材、污物，保证环境安全。

第三节　拔罐法

一、闪罐法

操作要点：①选取适宜体位，充分暴露待拔腧穴。②选用大小适宜的罐具，用镊子夹紧95%的酒精棉球一个，点燃，使棉球在罐内壁中段绕1～3圈或短暂停留后迅速退出，迅速将罐扣在应拔的部位，再立即将罐起下，如此反复多次地拔住起下、起下拔住。拔至施术部位皮肤潮红、充血或瘀血为度。

注意事项：①闪火、吸拔、起罐动作要连贯，手腕要求放松，吸拔时翻转灵活自如。②吸附力大小适当。③避免闪拔时火焰在罐口停留过久或用一个罐子操作时间过长，以防罐口过烫而烫伤皮肤。

二、留罐法

操作要点：①选取适宜体位，充分暴露待拔腧穴。②根据需要选用大小适宜的罐具，用止血钳或镊子夹住95%的酒精棉球，点燃，使棉球在罐内壁中段绕1～3圈或短暂停留后迅速退出，迅速将罐扣在应拔的部位，即可吸住。③留罐时间，以局部皮肤红润、充血或瘀血为度，一般为10～15分钟。④起罐时，一手握罐，另一手用拇指或食指按压罐口周围的皮肤，使之凹陷，空气进入罐内，罐体自然脱下。

注意事项：①要根据体质、肌肉丰厚程度、留罐部位、患者的耐受力等确定吸拔力的大小。②留罐过程中，若患者因吸拔力过大有不适感，可采用起罐时的动作往罐内放进少许空气。③闪拔时避免火焰在罐口停留过久，以防罐口过烫而烫伤皮肤。

三、走罐法

操作要点：①选取适宜体位，充分暴露待拔腧穴，在施术部位涂抹适量的润滑剂，如凡士林、水，也可选择红花油等中药制剂。②选择大小适宜的玻璃罐，先用闪火法将罐吸拔在施术部位上，然后用单手或双手握住罐体，在施术部位上下、左右往返推移。走罐时，可将罐口前进侧的边缘稍抬起，另一侧边缘稍着力，以利于罐子的推拉。反复操作，至施术部位红润、充血，甚至瘀血为度。③起罐时，一手握罐，另一手用拇指或食指按压罐口周围的皮肤，使之凹陷，空气进入罐内，罐体自然脱下。

注意事项：①本法多用于背部、下肢部等肌肉比较丰厚、面积较大的部位。②吸拔力、推拉速度要合适，以皮肤潮红、患者可耐受为原则，推拉用力要求均匀一致。

四、刺血拔罐法（刺络拔罐法）

操作要点：①选取适宜体位，充分暴露待拔腧穴。②医者戴消毒手套，用碘伏消毒施术部位，持三棱针（或一次性注射针头）点刺局部使之出血，或用皮肤针叩刺出血。③选择大小适宜的玻璃罐，用闪火法留罐，留置 10～15 分钟后起罐。④起罐时要缓慢，避免罐内污血喷射而污染周围环境。用消毒棉签清理皮肤上残存血液，清洗火罐后进行消毒处理。

注意事项：①有严重血液病，如血友病、血小板减少、白细胞降低者，禁用本法；严重糖尿病患者要慎用本法；勿在大血管上行刺血拔罐。②要根据病情确定点刺深度、出血量、治疗的间隔时间。一般来说，同一部位应间隔数日再行治疗，但对于实热、热毒深重者也可以每日 1 次。③罐子要拔在以刺血部位为中心的位置。

五、留针拔罐法（针罐法）

操作要点：①选取适宜体位，充分暴露待拔腧穴。②毫针直刺到一定深度，行针、得气、留针。③选择大小适宜的玻璃罐，用闪火法以针刺点为中心留罐，一般留罐 10～15 分钟，以局部皮肤潮红、充血或瘀血为度。④起罐后出针。

注意事项：①胸背部穴位不宜使用本法。②留罐时定位要准确，应以针刺点为中心留罐，不能过度偏倚，罐底不压住毫针针尾。③吸拔力要适中。

六、拔罐法的注意事项

1. 拔罐前的注意事项

（1）骨骼凸凹不平、毛发较多的部位，火罐容易脱落，不适宜用拔罐法。

（2）拔罐前做好解释工作，并将拔罐后可能出现的情况详述清楚，征得病人同意后方可实施操作。

（3）详细了解既往史、现病史及就诊时的身体状况。皮肤过敏、溃疡、水肿部位及心脏大血管分布部位，不宜拔罐；孕妇的腹部、腰骶部位，不宜拔罐；有自发性出血倾向、高热、抽搐等患者禁止拔罐。

2. 操作注意事项

（1）选择大小适当的罐具。

（2）闪火法拔罐时，应注意棉球蘸取酒精不宜过多，以免操作过程中酒精下滴烧伤皮肤，甚至导致火灾。要注意火头不能在罐口燃烧，不宜在罐内停留时间过长，以免烫伤皮肤。

（3）吸附力应适中，以病人自觉舒适或微有痛感能耐受为度。

（4）火罐操作后应注意对火源的管理，以防造成火灾。

3. 治疗后的注意事项

（1）治疗后因操作不当或体质、病情等因素造成皮肤起水疱，应视情况进行处理。

（2）火罐使用后罐具应集中消毒处理，防止污染。

第四节　推　拿

一、㨰法

以第五掌指关节背侧吸附于体表施术部位，通过腕关节的屈伸运动和前臂的旋转运动，使小鱼际与手背在施术部位上做持续不断地来回滚动，称为㨰法。

1. 小鱼际㨰法

拇指自然伸直，余指自然屈曲，无名指与小指的掌指关节屈曲约90°，手背沿掌横弓排列呈弧面，以第五掌指关节背侧为吸点吸附于体表施术部位上。以肘关节为支点，前臂主动做推旋运动，带动腕关节做较大幅度的屈伸活动，使小鱼际和手背尺侧部在施术部位上持续不断地来回滚动。

2. 掌指关节㨰法

以第五掌指关节背侧为吸定点，以小指、无名指、中指及食指的掌指关节背侧为滚动着力面，腕关节略屈向尺侧，余准备形态同小鱼际㨰法。其手法运动过程亦同小鱼际㨰法。

3. 拳㨰法

拇指自然伸直，余指半握空拳状，以食指、中指、无名指和小指的第一节指背着力于施术部位上。肘关节屈曲 20°～40°，前臂主动施力，在无旋前圆肌参与的情况下，单纯进行推拉摆动，带动腕关节做无尺、桡侧偏移的屈伸活动，使食指、中指、无名指和小指的第一节指背、掌指关节背侧、指间关节背侧为滚动着力面，在施术部位上进行持续不断地滚动。

二、揉法

以手掌大鱼际或掌根、全掌、手指罗纹面着力，吸定于体表施术部位上，做轻柔和缓的上下左右或环旋动作，称为揉法。

1. 大鱼际揉法

沉肩垂肘，腕关节放松，呈微屈或水平状。大拇指内收，四指自然伸直，用大鱼际附着于施术部位上。以肘关节为支点，前臂做主动运动，带动腕关节摆动，使大鱼际在治疗部位上做轻缓柔和的上下、左右或轻度环旋揉动，并带动该处的皮下组织一起运动，频率每分钟 120～160 次。

2. 掌根揉法

肘关节微屈，腕关节放松并略背伸，手指自然弯曲，以掌根部附着于施术部位。以肘关节为支点，前臂做主动运动，带动腕及手掌连同前臂做小幅度的回旋揉动，并带动该处的皮下组织一起运动，频率每分钟120～160次。

3. 中指揉法

中指伸直，食指搭于中指远端指间关节背侧，腕关节微屈，用中指罗纹面着力于一定的治疗部位或穴位。以肘关节为支点，前臂做主动运动，通过腕关节使中指罗纹面在施术部位上做轻柔的小幅度的环旋或上下、左右运动，频率每分钟120～160次。

4. 三指揉法

食、中、无名指并拢，三指罗纹面着力，操作术式与中指揉法相同。拇指揉法是以拇指罗纹面着力于施术部位，余四指置于相应的位置以支撑助力，腕关节微悬。拇指及前臂部主动施力，使拇指罗纹面在施术部位上做轻柔的环旋揉动，频率每分钟120～160次。

三、按法

以指或掌按压体表，称按法。

1. 指按法

以拇指罗纹面着力于施术部位，余四指张开，置于相应位置以支撑助力，腕关节屈曲40°～60°。拇指主动用力，垂直向下按压。当按压力达到所需的力度后，要稍停片刻，然后松劲撤力，再做重复按压，使按压动作既平稳又有节奏性。

2. 掌按法

以单手或双手掌面置于施术部位。以肩关节为支点，利用身体上半部的重量，通过上、前臂传至手掌部，垂直向下按压，用力原则同指按法。

四、推法

以指、掌、拳或肘部着力于体表一定部位或穴位上，做单方向的直线或弧形推动，称为推法。成人推法以单方向直线推为主，又称平推法。

1. 指推法

（1）拇指端推法：以拇指端着力于施术部位或穴位上，余四指置于对侧或相应的位置以固定，腕关节略屈并向尺侧偏斜。拇指及腕部主动施力，向拇指端方向呈短距离单向直线推进。

（2）拇指平推法：以拇指罗纹面着力于施术部位或穴位上，余四指置于其前外方以助力，腕关节略屈曲。拇指及腕部主动施力，向其食指方向呈短距离、单向直线推进。在推进的过程中，拇指罗纹面的着力部分应逐渐偏向桡侧，且随着拇指的推进腕关节应逐渐伸直。

（3）三指推法：食、中、无名指并拢，以指端部着力于施术部位上，腕关节略屈。前臂部主动施力，通过腕关节及掌部使食、中及无名指三指向指端方向做单向直线推进。

2. 掌推法

以掌根部着力于施术部位，腕关节略背伸，肘关节伸直。以肩关节为支点，上臂部主动施力，通过肘、前臂、腕，使掌根部向前方做单方向直线推进。

3. 拳推法

手握实拳，以食指、中指、无名指及小指四指的近侧指间关节的突起部着力于施术部位，腕关节挺紧伸直，肘关节略屈，以肘关节为支点，前臂主动施力，向前呈单方向直线推进。

4. 肘推法

屈肘，以肘关节尺骨鹰嘴突起部着力于施术部位，另一侧手臂抬起，以掌部扶握屈肘侧拳顶以固定助力。以肩关节为支点，上臂部主动施力，做较缓慢的单方向直线推进。

五、拿法

用拇指和其余手指相对用力，提捏或揉捏肌肤，称为拿法。

以拇指和其余手指的指面相对用力，捏住施术部位肌肤并逐渐收紧、提起，腕关节放松。以拇指同其他手指的对合力进行轻重交替、连续不断地提捏并施以揉动。

六、抖法

用双手或单手握住受术者肢体远端，做小幅度的上下连续抖动，称为抖法。

1. 抖上肢法

受术者取坐位或站立位，肩臂部放松。术者站在其前外侧，身体略为前俯。用双手握住其腕部，慢慢将被抖动的上肢向前外方抬起至60°左右，然后两前臂微用力做连续的小幅度上下抖动，使抖动所产生的抖动波波浪般地传递到肩部，或术者以一手按其肩部，另一手握住其腕部，做连续不断地小幅度上下抖动，抖动中可结合被操作肩关节的前后方向活动。此法又称上肢提抖法。

2. 抖下肢法

受术者仰卧位，下肢放松。术者站其足端，用双手分别握住受术者两足踝部，将两下肢抬起，离开床面30cm左右，然后上、前臂同时施力，做连续的上下抖动，使其下肢及髋部有舒松感。两下肢可同时操作，亦可单侧操作。

3. 抖腰法

抖腰法非单纯性抖法，它是牵引法与短阵性的较大幅度抖法的结合应用。受术者俯卧位，两手拉住床头或由助手固定其两腋部。以两手握住其两足踝部，两臂伸直，身体后仰，与助手相对用力，牵引其腰部。待其腰部放松后，身体前倾，以准备抖动。其后随身体起立之势，瞬间用力，做1～3次较大幅度的抖动，使抖动之力作用于腰部，使其产生较大幅度的波浪状运动。

七、捏脊法

捏脊法由捏法、捻法、提法、推法等多种手法动作复合而成，常施于脊柱两侧。

1. 拇指前位捏脊法

双手半握空拳状，腕关节略背伸，以食、中、无名和小指的背侧置于脊柱两侧，拇指伸直前按，并对准食指中节处。以拇指的罗纹面和食指的桡侧缘将皮肤捏起，并进行提捻，然后向前推行移动。在向前移动捏脊的过程中，两手拇指要交替前按，同时前臂要主动用力，推动食指桡侧缘前行，两者互为配合，从而交替捏提捻动前行。

2. 拇指后位捏脊法

两手拇指伸直，两指端分置于脊柱两侧，指面向前；两手食、中指前按，腕关节微屈。以两手拇指与食、中指罗纹面将皮肤捏起，并轻轻提捻，然后向前推行移动。在向前移动的捏脊过程中，两手拇指要前推，而食指、中指则交替前按，两者相互配合，从而交替捏提捻动前行。捏脊法每次操作一般均从龟尾穴开始，沿脊柱两侧向上终止于大椎穴为一遍，可连续操作三至五遍。为加强手法效应，常采用三步一提法，即每捏捻三次，便停止前行，用力向上提拉一次。

下篇

临床篇

第一节 感 冒

感冒是感受触冒风邪，邪犯卫表而导致的以鼻塞、流涕、喷嚏、咳嗽、头痛、恶寒、发热、全身不适、脉浮为特征的常见外感疾病。现代医学上呼吸道感染、流行性感冒可以参考本病证论治。

一、病因病机

病因为外感六淫、时行疫毒。

感冒的基本病机是卫表不和，肺失宣肃。感冒病位在肺卫，主要在卫表。感冒的病理性质，常人多属实证，虚体感冒则属虚实夹杂。根据四时六气的不同以及体质的差异，临床常见风寒、风热、暑湿三证。虚体感冒除表证外，还可见正虚的表现。如感受时行病毒则病情多重，甚或变生他病。在病程中亦可见寒与热的转化或错杂。

二、诊断与鉴别诊断

1. 诊断要点

（1）以卫表及鼻咽症状为主，可见鼻塞、流涕、多嚏、咽痒、咽痛、周身酸楚不适、恶风或恶寒，或有发热等。时行感冒多呈流行性，突然起病，恶寒，发热（多为高热），周身酸痛，疲乏无力，病情较重。

（2）病程一般3～7日，普通感冒多不传变，时行感冒少数可传变入里，变生他病。

2. 鉴别诊断

感冒特别是风热感冒与风温初起颇为相似，但风温病势急骤，寒战发热甚至高热，汗出后热虽暂降，但脉数不静，身热旋即复起，咳嗽胸痛，头痛较剧，甚至出现神志昏迷、惊厥、谵妄等传变入里的证候。而感冒发热一般不高或不发热，病势轻，不传变，服解表药后，多能汗出热退，脉静身凉，病程短，预后良好。

三、辨证论治

感冒的治疗应因势利导，从表而解，采用解表达邪的治疗原则。风寒证治以辛温发汗；风热证治以辛凉清解；暑湿杂感者，又当清暑祛湿解表；虚体感冒则当扶正解表。

1. 风寒束表证

临床表现：恶寒重，发热轻，无汗，头痛，肢节酸痛，鼻塞声重，或鼻痒喷嚏，时流清涕，咽痒，咳嗽，咳痰稀薄色白，口不渴或渴喜热饮，舌苔薄白而润，脉浮或浮紧。

治法：辛温解表。

方药：荆防达表汤或荆防败毒散加减。常用荆芥、防风、紫苏叶、淡豆豉、葱白、生姜、杏仁、前胡、桔梗、橘红、甘草。

若表寒重，头身痛，憎寒发热，无汗者，配麻黄、桂枝以增强发表散寒之功；若表湿较重，肢体酸痛，头重头胀，身热不扬者，加羌活、独活祛风除湿，或用羌活胜湿汤加减。风寒之证慎用辛凉，因辛凉之品可致汗出不易，病邪难以外达，反致不能速解，甚或发生变证。

中成药：感冒清热冲剂，每次1袋，每日2次。

2. 风热犯表证

临床表现：身热较著，微恶风，汗泄不畅，头胀痛，面赤，咳嗽，痰黏或黄，咽燥，或咽喉乳蛾红肿疼痛，鼻塞，流黄浊涕，口干欲饮，舌苔薄白微黄，舌边尖红，脉浮数。

证机概要：风热犯表，热郁肌腠，卫表失和，肺失清肃。

治法：辛凉解表。

方药：银翘散或葱豉桔梗汤加减。常用金银花、连翘、黑山栀、淡豆豉、薄荷、荆芥、竹叶、芦根、牛蒡子、桔梗、甘草。

若风热上壅，头胀痛较甚，加桑叶、菊花以清利头目；时行感冒热毒较盛，壮热恶寒，头痛身痛，咽喉肿痛，咳嗽气粗，配大青叶、蒲公英、草河车等清热解毒；若风寒外束，入里化热，热为寒遏，烦热恶寒，少汗，咳嗽气急，痰稠，声哑，苔黄白相兼，可用石膏合麻黄内清肺热，外散表寒。风热之证不可过用辛温，以防助热燥液动血之弊，或引起传变。

中成药：银翘解毒丸，每次9g，每日2次。

3. 暑湿伤表证

临床表现：身热，微恶风，汗少，肢体酸重或疼痛，头昏重胀痛，咳嗽痰黏，鼻流浊涕，心烦口渴，或口中黏腻，渴不多饮，胸闷脘痞，泛恶，腹胀，大便或溏，小便短赤，舌苔薄黄而腻，脉濡数。

证机概要：暑湿遏表，湿热伤中，表卫不和，肺气不清。

治法：清暑祛湿解表。

方药：新加香薷饮加减。常用金银花、连翘、鲜荷叶、鲜芦根、香薷、厚朴、扁豆花。

若暑热偏盛，可加黄连、山栀、黄芩、青蒿清暑泄热；湿困卫表，肢体酸重疼痛较甚，加豆卷、藿香、佩兰等芳化宣表。感冒实证初期一般忌用补敛之品，以免留邪。

中成药：藿香正气软胶囊，每次2~3粒，每日2次。

4. 气虚感冒

临床表现：恶寒较甚，发热，无汗，头痛身楚，咳嗽，痰白，咳痰无力，平素神疲体弱，气短懒言，反复易感，舌淡苔白，脉浮而无力。

证机概要：气虚卫弱，风寒乘袭，气虚无力达邪。

治法：益气解表。

方药：参苏饮加减。常用党参、甘草、茯苓、紫苏叶、葛根、前胡、半夏、陈皮、枳壳、桔梗。

若表虚自汗，易伤风邪者，可常服玉屏风散益气固表，以防感冒；见恶寒重，发热轻，四肢欠温，语音低微，舌质淡胖，脉沉细无力，为阳虚感冒，当助阳解表，用再造散加减。对气虚感冒者，用药忌大剂量发汗之品，如麻黄、桂枝等，以免出汗过多，气随津脱。对阳虚感冒者，忌用大剂量寒凉药物，如石膏、板蓝根等，以免耗伤阳气。

5. 阴虚感冒

临床表现：身热，微恶风寒，少汗，头昏，心烦，口干咽燥，干咳少痰，舌红少苔，脉细数。

证机概要：阴亏津少，外受风热，表卫失和，津液不能作汗。

治法：滋阴解表。

方药：加减葳蕤汤化裁。常用玉竹、甘草、大枣、淡豆豉、薄荷、葱白、桔梗、白薇。

阴伤较重，口渴、咽干明显，加沙参、麦冬以养阴生津；血虚，面色无华，唇甲色淡，脉细，加地黄、当归，滋阴养血。对阴虚感冒者，忌用辛温重剂，以防损伤阴血之弊。

四、预防与调护

1. 应慎起居，适寒温，在冬春之际尤当注意防寒保暖，盛夏亦不可贪凉露宿。注意锻炼，增强体质，以御外邪。常易患感冒者，可坚持每天按摩迎香穴，并服用调理防治方药。

2. 季节性预防用药要点

（1）冬春风寒当令季节，可服贯众汤（贯众、紫苏、荆芥各10g，甘草5g）。

（2）夏令暑湿当令季节，可服藿佩汤（藿香、佩兰各5g，薄荷1.5g，鲜者用量加倍）。

3. 时行感冒流行期间注意事项

（1）预防用药，可用贯众、板蓝根、生甘草煎服。

（2）注意防护，尽量少去人口密集的公共场所，防止交叉感染。

（3）室内消毒，室内可用食醋熏蒸，每日或隔日 1 次，进行空气消毒。

4. 注意煎药和服药方法。汤剂煮沸后 5 ~ 10 分钟即可，过煮则降低药效。趁温热服，服后避风，覆被取汗，或进热粥、米汤以助药力。得汗、脉静、身凉为病邪外达之象，无汗则提示邪尚未去。出汗后尤应避风，以防复感。

第二节 咳 嗽

咳嗽是指肺失宣降，肺气上逆作声，或伴咯吐痰液而言。分别言之，有声无痰为咳，有痰无声为嗽，一般多为痰声并见，难以截然分开，故以咳嗽并称。现代医学上呼吸道感染、急慢性支气管炎、支气管扩张、慢性咽喉炎、肺炎可以参考本病证论治。

一、病因病机

外感六淫，内邪干肺均可导致咳嗽。

咳嗽的基本病机为邪犯于肺，肺气上逆。咳嗽的病位在肺，与肝、脾有关，久则及肾。咳嗽的病理性质，外感咳嗽属于邪实，为六淫外邪犯肺，肺气壅遏不畅所致。内伤咳嗽，病理因素主要为“痰”与“火”，病理性质多为虚实夹杂。他脏有病而及肺者，多因实致虚。如肝火犯肺者，每见气火炼液为痰，灼伤肺津。痰湿犯肺者，多因湿困中焦，水谷不能化为精微上输以养肺，反而聚生痰浊，上干于肺，久延则肺脾气虚，气不化津，痰浊更易滋生，此即“脾为生痰之源，肺为贮痰之器”的道理。甚则病及于肾，以致肺虚不能主气，肾虚不能纳气，由咳致喘。如痰湿蕴肺，遇外感引触，痰从热化，则易耗伤肺阴。肺脏自病者，多因虚致实。如肺阴不足每致阴虚火炎，灼津为痰；肺气亏虚，气不化津，津聚成痰，甚则痰从寒化为饮。

二、诊断与鉴别诊断

1. 诊断要点

临床以咳嗽、咳痰为主要表现。应详细询问病史的新久，起病的缓急，是否兼有表证，判断外感和内伤。外感咳嗽，起病急，病程短，常伴肺卫表证。内伤咳嗽，常反复发作，病程长，多伴其他兼证。

2. 鉴别诊断

（1）咳嗽与喘证：咳嗽与喘证均为肺气上逆之病证，临床上也常见咳、喘并见，但咳嗽以气逆有声、咯吐痰液为主，喘证以呼吸困难，甚则不能平卧为临床特征。

（2）咳嗽与肺痨：咳嗽与肺痨均可有咳嗽、咳痰症状，但后者为感染“痨虫”所致，有传染性，同时兼见潮热、盗汗、咯血、消瘦等症，可资鉴别。

三、辨证论治

咳嗽的治疗应分清邪正虚实。外感咳嗽，多为实证，应祛邪利肺，按病邪性质分风寒、风热、风燥论治。内伤咳嗽，多属邪实正虚。标实为主者，治以祛邪止咳，本虚为主者，治以扶正补虚，并按本虚标实的主次酌情兼顾。对于咳嗽的治疗，除直接治肺外，还应从整体出发，注意治脾、治肝、治肾等。

1. 风寒袭肺证

临床表现：咳嗽声重，气急，咽痒，咳痰稀薄色白，常伴鼻塞，流清涕，头痛，肢体酸楚，或见恶寒发热、无汗等风寒表证，舌苔薄白，脉浮或浮紧。

证机概要：风寒袭肺，肺气失宣。

治法：疏风散寒，宣肺止咳。

方药：三拗汤合止嗽散加减。常用麻黄、杏仁、桔梗、前胡、橘皮、金沸草、甘草。

若夹痰湿，咳而痰黏，胸闷，苔腻，可加半夏、厚朴、茯苓以燥湿化痰；咳嗽迁延不已，加紫菀、百部温润降逆，避免过于温燥辛散伤肺。

2. 风热犯肺证

临床表现：咳嗽频剧，气粗或咳声嘶哑，喉燥咽痛，咳痰不爽，痰黏稠或黄，咳时汗出，常伴鼻流黄涕，口渴，头痛，身楚，或见恶风、身热等风热表证，舌苔薄黄，脉浮数或浮滑。

证机概要：风热犯肺，肺失清肃。

治法：疏风清热，宣肺止咳。

方药：桑菊饮加减。常用桑叶、菊花、薄荷、连翘、前胡、牛蒡子、杏仁、桔梗、大贝母、枇杷叶。

肺热内盛，身热较著，恶风不显，口渴喜饮者，加黄芩、知母清肺泄热；热邪上壅，咽痛，加射干、山豆根、挂金灯、赤芍清热利咽；夏令夹暑加六一散、鲜荷叶清解暑热。

中成药：苏黄止咳胶囊，每次 2 粒，每日 3 次。

3. 风燥伤肺证

临床表现：干咳，连声作呛，喉痒，咽喉干痛，唇鼻干燥，无痰或痰少而黏，不易咯出，或痰中带有血丝，口干，初起或伴鼻塞、头痛、微寒、身热等表证，舌质红干而少津，苔薄白或薄黄，脉浮数或小数。

证机概要：风燥伤肺，肺失清润。

治法：疏风清肺，润燥止咳。

方药：桑杏汤加减。常用桑叶、薄荷、淡豆豉、杏仁、前胡、牛蒡子、南沙参、浙贝母、天花粉、梨皮、芦根。

若热重不恶寒，心烦口渴，酌加石膏、知母、黑山栀清肺泄热；肺络受损，痰中夹血，配白茅根清热止血。凉燥证，乃燥证与风寒并见，表现干咳少痰或无痰，咽干鼻燥，兼有恶寒发热，头痛无汗，舌苔薄白而干等症。用药当以温而不燥、润而不凉为原则，方取杏苏散加减。上述外感咳嗽诸证候忌过早应用敛肺、收涩的镇咳药。误用则致肺气郁遏不得宣畅，不能达邪外出，邪恋不去，反而久咳伤正。咳嗽是人体驱邪外达的一种病理表现，治疗绝不能单纯见咳止咳，必须按照不同的病因分别处理。

4. 痰湿蕴肺证

临床表现：咳嗽反复发作，咳声重浊，痰多，因痰而嗽，痰出咳平，痰黏腻或稠厚成块，色白或带灰色，每于早晨或食后则咳甚痰多，进甘甜油腻食物加重，胸闷脘痞，呕恶食少，体倦，大便时溏，舌苔白腻，脉濡滑。

证机概要：脾湿生痰，上渍于肺，壅遏肺气。

治法：燥湿化痰，理气止咳。

方药：二陈平胃散合三子养亲汤加减。常用半夏、陈皮、茯苓、苍术、川朴、杏仁、佛耳草、紫菀、款冬花。

寒痰较重，痰黏白如沫，怯寒背冷，加干姜、细辛、白芥子温肺化痰；久病脾虚，神疲，加党参、白术、炙甘草；症状平稳后可服六君子丸以资调理，或合杏苏二陈丸标本兼顾。

5. 痰热郁肺证

临床表现：咳嗽，气息粗促，或喉中有痰声，痰多质黏厚或稠黄，咯吐不爽，或咯血痰，胸胁胀满，咳时引痛，面赤，或有身热，口干而黏，欲饮水，舌质红，舌苔薄黄腻，脉滑数。

证机概要：痰热壅肺，肺失肃降。

治法：清热肃肺，豁痰止咳。

方药：清金化痰汤加减。常用黄芩、山栀、知母、桑白皮、桔梗、杏仁、贝母、瓜蒌、海蛤壳、竹沥、半夏、橘红。

痰热郁蒸，痰黄如脓或有热腥味，加鱼腥草、金荞麦根、浙贝母、冬瓜仁、薏苡仁等清热化痰；痰热壅盛，腑气不通，胸满咳逆，痰涌，便秘，配葶苈子、大黄、风化硝泻肺通腑逐痰；痰热伤津，口干，舌红少津，配北沙参、天冬、花粉养阴生津。

中成药：肺力咳合剂，每次20mL，每日3次。复方鲜竹沥口服液，每次1支，每日3次。

6. 肝火犯肺证

临床表现：咳嗽呈阵发性，表现为上气咳逆阵作，咳时面赤，咽干口苦，常感痰滞咽喉而咯之难出，量少质黏，或如絮条，胸胁胀痛，咳时引痛，症状可随情绪波动而增减，舌红或舌边红，舌苔薄黄少津，脉弦数。

证机概要：肝郁化火，上逆侮肺。

治法：清肺泻肝，顺气降火。

方药：黛蛤散合加减泻白散加减。常用桑白皮、地骨皮、黄芩、山栀、丹皮、青黛、海蛤壳、粳米、苏子、竹茹、枇杷叶、甘草。

肺气郁滞，胸闷气逆，加瓜蒌、桔梗、枳壳、旋覆花利气降逆；痰黏难咯，加海浮石、知母、贝母清热豁痰；火郁伤津，咽燥口干，咳嗽日久不减，酌加北沙参、麦冬、天花粉、诃子养阴生津敛肺。

7. 肺阴亏耗证

临床表现：干咳，咳声短促，痰少黏白，或痰中带血丝，或声音逐渐嘶哑，口干咽燥，或午后潮热，颧红，盗汗，日渐消瘦，神疲，舌质红少苔，脉细数。

证机概要：肺阴亏虚，虚热内灼，肺失润降。

治法：滋阴润肺，化痰止咳。

方药：沙参麦冬汤加减。常用沙参、麦冬、花粉、玉竹、百合、川贝母、甜杏仁、桑白皮、地骨皮、甘草。

肺气不敛，咳而气促，加五味子、诃子以敛肺气；阴虚潮热，酌加功劳叶、银柴胡、青蒿、鳖甲、胡黄连以清虚热；热伤血络，痰中带血，加牡丹皮、山栀、藕节清热止血。内伤咳嗽忌用宣肺散邪法，误用每致耗损阴液，伤及肺气，正气愈虚。必须注意调护正气，即使虚实夹杂，亦当标本兼顾。

中成药：养阴清肺口服液，每次2支，每日3次。

四、预防与调护

对于咳嗽的预防，首应注意气候变化，防寒保暖，饮食不宜甘肥、辛辣及过咸，嗜酒及吸烟等不良习惯尤当戒除，避免刺激性气体伤肺。适当参加体育锻炼，以增强体质，提高抗病能力。平素易于感冒者，配合防感冒保健操，面部迎香穴按摩，夜间足三里艾熏。若有感冒应及时诊治。至于咳嗽的调护，外感咳嗽，如发热等全身症状明显者，应适当休息。内伤咳嗽多呈慢性反复发作，尤其应当注意起居饮食的调护，可据病情适当选食梨、莱菔、山药、百合、荸荠、枇杷等。注意劳逸结合。缓解期应坚持“缓则治本”的原则，补虚固本以图根治。预防的重点在于提高机体卫外功能，增强皮毛腠理御寒抗病能力。若久咳自汗出者，可酌选玉屏风散、生脉饮服用。

第三节　哮　病

哮病是一种发作性的痰鸣气喘疾患。发时喉中有哮鸣声，呼吸气促困难，甚则喘息不能平卧。现代医学支气管哮喘、哮喘性支气管炎可以参考本病证论治。

一、病因病机

外邪侵袭，饮食不当，体虚病后，均可导致本病。

哮病的病位主要在肺，与脾、肾关系密切。哮病的病理因素以痰为主。痰的产生主要由于人体津液不归正化，凝聚而成，如伏藏于肺，则成为发病的潜在“夙根”，因各种诱因，如气候、饮食、情志、劳累等诱发。哮喘“夙根”论的实质，主要在于脏腑阴阳失调，素体偏盛偏虚，对津液的运化失常，肺不能布散津液，脾不能输化水精，肾不能蒸化水液，而致凝聚成痰，若痰伏于肺则成为潜在的病理因素。哮病发作时的基本病理变化为“伏痰”遇感引触，痰随气升，气因痰阻，相互搏结，壅塞气道，气道挛急，通畅不利，肺气宣降失常，引动停积之痰，而致痰鸣如吼，气息喘促。若病因于寒，素体阳虚，痰从寒化，属寒痰为患，则发为冷哮；病因于热，素体阳盛，痰从热化，属痰热为患，则发为热哮；如痰热内郁，风寒外束引起发作者，可以表现为外寒内热的寒包热哮；痰浊伏肺，肺气壅实，风邪触发者，则表现为风痰哮；反复发作，正气耗伤或素体肺肾不足者，可表现为虚哮。哮病的病理性质，发作时为痰阻气闭，病理性质以邪实为主。有寒痰、痰热之分。若长期反复发作，寒痰伤及脾肾之阳，痰热耗灼肺肾之阴，则可从实转虚，在平时表现为肺、脾、肾等脏虚弱之候。大发作时邪实与正虚错综并见，肺肾两虚，痰浊壅盛，严重者肺不能治理调节心血的运行，肾虚命门之火不能上济于心，则心阳亦同时受累，甚至发生喘脱危候。

二、诊断与鉴别诊断

1. 诊断要点

（1）呈反复发作性。常为突然发作，可见鼻痒、喷嚏、咳嗽、胸闷等先兆。喉中有明显哮鸣声，呼吸困难，不能平卧，甚至面色苍白，唇甲青紫，可于数分钟、数小时后缓解。

（2）平时可一如常人，或稍感疲劳、纳差。但病程日久，反复发作，导致正气亏虚，可常有轻度哮鸣，甚至在大发作时持续难平，出现喘脱。

（3）部分患者与先天禀赋有关，家族中可有哮病史。常因气候突变、环境因素、饮食不当、情志失调、劳累等诱发。

2. 鉴别诊断

哮病和喘证都有呼吸急促、困难的表现。哮必兼喘，但喘未必兼哮。哮指声响言，喉中哮鸣有声，是一种反复发作的独立性疾病；喘指气息言，为呼吸气促困难，是多种肺系急慢性疾病的一个症状。

三、辨证论治

如朱丹溪“未发以扶正气为主，既发以攻邪气为急”之说，以“发时治标，平时治本”为基本原则。发时攻邪治标，祛痰利气，寒痰宜温化宣肺，热痰当清化肃肺，寒热错杂者，当温清并施，表证明显者兼以解表，属风痰为患者又当祛风涤痰。反复日久，正虚邪实者，又当兼顾，不可单纯拘泥于祛邪。若发生喘脱危候，当急予扶正救脱。平时应扶正治本，阳气虚者应予温补，阴虚者则予滋养，分别采取补肺、健脾、益肾等法，以冀减轻、减少或控制其发作。

1. 发作期

（1）冷哮证

临床表现：喉中哮鸣如水鸡声，呼吸急促，喘憋气逆，胸膈满闷如塞，咳不甚，痰少咯吐不爽，色白而多泡沫，口不渴或渴喜热饮，形寒怕冷，天冷或受寒易发，面色青晦，舌苔白滑，脉弦紧或浮紧。

证机概要：寒痰伏肺，遇感触发，痰升气阻，肺失宣畅。

治法：宣肺散寒，化痰平喘。

方药：射干麻黄汤或小青龙汤加减。常用麻黄、射干、干姜、细辛、半夏、紫菀、款冬花、五味子、大枣、甘草。

表寒明显，寒热身痛，配桂枝、生姜辛散风寒；痰涌气逆，不得平卧，加葶苈子、苏子泻肺降逆，并酌加杏仁、白前、橘皮等化痰利气；咳逆上气，汗多，加白芍以敛肺。

（2）热哮证

临床表现：喉中痰鸣如吼，喘而气粗息涌，胸高胁胀，咳呛阵作，咳痰色黄或白，黏浊稠厚，咯吐不利，口苦，口渴喜饮，汗出，面赤，或有身热，甚至有好发于夏季者，舌苔黄腻，质红，脉滑数或弦滑。

证机概要：痰热蕴肺，壅阻气道，肺失清肃。

治法：清热宣肺，化痰定喘。

方药：定喘汤或越婢加半夏汤加减。常用麻黄、黄芩、桑白皮、杏仁、半夏、款冬花、苏子、白果、甘草。

若肺气壅实，痰鸣息涌，不得平卧，加葶苈子、广地龙泻肺平喘；肺热壅盛，痰吐稠黄，加海蛤壳、射干、知母、鱼腥草以清热化痰；兼有大便秘结者，可用大黄、芒硝、全瓜蒌、枳实通腑以利肺。

（3）寒包热哮证

临床表现：喉中哮鸣有声，胸膈烦闷，呼吸急促，喘咳气逆，咳痰不爽，痰黏色黄，或黄白相兼，烦躁，发热，恶寒，无汗，身痛，口干欲饮，大便偏干，舌苔白腻，舌尖边红，脉弦紧。

证机概要：痰热壅肺，复感风寒，客寒包火，肺失宣降。

治法：解表散寒，清化痰热。

方药：小青龙加石膏汤或厚朴麻黄汤加减。常用麻黄、生石膏、厚朴、杏仁、生姜、半夏、甘草、大枣。

表寒重者加桂枝、细辛；喘哮，痰鸣气逆，加射干、葶苈子、苏子祛痰降气平喘；痰吐稠黄胶黏加黄芩、前胡、瓜蒌皮等清化痰热。

（4）风痰哮证

临床表现：喉中痰涎壅盛，声如拽锯，或鸣声如吹哨笛，喘急胸满，但坐不得卧，咳痰黏腻难出，或为白色泡沫痰液，无明显寒热倾向，面色青暗，起病多急，常倏忽来去，发前自觉鼻、咽、眼、耳发痒，喷嚏，鼻塞，流涕，胸部憋塞，随之迅即发作，舌苔厚浊，脉滑实。

证机概要：痰浊伏肺，风邪引触，肺气郁闭，升降失司。

治法：祛风涤痰，降气平喘。

方药：三子养亲汤加味。常用白芥子、苏子、莱菔子、麻黄、杏仁、僵蚕、厚朴、半夏、陈皮、茯苓。

痰壅喘急，不能平卧，加用葶苈子、猪牙皂泻肺涤痰，必要时可暂予控涎丹泻肺祛痰；若感受风邪而发作者，加苏叶、防风、苍耳草、蝉衣、地龙等祛风化痰。

（5）虚哮证

临床表现：喉中哮鸣如鼾，声低，气短息促，动则喘甚，发作频繁，甚则持续喘哮，口唇、爪甲青紫，咳痰无力，痰涎清稀或质黏起沫，面色苍白或颧红唇紫，口不渴或咽干口渴，形寒肢冷或烦热，舌质淡或偏红，或紫暗，脉沉细或细数。

证机概要：哮病久发，痰气瘀阻，肺肾两虚，摄纳失常。

治法：补肺纳肾，降气化痰。

方药：平喘固本汤加减。常用党参、黄芪、胡桃肉、沉香、脐带、冬虫夏草、五味子、苏子、半夏、款冬花、橘皮。

有肾阳虚表现者，加附子、鹿角片、补骨脂、钟乳石；肺肾阴虚，配沙参、麦冬、生地黄、当归；痰气瘀阻，口唇青紫，加桃仁、苏木；气逆于上，动则气喘，加紫石英、磁石镇纳肾气。

2. 缓解期

（1）肺脾气虚证

临床表现：有哮喘反复发作史，气短声低，自汗，怕风，常易感冒，倦怠无力，食少便溏，或喉中时有轻度哮鸣，痰多质稀，色白，舌质淡，苔白，脉细弱。

证机概要：哮病日久，肺虚不能主气，脾虚健运无权，气不化津，痰饮蕴肺，肺气上逆。

治法：健脾益气，补土生金。

方药：六君子汤加减。常用党参、白术、茯苓、法半夏、橘皮、山药、薏苡仁、五味子、甘草。

表虚自汗，加炙黄芪、浮小麦、大枣；怕冷，畏风，易感冒，可加桂枝、白芍、制附片；痰多者，加前胡、杏仁。

（2）肺肾两虚证

临床表现：有哮喘发作史，短气息促，动则为甚，吸气不利，咳痰质黏起沫，脑转耳鸣，腰酸腿软，心慌，不耐劳累，或五心烦热，颧红，口干，舌质红少苔，脉细数，或畏寒肢冷，面色苍白，舌苔淡白，质胖，脉沉细。

证机概要：哮病久发，精气亏乏，肺肾摄纳失常，气不归原，津凝为痰。

治法：补肺益肾。

方药：生脉地黄汤合金水六君煎加减。常用熟地黄、山萸肉、胡桃肉、当归、人参、麦冬、五味子、茯苓、半夏、陈皮、甘草。

临床表现以肺气阴两虚为主者，加黄芪、沙参、百合；肾阳虚为主者，酌加补骨脂、仙灵脾、鹿角片、制附片、肉桂；肾阴虚为主者，加生地黄、冬虫夏草。另外，可常服紫河车粉补益肾精。

四、预防与调护

平时注意保暖，防止感冒，避免因寒冷空气的刺激而诱发。根据身体情况，做适当的体育锻炼，以逐步增强体质，提高抗病能力。饮食宜清淡，忌肥甘油腻，辛辣甘甜，防止生痰生火，避免海膻发物；避免烟尘异味；保持心情舒畅，避免不良情绪的影响；劳逸适当，防止过度疲劳。平时可常服玉屏风散、肾气丸等药物，以调护正气，提高抗病能力。

第四节　喘　证

喘证是以呼吸困难，甚至张口抬肩，鼻翼扇动，不能平卧为临床特征的病证。现代医学慢性支气管炎、肺心病可以参考本病证论治。

一、病因病机

外邪侵袭、饮食不当、情志所伤、劳欲久病皆可导致喘证。

喘证的基本病机是肺气上逆，宣降失职，或气无所主，肾失摄纳。喘证的病位主要在肺和肾，涉及肝脾。喘证的病理性质有虚实之分。实喘在肺，为外邪、痰浊、肝郁气逆，邪壅肺气，宣降不利所致；虚喘责之肺、肾两脏，因阳气不足，阴精亏耗，而致肺肾出纳失常，且尤以气虚为主。实喘病久伤正，由肺及肾；或虚喘复感外邪，或夹痰浊，则病情虚实错杂，每多表现为邪气壅阻于上、肾气亏虚于下的上盛下虚证候。喘证的严重阶段，不但肺肾俱虚，在孤阳欲脱之时，每多影响到心，可导致心气、心阳衰惫，鼓动血脉无力，血行瘀滞，面色、唇舌、指甲青紫，甚至出现喘汗致脱，亡阴、亡阳的危重局面。

二、诊断与鉴别诊断

1. 诊断要点

（1）以喘促短气，呼吸困难，甚至张口抬肩，鼻翼扇动，不能平卧，口唇发绀为特征。

（2）可有慢性咳嗽、哮病、肺痨、心悸等病史，每遇外感及劳累而诱发。

2. 鉴别诊断

喘证和哮病都有呼吸急促、困难的表现。喘指气息而言，为呼吸气促困难，甚则张口抬肩，摇身撷肚，是多种肺系疾病的一个症状；哮指声响而言，必见喉中哮鸣有声，亦伴呼吸困难，是一种反复发作的独立性疾病。喘未必兼哮，而哮必兼喘。

三、辨证论治

喘证的治疗应分清虚实邪正。实喘治肺，以祛邪利气为主，区别寒、热、痰、气的不同，分别采用温化宣肺、清化肃肺、化痰理气的方法。虚喘以培补摄纳为主，或补肺，或健脾，或益肾，阳虚则温补，阴虚则滋养。至于虚实夹杂，寒热互见者，又当根据具体情况分清主次，权衡标本，辨证选方用药。此外，由于喘证多继发于各种急慢性疾病中，所以临床上不能见喘治喘，还应当注意积极治疗原发病。

1. 风寒壅肺证

临床表现：喘息咳逆，呼吸急促，胸部胀闷，痰多稀薄而带泡沫，色白质黏，常有头痛，恶寒，或有发热，口不渴，无汗，舌苔薄白而滑，脉浮紧。

治法：宣肺散寒。

方药：麻黄汤合华盖散加减。常用麻黄、紫苏子、半夏、橘红、杏仁、紫菀、白前。

若表证明显，寒热无汗，头身疼痛，加桂枝以配麻黄解表散寒；寒痰较重，痰白清稀，量多起沫，加细辛、生姜温肺化痰；如寒饮伏肺，复感客寒而引发者，可用小青龙汤发表温里。

2. 表寒肺热证

临床表现：喘逆上气，胸胀或痛，息粗，鼻扇，咳而不爽，吐痰稠黏，伴形寒，身热，烦闷，身痛，有汗或无汗，口渴，舌苔薄白或罩黄，舌边红，脉浮数或滑。

治法：解表清里，化痰平喘。

方药：麻杏石甘汤加味。常用麻黄、杏仁、石膏、甘草、黄芩、桑白皮、苏子、半夏、款冬花。

表寒重加桂枝解表散寒；痰热重，痰黄黏稠量多，加瓜蒌、贝母清化痰热；痰鸣息涌加葶苈子、射干泻肺消痰。

中成药：消咳喘片，每次4~5片，每日3次。

3. 痰热郁肺证

临床表现：喘促气涌，胸部胀痛，咳嗽痰多，质黏色黄，或兼有血色，伴胸中烦闷，身热，有汗，口渴而喜冷饮，面赤，咽干，小便赤涩，大便或秘，舌质红，舌苔薄黄或腻，脉滑数。

治法：清热化痰，宣肺平喘。

方药：桑白皮汤加减。常用桑白皮、黄芩、知母、贝母、射干、瓜蒌皮、前胡、地龙。

如身热重，可加石膏辛寒清气；如喘甚痰多，黏稠色黄，可加葶苈子、海蛤壳、鱼腥草、冬瓜仁、薏苡仁，清热泻肺，化痰泄浊；腑气不通，痰涌便秘，加瓜蒌仁、大黄或风化硝，通腑清肺泻壅。

4. 痰浊阻肺证

临床表现：喘而胸满闷塞，甚则胸盈仰息，咳嗽，痰多黏腻色白，咯吐不利，兼有呕恶，食少，口黏不渴，舌苔白腻，脉象滑或濡。

治法：祛痰降逆，宣肺平喘。

方药：二陈汤合三子养亲汤加减。常用半夏、陈皮、茯苓、苏子、白芥子、莱菔子、杏仁、紫菀、旋覆花。

痰从寒化，色白清稀，畏寒，加干姜、细辛；痰浊郁而化热，按痰热证治疗。

5. 肺气郁痹证

临床表现：喘促症状每遇情志刺激而诱发，发时突然呼吸短促，息粗气憋，胸闷胸痛，咽中如窒，但喉中痰鸣不著，或无痰声。平素常多忧思抑郁，失眠，心悸。苔薄，脉弦。

治法：开郁降气平喘。

方药：五磨饮子加减。常用沉香、木香、厚朴花、枳壳、苏子、金沸草、代赭石、杏仁。

肝郁气滞较著，加用柴胡、郁金、青皮疏理肝气；若有心悸、失眠者加百合、合欢皮、酸枣仁、远志等宁心安神；若气滞腹胀，大便秘结，可加用大黄以降气通腑，即六磨汤之意。在本证治疗中，宜劝慰病人心情开朗，配合治疗。

6. 肺气虚耗证

临床表现：喘促短气，气怯声低，喉有鼾声，咳声低弱，痰吐稀薄，自汗畏风，或见咳呛，痰少质黏，烦热而渴，咽喉不利，面颧潮红，舌质淡红或有苔剥，脉软弱或细数。

治法：补肺益气养阴。

方药：生脉散合补肺汤加减。常用党参、黄芪、五味子、炙甘草。

偏阴虚者加补肺养阴之品，如沙参、麦冬、玉竹、百合、诃子；兼中气虚弱，肺脾同病，清气下陷，食少便溏，腹中气坠者，配合补中益气汤，补脾养肺，益气升陷。

7. 肾虚不纳证

临床表现：喘促日久，动则喘甚，呼多吸少，气不得续，形瘦神惫，跗肿，汗出肢冷，面青唇紫，舌淡苔白或黑而润滑，脉微细或沉弱；或见喘咳，面红烦躁，口咽干燥，足冷，汗出如油，舌红少津，脉细数。

治法：补肾纳气。

方药：金匮肾气丸合参蛤散加减。常用附子、肉桂、山萸肉、胡桃肉、紫河车、熟地黄、山药、当归、人参、蛤蚧。

若表现为肾阴虚者，不宜辛燥，宜用七味都气丸合生脉散加减以滋阴纳气，药用生地黄、天冬、麦冬、龟甲胶、当归养阴，五味子、诃子敛肺纳气。若喘息渐平，善后调理可常服紫河车、胡桃肉以补肾固本纳气。

中成药：蛤蚧定喘丸，每次9g，每日2次。

8. 正虚喘脱证

临床表现：喘逆剧甚，张口抬肩，鼻扇气促，端坐不能平卧，稍动则咳喘欲绝，或有痰鸣，心慌动悸，烦躁不安，面青唇紫，汗出如珠，肢冷，脉浮大无根，或见歇止，或模糊不清。

治法：扶阳固脱，镇摄肾气。

方药：参附汤送服黑锡丹，配合蛤蚧粉。常用人参、黄芪、炙甘草、山萸肉、五味子、蛤蚧（粉）、龙骨、牡蛎。

若阳虚甚，气息微弱，汗出肢冷，舌淡，脉沉细，加附子、干姜；阴虚甚，气息急促，心烦内热，汗出黏手，口干舌红，脉沉细数，加麦冬、玉竹，人参改用西洋参；神昧不清，加丹参、远志、菖蒲安神祛痰开窍。

四、预防与调护

喘证的预防，要点在于慎风寒，适寒温，节饮食，少食黏腻和辛热刺激之品，以免助湿生痰动火。已患喘证，则应注意早期治疗，力求根治，尤需防寒保暖，防止受邪而诱发，忌烟酒，适房事，调情志，饮食清淡而富有营养。适当进行体育锻炼，增强体质，提高机体的抗病能力，但活动量应根据个人体质强弱及病情而定，不宜过度疲劳。

第五节　心　悸

心悸是指病人自觉心中悸动，惊惕不安，甚则不能自主的一种病证。病情较轻者为惊悸，病情较重者为怔忡。现代医学各种原因引起的心律失常可以参考本病证论治。

一、病因病机

体虚劳倦、七情所伤、感受外邪、药食不当均可导致本病。

心悸的基本病机是气血阴阳亏虚，心失所养，或邪扰心神，心神不宁。心悸的病位在心，与肝、脾、肾、肺四脏密切相关。病理性质主要有虚实两方面，虚者为气血阴阳亏损，使心失滋养，而致心悸；实者多由痰火扰心、水饮上凌或心血瘀阻，气血运行不畅而引起。虚实之间可以相互夹杂或转化，实证日久，病邪伤正，可分别兼见气血阴阳之亏损，而虚证也可因虚致实，兼见实证表现。心悸的病理因素包括气滞、血瘀、痰浊、水饮。阴虚者常兼火盛或痰热；阳虚者易夹水饮、痰湿；气血不足者，易见气血瘀滞、痰浊。

二、诊断与鉴别诊断

1. 诊断要点

（1）自觉心中悸动不安，心搏异常，或快速，或缓慢，或跳动过重，或忽跳忽止，呈阵发性或持续不解，神情紧张，心慌不安，不能自主，可见数、促、结、代、缓、沉、迟等脉象。

（2）伴有胸闷不舒、易激动、心烦寐差、颤抖乏力、头晕等症。中老年患者，可伴有心胸疼痛，甚则喘促，汗出肢冷，或见晕厥。

（3）常由情志刺激如惊恐、紧张，以及劳倦、饮酒、饱食等因素诱发。

2. 鉴别诊断

（1）惊悸与怔忡的鉴别：惊悸发病，多与情绪因素有关，可由骤遇惊恐、忧思恼怒、悲哀过极或过度紧张而诱发，多为阵发性，病来虽速，病情较轻，实证居多，病势轻浅，可自行缓解，不发时如常人。怔忡多由久病体虚，心脏受损所致，无精神等因素亦可发生，常持续心悸，心中惕惕，不能自控，活动后加重，多属虚证，或虚中夹实，病来虽渐，病情较重，不发时亦可兼见脏腑虚损症状。惊悸日久不愈，亦可形成怔忡。

（2）心悸与奔豚的鉴别：奔豚发作之时，亦觉心胸躁动不安。本病与心悸的鉴别要点为：心悸为心中剧烈跳动，发自于心；奔豚乃上下冲逆，发自少腹。

三、辨证论治

心悸的治疗应分虚实。虚证分别治以补气、养血、滋阴、温阳；实证则应祛痰、化饮、清火、行瘀。但本病以虚实错杂为多见，且虚实的主次、缓急各有不同，故治当相应兼顾。同时，由于心悸以心神不宁为其病理特点，故应酌情配入镇心安神之法。

1. 心虚胆怯证

临床表现：心悸不宁，善惊易恐，坐卧不安，不寐多梦而易惊醒，恶闻声响，食少纳呆，苔薄白，脉细略数或细弦。

证机概要：气血亏损，心虚胆怯，心神失养。

治法：镇惊定志，养心安神。

方药：安神定志丸加减。常用龙齿、琥珀、酸枣仁、远志、茯神、人参、茯苓、山药、天冬、生地黄、熟地黄、肉桂、五味子。

若见心阳不振，用肉桂易桂枝，加附子以温通心阳；兼心血不足，加阿胶、首乌、龙眼肉以滋养心血；兼心气郁结，加柴胡、郁金、合欢皮、绿萼梅以疏肝解郁。

2. 心血不足证

临床表现：心悸气短，头晕目眩，失眠健忘，面色无华，倦怠乏力，纳呆食少，舌淡红，脉细弱。

证机概要：心血亏耗，心失所养，心神不宁。

治法：补血养心，益气安神。

方药：归脾汤加减。常用黄芪、人参、白术、炙甘草、熟地黄、当归、龙眼肉、茯神、远志、酸枣仁、木香。

若五心烦热，自汗盗汗，胸闷心烦，舌红少苔，脉细数或结代，为气阴两虚，治以益气养血，滋阴安神，用炙甘草汤加减；失眠多梦，加合欢皮、夜交藤、五味子、柏子仁、莲子心等养心安神；若热病后期损及心阴而心悸者，以生脉散加减，有益气养阴补心之功。

3. 心阳不振证

临床表现：心悸不安，胸闷气短，动则尤甚，面色苍白，形寒肢冷，舌淡苔白，脉虚弱或沉细无力。

证机概要：心阳虚衰，无以温养心神。

治法：温补心阳，安神定悸。

方药：桂枝甘草龙骨牡蛎汤合参附汤加减。常用桂枝、附片、人参、黄芪、麦冬、枸杞、炙甘草、龙骨、牡蛎。

若形寒肢冷者，重用人参、黄芪、附子、肉桂温阳散寒；大汗出者重用人参、黄芪、煅龙骨、煅牡蛎、山萸肉益气敛汗，或用独参汤煎服；兼见水饮内停者，加葶苈子、五加皮、车前子、泽泻等利水化饮；夹瘀血者，加丹参、赤芍、川芎、桃红、红花；若心阳不振，以致心动过缓者，酌加炙麻黄、补骨脂，重用桂枝以温通心阳。

4. 水饮凌心证

临床表现：心悸眩晕气急，胸闷痞满，渴不欲饮，小便短少，或下肢浮肿，形寒肢冷，伴恶心、欲吐、流涎，舌淡胖，苔白滑，脉弦滑或沉细而滑。

证机概要：脾肾阳虚，水饮内停，上凌于心，扰乱心神。

治法：振奋心阳，化气行水，宁心安神。

方药：苓桂术甘汤加减。常用泽泻、猪苓、车前子、茯苓、桂枝、炙甘草、人参、白术、黄芪、远志、茯神、酸枣仁。

兼见肺气不宣，肺有痰湿，咳喘胸闷，加杏仁、前胡、桔梗以宣肺，葶苈子、五加皮、防己以泻肺利水；兼见瘀血者，加当归、川芎、刘寄奴、泽兰叶、益母草；若见因心功能不全而致浮肿、尿少、阵发性夜间咳喘或端坐呼吸者，当重用温阳利水之品，如真武汤。

5. 阴虚火旺证

临床表现：心悸易惊，心烦失眠，五心烦热，口干，盗汗，思虑劳心则症状加重，伴耳鸣腰酸，头晕目眩，急躁易怒，舌红少津，苔少或无，脉细数。

证机概要：肝肾阴虚，水不济火，心火内动，扰动心神。

治法：滋阴清火，养心安神。

方药：天王补心丹合朱砂安神丸加减。常用生地黄、玄参、麦冬、天冬、当归、丹参、人参、炙甘草、黄连、朱砂、茯苓、远志、酸枣仁、柏子仁、五味子、桔梗。

若肾阴亏虚，虚火妄动，遗精腰酸者，加龟甲、熟地黄、知母、黄柏，或加服知柏地黄丸；若阴虚而火热不明显者，可单用天王补心丹；若阴虚兼有瘀热者，加赤芍、丹皮、桃仁、红花、郁金等清热凉血，活血化瘀。

6. 瘀阻心脉证

临床表现：心悸不安，胸闷不舒，心痛时作，痛如针刺，唇甲青紫，舌质紫暗或有瘀斑，脉涩或结或代。

证机概要：血瘀气滞，心脉瘀阻，心阳被遏，心失所养。

治法：活血化瘀，理气通络。

方药：桃仁红花煎合桂枝甘草龙骨牡蛎汤。常用桃仁、红花、丹参、赤芍、川芎、延胡索、香附、青皮、生地黄、当归、桂枝、甘草、龙骨、牡蛎。

若因虚致瘀者去理气之品，气虚加黄芪、党参、黄精；络脉痹阻，胸部窒闷，加沉香、檀香、降香；夹痰浊，胸满闷痛，苔浊腻，加瓜蒌、薤白、半夏、广陈皮；胸痛甚，加乳香、没药、五灵脂、蒲黄、三七粉等。

7. 痰火扰心证

临床表现：心悸时发时止，受惊易作，胸闷烦躁，失眠多梦，口干苦，大便秘结，小便短赤，舌红，苔黄腻，脉弦滑。

证机概要：痰浊停聚，郁久化火，痰火扰心，心神不安。

治法：清热化痰，宁心安神。

方药：黄连温胆汤加减。常用黄连、山栀、竹茹、半夏、胆南星、全瓜蒌、陈皮、生姜、枳实、远志、菖蒲、酸枣仁、生龙骨、生牡蛎。

若痰热互结，大便秘结者，加生大黄；心悸重者，加珍珠母、石决明、磁石重镇安神；火郁伤阴，加麦冬、玉竹、天冬、生地黄养阴清热；兼见脾虚者加党参、白术、谷麦芽、砂仁益气醒脾。

四、预防与调护

心悸每因情志内伤、恐惧而诱发，故患者应保持精神乐观、情绪稳定。饮食有节，进食营养丰富而易消化吸收的食物，平素饮食忌过饱、过饥，戒烟酒、浓茶，宜低脂、低盐饮食。保持生活有规律，避免外邪侵袭而诱发或加重心悸。适当锻炼，劳逸结合。

第六节　胸　痹

胸痹是指以胸部闷痛，甚则胸痛彻背，喘息不得卧为主症的一种疾病，轻者仅感胸闷如窒，呼吸欠畅，重者则有胸痛，严重者心痛彻背，背痛彻心。现代医学冠状动脉粥样硬化性心脏病之心绞痛、心肌梗死及心包炎可以参考本病证论治。

一、病因病机

寒邪内侵、饮食失调、情志失调、劳倦内伤、年迈体虚均可导致本病。

胸痹的主要病机为心脉痹阻，病位在心，涉及肝、肺、脾、肾等脏。病理性质为本虚标实，本虚有气虚、气阴两虚及阳气虚衰，标实有血瘀、寒凝、痰浊、气滞，且可相兼为病，如气滞血瘀、寒凝气滞、痰瘀交阻等。胸痹发展趋势，由标及本，由轻转剧。轻者多为胸阳不振，阴寒之邪上乘，阻滞气机，临床表现为胸中气塞、短气；重者则为痰瘀交阻，壅塞胸中，气机痹阻，临床表现为不得卧、心痛彻背。胸痹病机转化可因实致虚，亦可因虚致实。

二、诊断与鉴别诊断

1. 诊断要点

（1）胸痹以胸部闷痛为主症，患者多见膻中或心前区憋闷疼痛，甚则痛彻左肩背、咽喉、胃脘部、左上臂内侧等部位，呈反复发作性，一般持续几秒到几十分钟，休息或用药后可缓解。

（2）常伴有心悸、气短、自汗，甚则喘息不得卧，严重者可见胸痛剧烈，持续不解，汗出肢冷，面色苍白，唇甲青紫，脉散乱或微细欲绝等危候，可发生猝死。

（3）多见于中年以上，常因操劳过度、抑郁恼怒、多饮暴食或气候变化而诱发，亦有无明显诱因或安静时发病者。

2. 鉴别诊断

（1）胸痹与悬饮：悬饮、胸痹均有胸痛，但胸痹为当胸闷痛，并可向左肩或左臂内侧等部位放射，常因受寒、饱餐、情绪激动、劳累而突然发作，历时短暂，休息或用药后得以缓解。悬饮为胸胁胀痛，持续不解，多伴有咳唾，转侧、呼吸时疼痛加重，肋间饱满，并有咳嗽、咳痰等肺系证候。

（2）胸痹与胃脘痛：心在脘上，脘在心下，故有胃脘当心而痛之称，以其部位相近。胸痹之不典型者，其疼痛可在胃脘部，极易混淆。但胸痹以闷痛为主，为时极短，虽与饮食有关，但休息、服药常可缓解。胃脘痛与饮食相关，以胀痛为主，局部有压痛，持续时间较长，常伴有泛酸、嘈杂、嗳气、呃逆等胃部症状。

（3）胸痹与真心痛：真心痛乃胸痹的进一步发展，症见心痛剧烈，甚则持续不解，伴有汗出、肢冷、面白、唇紫、手足青至节、脉微或结代等危重急症。

三、辨证论治

胸痹的治疗应先治其标，后治其本，先从祛邪入手，然后再予扶正，必要时可根据虚实标本的主次，兼顾同治。标实当泻，针对气滞、血瘀、寒凝、痰浊而疏理气机，活血化瘀，辛温通阳，泄浊豁痰，尤重活血通脉治法；本虚宜补，权衡心脏阴阳气血之不足，有无兼见肺、肝、脾、肾等脏之亏虚，补气温阳，滋阴益肾，纠正脏腑之偏衰，尤其重视补益心气之不足。

1. 心血瘀阻证

临床表现：心胸疼痛，如刺如绞，痛有定处，入夜为甚，甚则心痛彻背，背痛彻心，或痛引肩背，伴有胸闷，日久不愈，可因暴怒、劳累而加重，舌质紫暗，有瘀斑，苔薄，脉弦涩。

证机概要：血行瘀滞，胸阳痹阻，心脉不畅。

治法：活血化瘀，通脉止痛。

方药：血府逐瘀汤加减。常用川芎、桃仁、红花、赤芍、柴胡、桔梗、枳壳、牛膝、当归、降香、郁金。

瘀血痹阻重证，胸痛剧烈，可加乳香、没药、郁金、降香、丹参等，加强活血理气之功；若血瘀气滞并重，胸闷痛甚者，可加沉香、檀香、荜茇等辛香理气止痛之药；若气虚血瘀，伴气短乏力，自汗，脉细弱或结代者，当益气活血，用人参养荣汤合桃红四物汤加减，重用人参、黄芪等益气祛瘀之品；若猝然心痛发作，可含化复方丹参滴丸、速效救心丸等活血化瘀、芳香止痛之品。

中成药：地奥心血康胶囊，每次200mg，每日3次，连服2周后改为每次100mg，每日3次。复方丹参滴丸，每次10丸，每日3次。速效救心丸，含服，每次4～6粒，每日3次，急性发作时用10～15粒。

2. 气滞心胸证

临床表现：心胸满闷，隐痛阵发，痛有定处，时欲太息，遇情志不遂时容易诱发或加重，或兼有胃脘胀闷，得嗳气或矢气则舒，苔薄或薄腻，脉细弦。

证机概要：肝失疏泄，气机郁滞，心脉不和。

治法：疏肝理气，活血通络。

方药：柴胡疏肝散加减。常用柴胡、枳壳、香附、陈皮、川芎、赤芍。

胸闷心痛明显，为气滞血瘀之象，可合用失笑散；气郁日久化热，心烦易怒，口干便秘，舌红苔黄，脉弦数者，用丹栀逍遥散；便秘严重者加当归芦荟丸以泻郁火。

3. 痰浊闭阻证

临床表现：胸闷重而心痛微，痰多气短，肢体沉重，形体肥胖，遇阴雨天而易发作或加重，伴有倦怠乏力，纳呆便溏，咯吐痰涎，舌体胖大且边有齿痕，苔浊腻或白滑，脉滑。

证机概要：痰浊盘踞，胸阳失展，气机痹阻，脉络阻滞。

治法：通阳泄浊，豁痰宣痹。

方药：瓜蒌薤白半夏汤合涤痰汤加减。常用瓜蒌、薤白、半夏、胆南星、竹茹、人参、茯苓、甘草、石菖蒲、陈皮、枳实。

痰浊郁而化热者，用黄连温胆汤加郁金，以清化痰热而理气活血；如痰热兼有郁火者，加海浮石、海蛤壳、黑山栀、天竺黄、竹沥化痰火之胶结；大便干结加桃仁、大黄；痰浊与瘀血往往同时并见，因此通阳豁痰和活血化瘀法亦经常并用，但必须根据两者的偏重而有所侧重。

4. 寒凝心脉证

临床表现：猝然心痛如绞，心痛彻背，喘不得卧，多因气候骤冷或骤感风寒而发病或加重，伴形寒，甚则手足不温，冷汗自出，胸闷气短，心悸，面色苍白，苔薄白，脉沉紧或沉细。

证机概要：素体阳虚，阴寒凝滞，心脉痹阻，心阳不振。

治法：辛温散寒，宣通心阳。

方药：枳实薤白桂枝汤合当归四逆汤加减。常用桂枝、细辛、薤白、瓜蒌、当归、芍药、甘草、枳实、厚朴、大枣。

阴寒极盛之胸痹重症，表现胸痛剧烈，痛无休止，伴身寒肢冷，气短喘息，脉沉紧或沉微者，当用温通散寒之法，予乌头赤石脂丸加荜茇、高良姜、细辛等。若痛剧而四肢不温，冷汗自出，即刻舌下含化苏合香丸或麝香保心丸，芳香化浊，理气温通开窍。

中成药：麝香保心丸，每次 1～2 丸，每日 3 次。

5. 气阴两虚证

临床表现：心胸隐痛，时作时休，心悸气短，动则益甚，伴倦怠乏力，声息低微，易汗出，舌质淡红，舌体胖且边有齿痕，苔薄白，脉虚细缓或结代。

证机概要：心气不足，阴血亏耗，血行瘀滞。

治法：益气养阴，活血通脉。

方药：生脉散合人参养荣汤加减。常用人参、黄芪、炙甘草、肉桂、麦冬、玉竹、五味子、丹参、当归。

兼有气滞血瘀者，可加川芎、郁金以行气活血；兼见痰浊之象者可合用茯苓、白术、白蔻仁以健脾化痰；兼见纳呆、失眠等心脾两虚者，可并用茯苓、茯神、远志、半夏曲健脾和胃，柏子仁、酸枣仁收敛心气，养心安神。

6. 心肾阴虚证

临床表现：心痛憋闷，心悸盗汗，虚烦不寐，腰酸膝软，头晕耳鸣，口干便秘，舌红少津，苔薄或剥，脉细数或促代。

证机概要：水不济火，虚热内灼，心失所养，血脉不畅。

治法：滋阴清火，养心和络。

方药：天王补心丹合炙甘草汤加减。常用生地黄、玄参、天冬、麦冬、人参、炙甘草、茯苓、柏子仁、酸枣仁、五味子、远志、丹参、当归、芍药、阿胶。

阴不敛阳，虚火内扰心神，虚烦不寐，舌尖红少津者，可用酸枣仁汤，清热除烦以养血安神；若兼见风阳上扰，加用珍珠母、灵磁石、石决明、琥珀等重镇潜阳之品；若心肾阴虚，兼见头晕目眩，腰酸膝软，遗精盗汗，心悸不宁，口燥咽干，用左归饮以滋阴补肾，填精益髓。

7. 心肾阳虚证

临床表现：心悸而痛，胸闷气短，动则更甚，自汗，面色白，神倦怯寒，四肢欠温或肿胀，舌质淡胖，边有齿痕，苔白或腻，脉沉细迟。

证机概要：阳气虚衰，胸阳不振，气机痹阻，血行瘀滞。

治法：温补阳气，振奋心阳。

方药：参附汤合右归饮加减。常用人参、附子、肉桂、炙甘草、熟地黄、山萸肉、仙灵脾、补骨脂。

伴有寒凝血瘀标实症状者适当兼顾。若肾阳虚衰，不能制水，水饮上凌心肺，症见水肿、喘促、心悸，用真武汤加黄芪、汉防己、猪苓、车前子温肾阳而化水饮；若阳虚欲脱厥逆者，用四逆加人参汤，温阳益气，回阳救逆，或参附注射液 40～60mL 加入 5% 葡萄糖注射液 250～500mL 中静脉点滴，可增强疗效。

四、预防与调护

1. 注意调摄精神，避免情绪波动。

2. 注意生活起居，寒温适宜。本病的诱发或发生与气候异常变化有关，故要避免寒冷，居处除保持安静、通风外，还要注意寒温适宜。

3. 注意饮食调节。饮食宜清淡低盐，食勿过饱。多吃水果及富含纤维素的食物。保持大便通畅。另外，烟酒等刺激之品，有碍脏腑功能，应禁止。

4. 注意劳逸结合，坚持适当活动。发作期患者应立即卧床休息，缓解期要注意适当休息，保证充足的睡眠，坚持力所能及的活动，做到动中有静，正如朱丹溪所强调的“动而中节”。

5. 加强护理及监护。发病时应加强巡视，密切观察舌、脉、体温、呼吸、血压及精神情志变化，必要时给予吸氧、心电监护，保持静脉通道通畅，并做好抢救准备。

第七节　不　寐

不寐是以经常不能获得正常睡眠为特征的一类病证，主要表现为睡眠时间、深度的不足，轻者入睡困难，或寐而不酣，时寐时醒，或醒后不能再寐，重则彻夜不寐，常影响人们的正常工作、生活、学习和健康。现代医学神经症、更年期综合征有上述表现者可以参考本病证论治。

一、病因病机

饮食不节，情志失常，劳倦、思虑过度，病后，年迈体虚等，均可导致本病。

不寐的病理变化总属阳盛阴衰，阴阳失交。病位主要在心，与肝、脾、肾密切相关。不寐的病机有虚实之分，实证由肝郁化火，痰热内扰，阳盛不得入于阴而致，虚证多由心脾两虚，心虚胆怯，心肾不交，水火不济，心神失养，阴虚不能纳阳而发。失眠久病可出现虚实夹杂，实火、湿、痰等病邪与气血阴阳亏虚互相联系，互相转化，临床以虚证多见。

二、诊断与鉴别诊断

1. 诊断要点

（1）轻者入寐困难或寐而易醒，醒后不寐，连续 3 周以上，重者彻夜难眠，常伴有头痛、头昏、心悸、健忘、神疲乏力、心神不宁、多梦等症。

（2）本病证常有饮食不节，情志失常，劳倦、思虑过度，病后，体虚等病史。

2. 鉴别诊断

不寐应与一时性失眠、生理性少寐、他病痛苦引起的失眠相区别。不寐是指单纯以失眠为主症，表现为持续的、严重的睡眠困难。若因一时性情志影响或生活环境改变引起的暂时性失眠不属病态。至于老年人少寐早醒，亦多属生理状态。若因其他疾病痛苦引起失眠者，则应以祛除有关病因为主。

三、辨证论治

本病治疗当以补虚泻实、调整脏腑阴阳为原则。实证泻其有余，如疏肝泻火，清化痰热，消导和中；虚证补其不足，如益气养血，健脾补肝益肾。在此基础上安神定志，如养血安神，镇惊安神，清心安神。

1. 肝火扰心证

临床表现：不寐多梦，甚则彻夜不眠，急躁易怒，伴头晕头胀，目赤耳鸣，口干而苦，不思饮食，便秘溲赤，舌红苔黄，脉弦而数。

证机概要：肝郁化火，上扰心神。

治法：疏肝泻火，镇心安神。

方药：龙胆泻肝汤加减。常用龙胆草、黄芩、栀子、泽泻、车前子、当归、生地黄、柴胡、甘草、生龙骨、生牡蛎、灵磁石。

胸闷胁胀，善太息者，加香附、郁金、佛手、绿萼梅以疏肝解郁；若头晕目眩，头痛欲裂，不寐躁怒，大便秘结者，可用当归龙荟丸。

2. 痰热扰心证

临床表现：心烦不寐，胸闷脘痞，泛恶嗳气，伴口苦，头重，目眩，舌偏红，苔黄腻，脉滑数。

证机概要：湿食生痰，郁痰生热，扰动心神。

治法：清化痰热，和中安神。

方药：黄连温胆汤加减。常用半夏、陈皮、茯苓、枳实、黄连、竹茹、龙齿、珍珠母、磁石。

不寐伴胸闷嗳气，脘腹胀满，大便不爽，苔腻脉滑，加用半夏秫米汤和胃健脾，交通阴阳，和胃降气；若饮食停滞，胃中不和，嗳腐吞酸，脘腹胀痛，再加神曲、焦山楂、莱菔子以消导和中。

3. 心脾两虚证

临床表现：不易入睡，多梦易醒，心悸健忘，神疲食少，伴头晕目眩，四肢倦怠，腹胀便溏，面色少华，舌淡苔薄，脉细无力。

证机概要：脾虚血亏，心神失养，神不安舍。

治法：补益心脾，养血安神。

方药：归脾汤加减。常用人参、白术、甘草、当归、黄芪、远志、酸枣仁、茯神、龙眼肉、木香。

心血不足较甚者，加熟地黄、芍药、阿胶以养心血；不寐较重者，加五味子、夜交藤、合欢皮、柏子仁养心安神，或加生龙骨、生牡蛎、琥珀末以镇静安神；兼见脘闷纳呆，苔腻，重用白术，加苍术、半夏、陈皮、茯苓、厚朴以健脾燥湿，理气化痰。若产后虚烦不寐，或老人夜寐早醒而无虚烦者，多属气血不足，亦可用本方。

中成药：柏子养心丸，每次6g，每日2次。

4. 心肾不交证

临床表现：心烦不寐，入睡困难，心悸多梦，伴头晕耳鸣，腰膝酸软，潮热盗汗，五心烦热，咽干少津，男子遗精，女子月经不调，舌红少苔，脉细数。

证机概要：肾水亏虚，不能上济于心，心火炽盛，不能下交于肾。

治法：滋阴降火，交通心肾。

方药：六味地黄丸合交泰丸加减。常用熟地黄、山萸肉、山药、泽泻、茯苓、丹皮、黄连、肉桂。

心阴不足为主者，可用天王补心丹以滋阴养血，补心安神；心烦不寐，彻夜不眠者，加朱砂、磁石、龙骨、龙齿重镇安神。

中成药：天王补心丸，每次1丸，每日2次。

5. 心胆气虚证

临床表现：虚烦不寐，触事易惊，终日惕惕，胆怯心悸，伴气短自汗，倦怠乏力，舌淡，脉弦细。

证机概要：心胆虚怯，心神失养，神魂不安。

治法：益气镇惊，安神定志。

方药：安神定志丸合酸枣仁汤加减。常用人参、茯苓、甘草、茯神、远志、龙齿、石菖蒲、川芎、酸枣仁、知母。

心肝血虚，惊悸汗出者，重用人参，加白芍、当归、黄芪以补养肝血；胸闷，善太息，纳呆腹胀者，加柴胡、陈皮、山药、白术以疏肝健脾；心悸甚，惊惕不安者，加生龙骨、生牡蛎、朱砂以重镇安神。

四、预防与调护

不寐属心神病变，重视精神调摄和讲究睡眠卫生具有实际的预防意义。精神调摄方面，应积极进行心理情志调整，克服过度紧张、兴奋、焦虑、抑郁、惊恐、愤怒等不良情绪，做到喜怒有节，保持精神舒畅，尽量以放松的、顺其自然的心态对待睡眠，反而能较好地入睡。睡眠卫生方面，首先，帮助患者建立有规律的作息制度，从事适当的体力活动或体育锻炼，增强体质，持之以恒，促进身心健康。其次，养成良好的睡眠习惯。晚餐要清淡，不宜过饱，更忌浓茶、咖啡及吸烟。睡前避免从事紧张和兴奋的活动，养成定时就寝的习惯。另外，要注意睡眠环境的安宁，床铺要舒适，卧室光线要柔和，并努力减少噪音，去除各种可能影响睡眠的外在因素。

第八节　头　痛

头痛是指以病人自觉头部疼痛为主要症状的一种病证，可发生于多种急慢性疾病过程中。现代医学高血压性头痛、偏头痛、紧张型头痛、丛集性头痛可以参考本病证论治。

一、病因病机

感受外邪、情志失调、先天不足或房事不节、饮食劳倦及体虚久病、头部外伤或久病入络均可导致本病。

头痛可分为外感和内伤两大类。其基本病机为不通则痛，不荣则痛，外感者为外邪上扰清空，壅滞经络，络脉不通；内伤者或肝阳上扰，或瘀血阻络，或头目失荣而发头痛。头痛的病位多在肝、脾、肾三脏。病理因素涉及痰湿、风火、血瘀。病理性质有虚有实。外感头痛一般病程较短，治疗养护得当则少有转化。

内伤头痛大多起病较缓，病程较长，病性较为复杂，一般来说，气血亏虚、肾精不足之头痛属虚证，肝阳、痰浊、瘀血所致之头痛多属实证。虚实在一定条件下可以相互转化。例如，痰浊中阻日久，脾胃受损，气血生化不足，营血亏虚，不荣头窍，可转为气血亏虚之头痛。肝阳、肝火日久，阳热伤阴，肾虚阴亏，可转为肾精亏虚的头痛，或阴虚阳亢，虚实夹杂之头痛。各种头痛迁延不愈，病久入络，又可转变为瘀血头痛。

二、诊断与鉴别诊断

1. 诊断要点

(1) 以头部疼痛为主要临床表现。部位可发生在前额、两颞、颠顶、枕项或全头部。疼痛性质可为跳痛、刺痛、胀痛、灼痛、重痛、空痛、昏痛、隐痛等。头痛发作形式可为突然发作，或缓慢起病，或反复发作，时痛时止。疼痛的持续时间可长可短，可数分钟、数小时或数天、数周，甚则长期疼痛不已。

(2) 外感头痛者多有起居不慎，感受外邪的病史；内伤头痛者常有情绪波动、失眠、饮食不节、劳倦、房事不节、病后体虚等病史。

2. 鉴别诊断

头痛与眩晕可单独出现，也可同时出现，二者对比，头痛之病因有外感与内伤两方面，眩晕则以内伤为主。临床表现，头痛以疼痛为主，实证较多；而眩晕则以昏眩为主，虚证较多。

三、辨证论治

外感头痛属实证，以风邪为主，故治疗主以祛风，兼以散寒、清热、祛湿。内伤头痛多属虚证或虚实夹杂证，虚者以补养气血、益肾填精为主，实证当平肝、化痰、行瘀，虚实夹杂者，酌情兼顾并治。

1. 风寒头痛

临床表现：头痛连及项背，常有拘急收紧感，或伴恶风畏寒，遇风尤剧，常喜裹头，口不渴，苔薄白，脉浮紧。

证机概要：风寒外袭，上犯颠顶，凝滞经脉。

治法：疏散风寒止痛。

方药：川芎茶调散加减。常用川芎、白芷、藁本、羌活、细辛、荆芥、防风。

若头痛，恶寒明显者，酌加麻黄、桂枝、制川乌等温经散寒。若寒邪侵于厥阴经脉，症见颠顶头痛、干呕、吐涎沫、四肢厥冷、苔白、脉弦者，方用吴茱萸汤去人参，加藁本、川芎、细辛、法半夏，以温散寒邪，降逆止痛。若寒邪客于少阴经脉，症见头痛、足寒、气逆、背冷、脉沉细，方用麻黄附子细辛汤加白芷、川芎，温经散寒止痛。

中成药：川芎茶调丸，每次 3～6g，每日 2 次，饭后清茶冲服。

2. 风热头痛

临床表现：头痛而胀，甚则头胀如裂，发热或恶风，面红目赤，口渴喜饮，大便不畅，或便秘，溲赤，舌尖红，苔薄黄，脉浮数。

证机概要：风热外袭，上扰清空，窍络失和。

治法：疏风清热和络。

方药：芎芷石膏汤加减。常用菊花、桑叶、薄荷、蔓荆子、川芎、白芷、羌活、生石膏、黄芩。

烦热口渴，舌红少津者，可重用石膏，配知母、天花粉清热生津，山栀清热泻火；大便秘结，腑气不通，口舌生疮者，可用黄连上清丸泄热通腑。

中成药：芎菊上清丸，每次 1 袋，每日 2 次。

3. 风湿头痛

临床表现：头痛如裹，肢体困重，胸闷纳呆，大便或溏，苔白腻，脉濡。

证机概要：风湿之邪，上蒙头窍，困遏清阳。

治法：祛风胜湿通窍。

方药：羌活胜湿汤加减。常用羌活、独活、藁本、白芷、防风、细辛、蔓荆子、川芎。

若胸闷脘痞、腹胀便溏显著者，可加苍术、厚朴、陈皮、藿梗以燥湿宽中，理气消胀；恶心、呕吐者，可加半夏、生姜以降逆止呕；纳呆食少者，加麦芽、神曲健胃助运。

4. 肝阳头痛

临床表现：头昏胀痛，两侧为重，心烦易怒，夜寐不宁，口苦面红，或兼胁痛，舌红苔黄，脉弦数。

证机概要：肝失条达，气郁化火，阳亢风动。

治法：平肝潜阳息风。

方药：天麻钩藤饮加减。常用天麻、钩藤、石决明、山栀、黄芩、丹皮、桑寄生、杜仲、牛膝、益母草、白芍、夜交藤、茯神。

若因肝郁化火，肝火炎上，而症见头痛剧烈，目赤口苦，急躁，便秘溲黄者，加夏枯草、龙胆草、大黄。若兼肝肾亏虚，水不涵木，症见头晕目涩，视物不明，遇劳加重，腰膝酸软者，可选加枸杞、白芍、山萸肉。

中成药：牛黄降压丸，每次1～2丸，每日2次。

5. 血虚头痛

临床表现：头痛隐隐，时时昏晕，心悸失眠，面色少华，神疲乏力，遇劳加重，舌质淡，苔薄白，脉细弱。

证机概要：营血不足，不能上荣，窍络失养。

治法：养血滋阴，和络止痛。

方药：加味四物汤加减。常用当归、生地黄、白芍、首乌、川芎、菊花、蔓荆子、五味子、远志、炒枣仁。

若因血虚气弱者，兼见乏力气短，神疲懒言，汗出恶风等，可选加党参、黄芪，白术；若阴血亏虚，阴不敛阳，肝阳上扰者，可加入天麻、钩藤、石决明、菊花等。

6. 痰浊头痛

临床表现：头痛昏蒙，胸脘满闷，纳呆呕恶，舌苔白腻，脉滑或弦滑。

证机概要：脾失健运，痰浊中阻，上蒙清窍。

治法：健脾燥湿，化痰降逆。

方药：半夏白术天麻汤加减。常用半夏、陈皮、甘草、白术、茯苓、天麻、白蒺藜、蔓荆子。

若痰湿久郁化热，口苦便秘，舌红苔黄腻，脉滑数者，可加黄芩、竹茹、枳实、胆星。若胸闷、呕恶明显，加厚朴、枳壳、生姜和中降逆。

7. 肾虚头痛

临床表现：头痛且空，眩晕耳鸣，腰膝酸软，神疲乏力，滑精带下，舌红少苔，脉细无力。

证机概要：肾精亏虚，髓海不足，脑窍失荣。

治法：养阴补肾，填精生髓。

方药：大补元煎加减。常用熟地黄、枸杞、女贞子、杜仲、川断、龟甲、山萸肉、山药、人参、当归、白芍。

若头痛而晕，头面烘热，面颊红赤，时伴汗出，证属肾阴亏虚，虚火上炎者，去人参，加知母、黄柏，以滋阴泻火，或方用知柏地黄丸。若头痛畏寒，面色白，四肢不温，腰膝无力，舌淡，脉细无力，证属肾阳不足者，当温补肾阳，选用右归丸或金匮肾气丸加减。

8. 瘀血头痛

临床表现：头痛经久不愈，痛处固定不移，痛如锥刺，日轻夜重，或有头部外伤史，舌紫暗，或有瘀斑、瘀点，苔薄白，脉细或细涩。

证机概要：瘀血阻窍，络脉滞涩，不通则痛。

治法：活血化瘀，通窍止痛。

方药：通窍活血汤加减。常用川芎、赤芍、桃仁、益母草、当归、白芷、细辛、凌霄花。

若头痛较剧，久痛不已，可加全蝎、蜈蚣、地鳖虫等，搜风剔络止痛。虫类药多有小毒，故应合理掌握用量，不可久用。

9. 气虚头痛

临床表现：头痛隐隐，时发时止，遇劳加重，纳食减少，神疲乏力，气短懒言，舌质淡，苔薄白，脉细弱。

证机概要：脾胃虚弱，中气不足，清阳不升，脑失所养。

治法：健脾益气升清

方药：益气聪明汤加减。常用黄芪、炙甘草、人参、升麻、葛根、蔓荆子、芍药。

若气血两虚，头痛绵绵不休，心悸怔忡，失眠者，加当归、熟地黄、何首乌补血，或用人参养荣汤加减；若头痛畏寒，加炮附子、益知仁、葱白温阳通络。

四、针灸治疗

针灸治疗头痛的基本原则为调和气血，通络止痛。常用主穴为百会、太阳、风池、阿是穴、合谷。太阳头痛配天柱、后溪、昆仑；阳明头痛配印堂、内庭；少阳头痛配率谷、外关、足临泣；厥阴头痛配四神聪、太冲、内关；风寒头痛配风门、列缺；风热头痛配曲池、大椎；风湿头痛配头维、阴陵泉；肝阳上亢头痛配太溪、太冲；痰浊头痛配中脘、丰隆；瘀血头痛配血海、膈俞；血虚头痛配脾俞、足三里。操作：毫针虚补实泻，寒证加灸，阿是穴可采用强刺激和久留针。瘀血头痛可在阿是穴点刺出血。

五、预防与调护

外感头痛多因外邪侵袭所致，故平时当适寒温，慎起居，参加体育锻炼，以增强体质，抵御外邪侵袭；内伤所致者，宜情绪舒畅，避免精神刺激，注意休息。各类头痛患者均应禁烟戒酒。

第九节 眩　晕

眩是指眼花或眼前发黑，晕是指头晕甚或感觉自身或外界景物旋转，二者常同时并见，故统称为“眩晕”。轻者闭目即止，重者如坐车船，旋转不定，不能站立，或伴有恶心、呕吐、汗出，甚则昏倒等症状。现代医学椎基底动脉供血不足、高血压、低血压、梅尼埃病等可以参考本病证论治。

一、病因病机

情志不遂、年高体弱、久病劳倦、饮食不节、跌仆损伤、外感六伤、头脑外伤、瘀血内阻均可导致本病。

眩晕的基本病机主要是脑髓空虚，清窍失养，或痰火上逆，扰动清窍。本病的病位在于头窍，其病变脏腑与肝、脾、肾三脏相关。其常见病理因素有风、火、痰、瘀。眩晕的病性以虚者居多，气虚血亏、髓海空虚、肝肾不足所导致的眩晕多属虚证；因痰浊中阻、瘀血阻络、肝阳上亢所导致的眩晕属实证或本虚标实证。在眩晕的病变过程中，各个证候之间相互兼夹或转化。如脾胃虚弱，气血亏虚而生眩晕，而脾虚又可聚湿生痰，二者相互影响，临床上可以表现为气血亏虚兼有痰湿中阻的证候。如痰湿中阻，郁久化热，形成痰火为患，甚至火盛伤阴，形成阴亏于下，痰火上蒙的复杂局面。再如肾精不足，本属阴虚，若阴损及阳，或精不化气，可以转为肾阳不足或阴阳两虚之证。此外，风阳每夹有痰火，肾虚可以导致肝旺，久病入络形成瘀血，故临床常形成虚实夹杂之证候。

二、诊断与鉴别诊断

1. 诊断要点

（1）头晕目眩，视物旋转，轻者闭目即止，重者如坐车船，甚则仆倒，严重者可伴有头痛、项强、恶心呕吐、眼球震颤、耳鸣耳聋、汗出、面色苍白等表现。

（2）多有情志不遂、年高体虚、饮食不节、跌仆损伤等病史。

2. 鉴别诊断

中风以猝然昏仆，不省人事，口舌歪斜，半身不遂，失语，或不经昏仆，仅以㖞僻不遂为特征。中风昏仆与眩晕之甚者相似，眩晕之甚者亦可仆倒，晕倒者记忆空白，瞬间即醒，但无半身不遂及不省人事、口舌歪斜诸症，也有部分中风病人，以眩晕、头痛为其先兆表现，故临证当注意中风与眩晕的区别与联系。

三、辨证论治

眩晕的治疗原则是补虚泻实，调整阴阳。虚者当滋养肝肾，补益气血，填精生髓。实证当平肝潜阳，清肝泻火，化痰行瘀。

1. 肝阳上亢证

临床表现：眩晕，耳鸣，头目胀痛，口苦，失眠多梦，遇烦劳郁怒而加重，甚则仆倒，颜面潮红，急躁易怒，肢麻震颤，舌红苔黄，脉弦或数。

证机概要：肝阳风火，上扰清窍。

治法：平肝潜阳，清火息风。

方药：天麻钩藤饮加减。常用天麻、石决明、钩藤、牛膝、杜仲、桑寄生、黄芩、山栀、菊花、白芍。

若肝火上炎，口苦目赤，烦躁易怒者，酌加龙胆草、丹皮、夏枯草；若肝肾阴虚较甚，目涩耳鸣，腰酸膝软，舌红少苔，脉弦细数者，可酌加枸杞子、首乌、生地黄、麦冬、玄参；若眩晕剧烈，兼见手足麻木或震颤者，加羚羊角、石决明、生龙骨、生牡蛎、全蝎、蜈蚣等镇肝息风，清热止痉。

中成药：牛黄清心丸，每次1丸，每日2次。

2. 气血亏虚证

临床表现：眩晕动则加剧，劳累即发，面色白，神疲乏力，倦怠懒言，唇甲不华，发色不泽，心悸少寐，纳少腹胀，舌淡苔薄白，脉细弱。

证机概要：气血亏虚，清阳不展，脑失所养。

治法：补益气血，调养心脾。

方药：归脾汤加减。常用党参、白术、黄芪、当归、熟地黄、龙眼肉、大枣、茯苓、炒扁豆、远志、枣仁。

若中气不足，清阳不升，兼见气短乏力，纳少神疲，便溏下坠，脉象无力者，可合用补中益气汤；若自汗时出，易于感冒，当重用黄芪，加防风、浮小麦益气固表敛汗；若兼见心悸怔忡，少寐健忘者，可加柏子仁、合欢皮、夜交藤养心安神。

中成药：补中益气丸，每次6g，每日2次。

3. 肾精不足证

临床表现：眩晕日久不愈，精神萎靡，腰酸膝软，少寐多梦，健忘，两目干涩，视力减退；或遗精滑泄，耳鸣齿摇；或颧红咽干，五心烦热，舌红少苔，脉细数；或面色白，形寒肢冷，舌淡嫩，苔白，脉弱尺甚。

证机概要：肾精不足，髓海空虚，脑失所养。

治法：滋养肝肾，益精填髓。

方药：左归丸加减。常用熟地黄、山萸肉、山药、龟甲、鹿角胶、紫河车、杜仲、枸杞子、菟丝子、牛膝。

若阴虚火旺，症见五心烦热，潮热颧红，舌红少苔，脉细数者，可选加鳖甲、龟甲、知母、黄柏、丹皮、地骨皮等；若肾失封藏固摄，遗精滑泄者，可酌加芡实、莲须、桑螵蛸等；若阴损及阳，肾阳虚明显，表现为四肢不温，形寒怕冷，精神萎靡，舌淡脉沉者，或予右归丸温补肾阳，填精补髓，或酌配巴戟天、仙灵脾、肉桂。

中成药：杞菊地黄丸，每次 1 粒，每日 2 次。

4. 痰湿中阻证

临床表现：眩晕，头重昏蒙，或伴视物旋转，胸闷恶心，呕吐痰涎，食少多寐，舌苔白腻，脉濡滑。

证机概要：痰浊中阻，上蒙清窍，清阳不升。

治法：化痰祛湿，健脾和胃。

方药：半夏白术天麻汤加减。常用半夏、陈皮、白术、薏苡仁、茯苓、天麻。

若眩晕较甚，呕吐频作，视物旋转，可酌加代赭石、竹茹、生姜、旋覆花以镇逆止呕；若兼见耳鸣重听，可酌加郁金、菖蒲、葱白以通阳开窍；若痰郁化火，头痛头胀，心烦口苦，渴不欲饮，舌红苔黄腻，脉弦滑者，宜用黄连温胆汤清化痰热。

5. 瘀血阻窍证

临床表现：眩晕时作，头痛如刺，兼见健忘，失眠，心悸，精神不振，耳鸣耳聋，面唇紫暗，舌暗有瘀斑，脉涩或细涩。

证机概要：瘀血阻络，气血不畅，脑失所养。

治法：祛瘀生新，活血通窍。

方药：通窍活血汤加减。常用川芎、赤芍、桃仁、红花、白芷、菖蒲、老葱、当归、地龙、全蝎。

若兼见神疲乏力，少气自汗等症，加入黄芪、党参益气行血；若兼畏寒肢冷，感寒加重，可加附子、桂枝温经活血。

四、预防与调护

眩晕之发生，应避免和消除能导致眩晕发生的各种内外致病因素。要适当锻炼，增强体质；保持情绪稳定，防止七情内伤；注意劳逸结合，避免体力和脑力的过度劳累；饮食有节，防止暴饮暴食，过食肥甘醇酒及过咸伤肾之品；尽量戒烟戒酒。

第十节　中　风

中风是以猝然昏仆、不省人事、半身不遂、口眼歪斜、语言不利为主症的病证。现代医学急性脑卒中可以参考本病证论治。

一、病因病机

内伤积损、劳欲过度、饮食不节、情志所伤、气虚邪中均可导致本病。

中风的基本病机为阴阳失调，气血逆乱，上犯于脑，虚（阴虚、气虚）、火（肝火、心火）、风（肝风、外风）、痰（风痰、湿痰）、气（气逆）、血（血瘀）为其病机六端。病位在脑，与心、肝、脾、肾密切相关。病理因素主要为风、火、痰、瘀。其病理性质多属本虚标实，上盛下虚。本虚为肝肾阴虚，气血衰少；标实为风火相扇，痰湿壅盛，气血逆乱。轻者风痰横窜经络而为中经络，重者肝阳肝风夹痰夹火上闭清窍而为中脏腑，轻重之间的转化往往发生在疾病的初发阶段，且变化迅速，与预后密切相关。

二、诊断与鉴别诊断

1. 诊断要点

（1）具有突然昏仆、不省人事、半身不遂、偏身麻木、口眼歪斜、言语謇涩等特定的临床表现。轻症仅见眩晕，偏身麻木，口眼歪斜，半身不遂等。

（2）多急性起病，好发于40岁以上。

（3）发病之前多有头晕、头痛、肢体一侧麻木等先兆症状。

（4）常有眩晕、头痛、心悸等病史，病发多有情志失调、饮食不当或劳累等诱因。

2. 鉴别诊断

（1）中风与口僻：口僻俗称吊线风，主要症状是口眼歪斜，但常伴耳后疼痛，口角流涎，言语不清，而无半身不遂或神志障碍等表现，多因正气不足，风邪入脉络，气血痹阻所致，不同年龄均可罹患。

（2）中风与厥证：厥证也有突然昏仆、不省人事之表现，一般而言，厥证神昏时间短暂，发作时常伴有四肢逆冷，移时多可自行苏醒，醒后无半身不遂、口眼歪斜、言语不利等表现。

（3）中风与痉证：痉证以四肢抽搐、项背强直甚至角弓反张为主症，发病时也可伴有神昏，需与中风闭证相鉴别。但痉证之神昏多出现在抽搐之后，而中风患者多在起病时即有神昏，而后可以出现抽搐。痉证抽搐时间长，中风抽搐时间短。痉证患者无半身不遂、口眼歪斜等症状。

（4）中风与痫证：痫证发作时起病急骤，突然昏仆倒地，与中风相似。但痫证为阵发性神志异常的疾病，猝发仆地时常口中作声，如猪羊啼叫，四肢频抽而口吐白沫；中风则仆地无声，一般无四肢抽搐及口吐涎沫的表现。痫证之神昏多为时短暂，移时可自行苏醒，醒后一如常人，但可再发；中风患者昏仆倒地，其神昏症状严重，持续时间长，难以自行苏醒，需及时治疗方可逐渐清醒。中风多伴有半身不遂、口眼歪斜等症，亦与痫证不同。

三、辨证论治

中经络以平肝息风，化痰祛瘀通络为主。中脏腑闭证，治当息风清火，豁痰开窍，通腑泄热；脱证急宜救阴回阳固脱；对内闭外脱之证，则须醒神开窍与扶正固脱兼用。恢复期及后遗症期，多为虚实兼夹，当扶正祛邪，标本兼顾，平肝息风，化痰祛瘀与滋养肝肾、益气养血并用。

1. 中经络

（1）风痰入络证

临床表现：肌肤不仁，手足麻木，突然发生口眼歪斜，语言不利，口角流涎，舌强语謇，甚则半身不遂，或兼见手足拘挛，关节酸痛等症，舌苔薄白，脉浮数。

证机概要：脉络空虚，风痰乘虚入中，气血闭阻。

治法：祛风化痰通络。

方药：真方白丸子加减。常用半夏、南星、白附子、天麻、全蝎、当归、白芍、鸡血藤、豨莶草。

语言不清者，加菖蒲、远志祛痰宣窍；痰瘀交阻，舌紫有瘀斑，脉细涩者，可酌加丹参、桃仁、红花、赤芍等活血化瘀。

（2）风阳上扰证

临床表现：平素头晕头痛，耳鸣目眩，突然发生口眼歪斜，舌强语謇，或手足重滞，甚则半身不遂等症，舌质红苔黄，脉弦。

证机概要：肝火偏旺，阳亢化风，横窜络脉。

治法：平肝潜阳，活血通络。

方药：天麻钩藤饮加减。常用天麻、钩藤、珍珠母、石决明、桑叶、菊花、黄芩、山栀、牛膝。

夹有痰浊，见胸闷、恶心、苔腻者，加陈胆星、郁金；头痛较重者，加羚羊角、夏枯草以清肝息风；腿足重滞者，加杜仲、寄生补益肝肾。

（3）阴虚风动证

临床表现：平素头晕耳鸣，腰酸，突然发生口眼歪斜，言语不利，手指瞤动，甚或半身不遂，舌质红，苔腻，脉弦细数。

证机概要：肝肾阴虚，风阳内动，风痰瘀阻经络。

治法：滋阴潜阳，息风通络。

方药：镇肝息风汤加减。常用白芍、天冬、玄参、枸杞子、龙骨、牡蛎、龟甲、代赭石、牛膝、当归、天麻、钩藤。

痰热较重，苔黄腻，泛恶者，加胆星、竹沥、川贝母清热化痰；阴虚阳亢，肝火偏旺，心中烦热者，加栀子、黄芩清热除烦。

2. 中腑脏

（1）闭证

1）痰热腑实证

临床表现：素有头痛眩晕，心烦易怒，突然发病，半身不遂，口舌歪斜，舌强语謇或不语，神志欠清或昏糊，肢体强急，痰多而黏，伴腹胀，便秘，舌质暗红，或有瘀点瘀斑，苔黄腻，脉弦滑或弦涩。

证机概要：痰热阻滞，风痰上扰，腑气不通。

治法：通腑泄热，息风化痰。

方药：桃仁承气汤加减。常用桃仁、大黄、芒硝、枳实、陈胆星、黄芩、全瓜蒌、赤芍、丹皮、牛膝。

头痛、眩晕严重者，加钩藤、菊花、珍珠母平肝降逆；烦躁不安，彻夜不眠，口干舌红者，加生地黄、沙参、夜交藤养阴安神。中腑因瘀热内阻，腑气不通，邪热上扰，神机失用，应及时使用通腑泄热之法，有助于邪从下泄。

2）痰火瘀闭证

临床表现：突然昏仆，不省人事，牙关紧闭，口噤不开，两手握固，大小便闭，肢体强痉，面赤身热，气粗口臭，躁扰不宁，苔黄腻，脉弦滑而数。

证机概要：肝阳暴涨，阳亢风动，痰火壅盛，气血上逆，神窍闭阻。

治法：息风清火，豁痰开窍。

方药：羚角钩藤汤加减。另可服至宝丹或安宫牛黄丸以清心开窍。亦可用醒脑静或清开灵注射液静脉滴注。常用羚羊角（或山羊角）、钩藤、珍珠母、石决明、胆星、竹沥、半夏、天竺黄、黄连、石菖蒲、郁金。

若痰热阻于气道，喉间痰鸣辘辘，可服竹沥水、猴枣散以豁痰镇惊；肝火旺盛，面红目赤，脉弦劲有力，宜酌加龙胆草、山栀、夏枯草、代赭石、磁石等清肝镇摄之品；腑实热结，腹胀便秘，苔黄厚，宜加生大黄、元明粉、枳实；中脏阳闭证，风阳痰火炽盛，内闭神机，有时因邪热搏结，亦可出现腹满、便秘、小溲不通、苔黄腻、脉弦实有力，亦应配合通下之法，使大便畅通，痰热下泄，则神志可清，危象可解。

3）痰浊瘀闭证

临床表现：突然昏仆，不省人事，牙关紧闭，口噤不开，两手握固，肢体强痉，大小便闭，面白唇暗，静卧不烦，四肢不温，痰涎壅盛，苔白腻，脉沉滑缓。

证机概要：痰浊偏盛，上壅清窍，内蒙心神，神机闭塞。

治法：化痰息风，宣郁开窍。

方药：涤痰汤加减。常用半夏、茯苓、橘红、竹茹、郁金、石菖蒲、胆星、天麻、钩藤、僵蚕。

兼有动风者，加天麻、钩藤以平息内风；有化热之象者，加黄芩、黄连；见戴阳证者，属病情恶化，宜急进参附汤、白通加猪胆汁汤救治。闭证适时配合通下之法，但正虚明显，元气欲脱者忌用。

（2）脱证（阴竭阳亡）

临床表现：突然昏仆，不省人事，目合口张，鼻鼾息微，手撒肢冷，汗多，大小便自遗，肢体软瘫，舌痿，脉细弱或脉微欲绝。

证机概要：正不胜邪，元气衰微，阴阳欲绝。

治法：回阳救阴，益气固脱。

方药：参附汤合生脉散加味。亦可用参麦注射液或生脉注射液静脉滴注。常用人参、附子、麦冬、五味子、山萸肉等。

阴不敛阳，阳浮于外，津液不能内守，汗泄过多者，可加龙骨、牡蛎敛汗回阳；阴精耗伤，舌干，脉微者，加玉竹、黄精以救阴护津。

3. 恢复期

（1）风痰瘀阻证

临床表现：口眼歪斜，舌强语謇或失语，半身不遂，肢体麻木，苔滑腻，舌暗紫，脉弦滑。

证机概要：风痰阻络，气血运行不利。

治法：搜风化痰，行瘀通络。

方药：解语丹加减。常用天麻、胆星、天竺黄、半夏、陈皮、地龙、僵蚕、全蝎、远志、菖蒲、豨莶草、桑枝、鸡血藤、丹参、红花等。

痰热偏盛者，加全瓜蒌、竹茹、川贝母清化痰热；兼有肝阳上亢，头晕头痛，面赤，苔黄舌红，脉弦劲有力，加钩藤、石决明、夏枯草平肝息风潜阳；咽干口燥，加天花粉、天冬养阴润燥。

（2）气虚络瘀证

临床表现：肢体偏枯不用，肢软无力，面色萎黄，舌质淡紫或有瘀斑，苔薄白，脉细涩或细弱。

证机概要：气虚血瘀，脉阻络痹。

治法：益气养血，化瘀通络。

方药：补阳还五汤加减。常用黄芪、桃仁、红花、赤芍、归尾、川芎、地龙、牛膝等。

血虚甚，加枸杞、首乌藤以补血；肢冷，阳失温煦，加桂枝温经通脉；腰膝酸软，加川断、桑寄生、杜仲以壮筋骨，强腰膝。

（3）肝肾亏虚证

临床表现：半身不遂，患肢僵硬，拘挛变形，舌强不语，或偏瘫，肢体肌肉萎缩，舌红脉细，或舌淡红，脉沉细。

证机概要：肝肾亏虚，阴血不足，筋脉失养。

治法：滋养肝肾。

方药：左归丸合地黄饮子加减。常用干地黄、首乌、枸杞、山萸肉、麦冬、石斛、当归、鸡血藤等。

若腰酸腿软较甚，加杜仲、桑寄生、牛膝补肾壮腰；肾阳虚，加巴戟天、苁蓉补肾益精，附子、肉桂温补肾阳；夹有痰浊，加菖蒲、远志、茯苓化痰开窍。

四、针灸治疗

中经络治疗以疏通经络、醒神调脑为原则，常用主穴为水沟、内关、三阴交、极泉、尺泽、委中。上肢不遂配肩髃、曲池、手三里、合谷；下肢不遂配环跳、足三里、风市、阳陵泉、悬钟、太冲；口角歪斜配地仓、颊车、合谷、太冲。操作：水沟用雀啄法，宜眼球湿润为度。余穴取患侧。内关用泻法。刺三阴交时，沿胫骨内缘与皮肤成45°角向上斜刺，用补法。刺极泉时，在原穴位置下1寸心经上取穴，避开腋毛、动脉，直刺进针，用提插泻法，以患者上肢有麻胀感和抽动感为度。尺泽、委中直刺，用提插法使肢体有抽动感。

五、预防与调护

应识别中风先兆，及时处理，以预防中风发生。平时在饮食上宜食清淡易消化之物，忌肥甘厚味、动风、辛辣刺激之品，并禁烟酒，要保持心情舒畅，做到起居有常，饮食有节，避免疲劳，以防止卒中和复中。既病之后，应加强护理。遇中脏腑昏迷时，须密切观察病情变化，注意面色、呼吸、汗出等变化，以防向闭脱转化。加强口腔护理，及时清除痰涎，喂服或鼻饲中药时应少量多次频服。恢复期要加强偏瘫肢体的被动活动，进行各种功能锻炼，并配合针灸、推拿、理疗、按摩等。偏瘫严重者，应防止患肢受压而发生变形。语言不利者，宜加强语言训练。长期卧床者，应保护局部皮肤，防止发生褥疮。

第十一节　痴　呆

痴呆是指由于髓减脑消或者痰瘀痹阻脑络，神机失用所导致的一种神志异常的疾病，以影响生活和社交能力等为主要临床表现的一种脑功能减退疾病。明末清初医家陈士铎在《辨证录》中立有“呆病门”，提出因肝气郁，胃气衰，痰积于胸中，盘踞于心外，使神明不清，而成呆病。

西医学中的老年性痴呆、脑血管性痴呆及混合性痴呆等病属于本病范畴。

一、病因病机

七情久伤，肝气郁滞，久则气滞血瘀，阻于脑络，或中风、外伤后，瘀血内阻，痹阻脑络，脑髓失养，神机失用，而发痴呆。

本病的基本病机为髓海不足，神机失用，病位在脑，与肾、肝、心、脾密切相关。

本病多为本虚标实，虚指肾精亏虚，心血不足，髓减脑消，实指痰瘀痹阻脑络，肝郁则气滞，脾虚则生痰，久病入络则生瘀，气滞、痰阻、血瘀可化热，进一步灼伤肝肾阴血，甚则虚风内动，加重痴呆。

二、诊断与鉴别诊断

1. 诊断要点

（1）记忆力障碍是本病的首发症状，先表现为近期记忆减退，进而表现为远期记忆减退。

（2）理解力、判断力、计算力、思维能力均明显减退。理解别人语言和有条理地回答问题的能力障碍。

（3）本病起病隐袭，发展缓慢，渐进加重，病程一般较长。可借助西医相关检查以明确诊断。

2. 鉴别诊断

（1）痴呆与郁病：二者均可出现沉默寡言，难以交流。但郁病并无智能的变化，以情志抑郁为主要表现，多出现于中青年女性。痴呆则伴有智能变化，以呆傻愚笨为主要表现。

（2）痴呆与健忘：二者均可为记忆力减退，但健忘者智力正常，明晓事理，虽然善忘但事后告知可知。痴呆则神情呆滞，智能低下，告之不晓，与健忘有明显区别。痴呆为根本不晓前事，健忘则晓其事却易忘。健忘可为痴呆的早期表现，应该予以注意。

三、辨证论治

本病为本虚标实，虚实夹杂之症，治疗时应两者兼顾。实者不外气滞、痰阻、血瘀，治以开郁理气、豁痰开窍、活血化瘀；虚者则为精髓、气血亏虚，治疗时着重从肾、脾入手，补益先后天之本，填精髓，充化源，益气血。

1. 髓海不足证

临床表现：智能减退，记忆力、计算力、定向力、判断力明显减退，神情呆钝，词不达意，头晕耳鸣，腰酸骨软，齿枯发焦，步履艰难，懈惰思卧，舌瘦色淡，苔薄白，脉沉细弱。

证机概要：髓海不足，脑失所养。

治法：补肾益髓，填精养神。

方药：七福饮加减。常用熟地黄、鹿角胶、龟甲胶、阿胶、紫河车、猪脊髓、当归、人参、白术、甘草、石菖蒲、远志等。

肝肾阴虚，年老智能减退，腰膝酸软，头晕耳鸣，用怀牛膝、生地黄、枸杞子、女贞子、制首乌补肾强腰；肾阳亏虚，面白无华，形寒肢冷，口中流涎，舌质淡，加附子、巴戟天、益智仁、仙灵脾、肉苁蓉补益肾阳；肾阴不足，水不制火，心烦溲赤，舌红少苔，脉细而弦数，合用知柏地黄丸。

中成药：六味地黄丸、龟鹿二仙胶。

2. 脾肾两虚证

临床表现：表情呆滞，沉默寡言，记忆力减退，失认失算，口齿含糊，词不达意，伴食少纳呆，气短懒言，口涎外溢，肌肉萎缩，四肢不温，腹痛喜按，鸡鸣泄泻，腰膝酸软，脉沉细弱，双尺尤甚，舌质淡白，舌体胖大，苔白，或舌红少苔或无苔。

证机概要：气血不足，脑失所养。

治法：补肾健脾，益气生精。

方药：还少丹加减。常用熟地黄、枸杞子、山萸肉、肉苁蓉、巴戟天、小茴香、杜仲、怀牛膝、人参、茯苓、山药、大枣、石菖蒲、远志、五味子等。

肌肉萎缩，气短乏力，加用紫河车、阿胶、续断、首乌、黄芪补髓益气；食少纳呆，头重如裹，时吐痰涎，头晕时作，舌苔腻者，酌减滋肾之品，加陈皮、半夏、薏苡仁、白蔻、藿香、佩兰健脾化湿和胃；食少脘痞，舌红少苔，去肉苁蓉、巴戟天、小茴香，加天花粉、麦冬、玉竹、石斛养阴生津；肝肾阴虚，阴虚火旺，腰膝酸软，颧红盗汗，耳鸣如蝉，舌瘦质红少苔，脉沉细弦数，改用知柏地黄丸佐滋阴息风之品。

中成药：人参归脾丸、六味地黄丸。

3. 痰浊蒙窍证

临床表现：表情呆钝，智力减退，哭笑无常，喃喃自语，或终日不语，呆若木鸡，伴不思饮食，脘腹胀满，痞满不适，口多涎沫，头重如裹，舌质淡，苔白腻，脉滑。

证机概要：痰浊蒙窍，脑失神明。

治法：豁痰开窍，健脾化浊。

方药：涤痰汤加减。常用半夏、陈皮、枳实、竹茹、南星、石菖蒲、远志、郁金。

脾虚明显者，加党参、白术、麦芽、砂仁补气健脾；头重如裹，哭笑无常，喃喃自语，口多涎沫者，重用陈皮、半夏、胆南星，加莱菔子、全瓜蒌、浙贝母加强化痰之力；痰浊化热，干扰清窍，舌质红，苔黄腻，脉滑数，加瓜蒌、栀子、黄芩、天竺黄、竹沥清热化痰。

中成药：牛黄清心丸。

4. 瘀血内阻证

临床表现：表情呆钝，言语不利，善忘，易于惊恐，思维异常，行为古怪，伴肌肤甲错，口干不欲饮，双目晦暗，舌质暗，或有瘀点、瘀斑，脉细涩。

证机概要：瘀血内阻，脑失神明。

治法：活血化瘀，开窍醒脑。

方药：通窍活血汤加减。常用麝香、桃仁、红花、赤芍、川芎、葱白、生姜、大枣等。

久病伴气血不足，加熟地黄、党参、黄芪补气养血；若以气虚血瘀为主，则用补阳还五汤加减以补气通络；瘀血日久，阴血亏虚，加熟地黄、阿胶、鳖甲、制首乌、女贞子补益阴血；久病血瘀化热，致肝胃火逆，症见头痛、呕恶，加钩藤、菊花、夏枯草、丹皮、栀子、竹茹清热降逆止呕；病久入络，加全蝎、僵蚕、蜈蚣、地龙、水蛭以剔经络；兼肾虚，口中流涎，舌淡紫胖，苔腻或滑，用益智仁、补骨脂、山药补肾健脾。

中成药：血府逐瘀胶囊。

四、转归与预后

本病的各种证候之间存在着相互联系，虚实之间可以相互转化。实证日久则损伤心脾、伤及肝肾，虚证日久，则脏腑受累，气血运行不畅，则生痰瘀。本病病程较长，需要长期服药，部分患者精神症状可有改善，但不易根治。

五、预防与调护

1. 精神调摄，调节饮食起居，既是预防措施，又是治疗的重要环节。

2. 智能训练。对病人耐心细致地进行智能训练，使之掌握一定的生活和工作技能，多参加社会活动，或练气功、太极拳等，避免过逸恶劳。

3. 重症病人注意防止因大小便自遗及长期卧床引发褥疮、感染等。要防止病人自伤或伤人。

第十二节　厥　证

厥证是以突然昏倒，不省人事，四肢厥冷为主要临床表现的一种病证。轻者在短时间内苏醒，重者昏厥时间较长，严重者甚至一厥不复而导致死亡。古代医籍中对于“厥”大致有两种认识，一是以四肢逆冷为厥，一是以暴死为厥。

从西医学角度来讲，相当于各种原因导致的短暂性意识水平丧失，如低血糖、癔症、出血性或心源性休克等。

一、病因病机

情志内伤、体虚劳倦、亡血失津、饮食不节均可导致本病。本病总的病机是人体气机突然逆乱，升降乖戾，阴阳气不相顺接。

本病主要病变脏腑在心、肝，涉及脾、肾。心为精神活动之大主，肝主疏泄条达，心病则神明失用，肝病则气郁气逆，乃致昏厥。脾为气机升降之枢，脾病清阳不升。肾为元气之根，肾虚精气不能上注则清窍失养。病理性质有虚实之分，实则气逆上冲、血随气逆、痰浊上壅，清窍闭塞，虚则气虚、气陷、血虚、气脱，神明失养。

二、诊断与鉴别诊断

1. 诊断要点

(1) 突然昏仆，不省人事，或伴四肢厥冷。

(2) 发病之前常有头晕、视物模糊、面色苍白、出汗等，而后突然昏仆，不知人事，移时苏醒。可兼有恶心、汗出、四肢厥冷，醒后头晕、疲乏、口干。

(3) 了解有无类似发作史。精神刺激、情绪波动、大失血、暴饮暴食、素体痰盛、宿疾皆可为诱因。

2. 鉴别诊断

(1) 厥证与眩晕：二者均可出现意识不清。眩晕主要表现为头晕目眩，视物旋转不定，甚则不能站立，耳鸣，但无神志异常。厥证则表现为突然昏倒，不省人事，四肢厥冷。

(2) 厥证与中风：二者既有区别又有联系。中风以中老年人为多见，素体常有肝阳亢盛。其中脏腑者，突然昏倒，并伴有半身不遂、口眼歪斜，神昏时间较长，苏醒后有偏瘫、口眼歪斜及失语。厥证则可发生于任何年龄，昏倒时间较短，醒后无后遗症。但血厥之实证可发展为中风。

(3) 厥证与昏迷：昏迷为多种疾病发展到一定阶段所出现的危重证候，发生较为缓慢，有一个昏迷前的临床过程，先轻后重，由烦躁、嗜睡、谵语渐次发展，一旦昏迷后，持续时间一般较长，恢复较难，苏醒后原发病仍存在。厥证为突然发生，昏倒时间较短，常因情志刺激、饮食不节、劳倦过度、亡血伤津而致。

三、辨证论治

醒神回厥为基本治疗原则。实证主要开窍、化痰、辟秽而醒神，适用于邪实窍闭神昏之厥证，以辛香走窜药物为主，具通关开窍作用。虚证则益气回阳救逆而醒神，适用于元气亏虚、气随血脱、津竭气脱之厥证，通过补益元气、回阳救逆而防脱。对于失血过多、过急者还应配合止血、输血补液等手段。

1. 气厥

（1）实证

临床表现：由情志异常、精神刺激而诱发，表现为突然昏倒，不省人事，口噤拳握，四肢厥冷，舌苔薄白，脉浮或沉弦。

治法：开窍，顺气，解郁。

方药：通关散合五磨饮子加减。通关散辛香走窜，取少许粉剂吹鼻取嚏，以促其苏醒，本法仅适用于气厥实证。苏醒后可用五磨饮子煎服，常用沉香、乌药、槟榔、枳实、木香等。

肝阳偏亢，头痛头晕，面赤烦躁者，加钩藤、石决明、磁石以平肝潜阳；兼有痰热，喉中痰鸣，痰壅气塞者，加胆南星、贝母、橘红、竹沥清热豁痰；醒后哭笑无常，睡眠不宁者，加茯神、远志、枣仁宁神定志。

（2）虚证

临床表现：发病前有明显的情绪紧张、恐惧、疼痛或站立过久等诱发因素，发作时眩晕昏仆，面色苍白，呼吸微弱，肢冷汗出，舌淡，脉沉细微。

治法：补气，回阳，醒神。

方药：生脉饮合四味回阳饮。常用生脉注射液、参附注射液，或参附汤、芪附汤，或灌服温糖水或热茶水。苏醒后可服四味回阳饮，药用人参、附子、炮姜、甘草。

汗出多加黄芪、白术、煅龙牡、山萸肉益气固表，心悸不宁加远志、炒枣仁、柏子仁安神定志，食欲不振加白术、茯苓、陈皮健运脾气。

2. 血厥

（1）实证

临床表现：平素易发眩晕，多因急躁恼怒，突然昏倒，不省人事，牙关紧闭，面赤唇紫，舌红，脉沉弦。

治法：平肝潜阳，理气通瘀。

方药：先用清开灵注射液静推或静滴，以开其闭，或以醋或童便火淬，取烟熏鼻。可服羚羊钩藤汤或通瘀煎加减，常用乌药、青皮、木香、香附、泽泻、羚羊角、钩藤、生地黄、白芍、竹茹、贝母、茯神、桑叶、菊花、甘草等。

急躁易怒，肝热甚者，加菊花、丹皮、龙胆草清泄肝热，兼见阴虚不足，眩晕头痛者，加生地黄、枸杞子、珍珠母养阴敛肝。

（2）虚证

临床表现：常发生于创伤、吐衄、便血、妇女暴崩、大汗吐泻之后，表现为突然昏厥，面色苍白，口唇无华，四肢震颤，目陷口张，自汗肢冷，气息低微，舌质淡，脉芤或细数无力。

治法：补养气血。

方药：急用独参汤灌服，或同时灌服温糖水或盐水。人参注射液、生脉注射液静推或静滴。汤剂可服人参养荣汤，常用人参、黄芪、当归、熟地黄、白芍、五味子、白术、茯苓、远志、甘草、肉桂、生姜、大枣等。

自汗肤冷，呼吸微弱，加附子、干姜回阳救逆；口干少津，加麦冬、玉竹、沙参养阴增液；心悸少寐加龙眼肉、枣仁养血安神；出血不止加仙鹤草、藕节炭、侧柏叶收敛止血。

3. 痰厥

临床表现：素有咳喘宿疾，多湿多痰，恼怒或剧烈咳嗽后发病，表现为突然昏厥，喉有痰声，或呕吐涎沫，胸闷气粗，舌苔白腻，脉弦滑。

治法：行气豁痰。

方药：导痰汤加减。常用半夏、茯苓、陈皮、胆南星、枳实、苏子、白芥子等。

痰湿化热，口干便秘，舌苔黄腻，脉滑数者，加黄芩、栀子、竹茹、瓜蒌仁清热化痰。

中成药：至宝丹。

四、转归与预后

本病是一种急性病证，临床上以突然发生一过性昏倒、不省人事，或伴有四肢逆冷为主要症状。轻者短时间内即可苏醒，重者一厥不醒，预后不良。临证时应根据不同类型区别虚实而辨治。

五、预防与调护

1. 加强锻炼，注意营养，增强体质。

2. 加强思想修养，陶冶情操，避免不良的精神和环境刺激。

3. 对已发厥证者，要加强护理，密切观察病情的发展变化，采取相应的措施救治。

4. 患者苏醒后，要消除其紧张情绪，针对不同的病因予以不同的饮食调养。

5. 所有厥证患者，均应严禁烟酒及辛辣香燥之品，以免助热生痰，加重病情。

第十三节　胃　痛

胃痛，又称胃脘痛，是以上腹胃脘近心窝处疼痛为主症的病证。由于胃、心均可以引起胃脘痛且二者部位相近，因此在唐宋以前的医籍中，“胃痛”与“心痛”相互混淆，如《伤寒论》中“五泻心汤”，病位实际是在胃，《备急千金要方》所载九种心痛，实际上多指胃脘痛而言。直至金元时期，《兰室秘藏》首立“胃脘痛”一门，将胃脘痛的证候、病因病机和治法明确区分于心痛，使胃痛成为独立的病证。

现代医学中各种胃炎、胃溃疡、十二指肠溃疡等以上腹部疼痛为主要症状者，均属于胃痛范畴。

一、病因病机

本病的基本病机为胃气郁滞，胃失和降，不通则痛。病位在胃、肝、脾。

胃气以和降为顺，胃气宜通，不宜郁滞，在各种外感、内伤病因作用下，胃气壅滞，失于通降，或寒或热，或虚或瘀，导致各种性质的胃痛。肝主疏泄，脾胃的受纳运化、中焦气机的升降，有赖于肝气的条达，肝气过强，或者胃气过弱，均会导致木来克土，气机不畅。脾为湿土，以升为顺，胃为燥土，以降为和，脾湿胃燥，脾升胃降，脾胃同居中焦，为气机升降之枢纽，常常同时受病，胃为阳土，其病多实，脾为阴土，其病多虚。胃痛脏腑病位虽然不同，病理尚有虚实寒热、在气在血之不同，但其发病机理，总不离“不通则痛”。

二、诊断与鉴别诊断

1. 诊断要点

（1）上腹近心窝处胃脘部发生疼痛为特征，疼痛性质依气血寒热虚实不同可表现为胀痛、刺痛、冷痛、灼痛、隐痛等。常伴有食欲不振、恶心呕吐、嘈杂泛酸、嗳气吞酸等。

（2）发病多有明显的诱因，如情志不遂、饮食不节、劳倦内伤、感寒饮冷等，并常常反复发作。

（3）西医的胃镜、幽门螺杆菌检测有助于本病的诊断。

2. 鉴别诊断

（1）胃痛与真心痛：胃痛与真心痛发作部位相近，且真心痛多为急症，应高度重视与胃痛的鉴别。真心痛多有心系疾病史，疼痛多短而剧烈，常伴心悸气短、汗出肢冷，胃痛程度多轻，持续时间较长，且常常与饮食有关。必要时可行心电图检查。

（2）胃痛与腹痛：仅就疼痛部位来讲，胃痛是指上腹胃脘近心窝处疼痛，腹痛为胃脘以下，耻骨毛际以上整个部位疼痛，但二者常常相互影响，不易分别。应将疼痛部位与病史、起病过程相结合加以判断。

三、辨证论治

理气和胃止痛为基本原则。

治疗以“通”字立法，实证以祛邪为主，寒者散寒为通，热者清热为通，气滞者疏肝理气为通，湿浊者化湿为通，瘀血者活血化瘀为通，积食者消食导滞为通。虚证以扶正为主，阴虚重在养阴益胃，阳虚温中健脾。

1. 胃气壅滞证

临床表现：胃脘胀痛，食后加重，嗳气时作，纳呆，或有伤食病史。舌淡苔白，脉滑。

治法：理气和胃止痛。

方药：香苏散加减。常用苏梗、香附、陈皮、甘草等。

若为伤食所致，加焦三仙、焦槟榔消食导滞；若为风寒所中，加高良姜、生姜散寒止痛；若为暑湿伤困，加藿香、佩兰芳香化浊。

中成药：胃苏颗粒、气滞胃痛颗粒。

2. 肝气犯胃证

临床表现：胃脘胀痛，连及两胁，遇烦恼则痛作或痛甚，嗳气、矢气则舒，脘闷嗳气，善太息，苔薄白，脉弦。

治法：疏肝解郁，理气止痛。

方药：柴胡疏肝散加减。常用柴胡、枳实、白芍、川芎、香附、陈皮、延胡索等。

胃痛较甚者，加川楝子理气止痛；嗳气频频，加沉香、旋覆花顺气降逆；泛酸加乌贼骨、煅瓦楞。

中成药：逍遥丸。

3. 湿热中阻证

临床表现：胃脘疼痛，痛势急迫，脘闷灼热，嘈杂，口干口苦，口渴不欲饮，纳呆恶心，小便色黄，大便不畅，苔黄腻，脉滑数。

治法：清化湿热，理气和胃。

方药：清中汤加减。常用黄连、栀子、黄芩、蒲公英、茯苓、半夏、白蔻、陈皮、甘草等。

恶心呕吐，加橘皮、竹茹降逆止呕；大便秘结加生大黄泻下通便；气滞腹胀加厚朴、枳实行气导滞；纳呆少食加神曲、谷麦芽健脾消食。

中成药：清热祛湿颗粒。

4. 瘀血停胃证

临床表现：胃脘疼痛，痛如针刺，或似刀割，痛有定处，按之痛甚，痛时持久，食后或入夜痛甚，或见吐血黑便，舌质紫暗，有瘀斑，脉涩。

治法：化瘀通络，理气和胃。

方药：失笑散合丹参饮加减。常用丹参、蒲黄、五灵脂、檀香、砂仁等。

胃痛甚者，加延胡索、木香、郁金、枳壳；血虚，四肢不温者，加党参、黄芪；便黑，加三七粉、白及粉。

中成药：血府逐瘀胶囊。

5. 胃阴亏虚证

临床表现：胃脘隐隐灼痛，似饥而不欲食，口干咽燥，或口渴思饮，消瘦乏力，大便干结，五心烦热，舌红少津，脉细数。

治法：养阴益胃，和中止痛。

方药：一贯煎合芍药甘草汤加减。常用沙参、麦冬、生地黄、枸杞子、当归、川楝子、生麦芽、芍药、甘草等。

胃脘灼痛，泛酸嘈杂，加海螵蛸或左金丸制酸止痛；胃脘胀痛较剧，兼有气滞，加厚朴花、玫瑰花、佛手等行气止痛；大便干结难解，加火麻仁、瓜蒌仁润肠通便；阴虚胃热加石斛、知母养阴清胃。

中成药：阴虚胃痛颗粒。

6. 脾胃虚寒证

临床表现：胃痛隐隐，绵绵不休，喜温喜按，空腹痛甚，得食痛减，劳累或受凉后发作或加重，时呕清水，神疲纳少，四肢倦怠乏力，手足不温，大便溏薄，舌淡，脉软弱。

治法：温中健脾，和胃止痛。

方药：黄芪建中汤加减。常用黄芪、桂枝、饴糖、白芍、甘草、生姜、大枣等。

泛吐清水较多，加干姜、半夏、茯苓、陈皮温阳健脾摄唾；泛酸，去饴糖，加左金丸、乌贼骨、煅瓦楞制酸止痛；胃脘冷痛，虚寒较甚，呕吐，肢冷，合用理中汤。

中成药：附子理中丸。

四、转归与预后

本病起病之初多为单一病因，病变比较单纯，日久常多种病因相互作用，病情复杂。本病中医治疗有其明显的优势，服药中的常有立竿见影之效。

五、预防与调护

1. 生活规律，养成良好的饮食习惯，忌暴饮暴食，饥饱无常。胃痛发作时进流质或半流质饮食，少食多餐，以清淡易消化食物为主，忌食粗糙多纤维食物，尽量避免摄入浓茶、咖啡和辛辣食物，进食宜细嚼慢咽。

2. 保持精神舒畅，避免精神紧张、恼怒，避免过度劳累。

3. 慎用对胃有刺激的药物，如水杨酸、肾上腺皮质激素类药物等。

第十四节 呕 吐

呕吐是指胃失和降，气逆于上，迫使胃中之物从口中吐出的一种病证。《东垣十书》中说“声物兼出谓之呕”（有声有物），“物出而无声谓之吐”（有物无声），“声出而无物谓之干呕”（有声无物）。

现代医学中的各种胃炎、幽门痉挛、幽门梗阻等病表现为以呕吐为主症时，可以参考本节辨证论治。

一、病因病机

本病的基本病机为胃失和降，胃气上逆，病位在胃，与肝脾密切相关。

胃居中焦，受纳腐熟水谷，其气以降为顺，胃的和降有赖于脾气的升清运化以及肝气的疏泄条达。脾气亏虚，纳运无力，或脾阳不足，痰饮内生，均能阻碍胃气的和降；肝失条达，横逆犯胃，气机逆乱，则胃气上逆；若患病日久，伤及胃阴，则胃失濡养，失于和降。病性有虚实之分，实者由外邪、食滞、痰饮、肝郁等邪气犯胃，胃气壅阻，和降失司；虚证则由于气虚、阳虚、阴虚等正气不足，胃失温养濡润，胃气不降所致。

二、诊断与鉴别诊断

1. 诊断要点

（1）凡临床出现以呕吐为主症时，即可诊断。常有脘腹不适，恶心纳呆，泛酸嘈杂等兼证。

（2）新病邪实，呕吐频频，常伴有恶寒、发热、脉实有力。久病正虚，呕吐无力，常伴精神萎靡，倦怠乏力，面色萎黄，脉弱无力等证。

（3）常有饮食不节，过食生冷，恼怒气郁，或久病不愈等病史。

2. 鉴别诊断

（1）呕吐与反胃：二者均属于胃部病变，病机都是胃失和降，气逆于上，都有呕吐的表现，但反胃的病机为脾胃虚寒，胃中无火，难以腐熟水谷，表现为朝食暮吐，暮食朝吐，吐出宿谷不化；呕吐的病因则较多，病机为邪气干扰，胃失和降，以有声有物为特征，吐无定时。

（2）呕吐与霍乱：急性呕吐需与霍乱相鉴别。急性呕吐以呕吐为主，不伴有腹泻；霍乱则为腹痛如绞，上吐下泻，并且可出现重症危象。

三、辨证论治

和胃降逆为基本原则。

治疗上，实证以祛邪为主，根据病邪的不同，分别施以解表、消食、化痰、理气之法。虚证以扶正为主，分别应用益气、温阳、养阴之法，辅以降逆止呕之药。虚实夹杂则兼顾而治。

1. 外邪犯胃证

临床表现：突然呕吐，胸脘满闷，发热恶寒，头身疼痛，舌苔白腻，脉濡缓。

治法：疏邪解表，化浊和中。

方药：藿香正气散加减。常用藿香、紫苏、白芷、半夏、陈皮、生姜、大腹皮、厚朴、茯苓、白术等。

饮食停滞，脘痞嗳腐，加神曲、鸡内金健脾消食；风寒偏重，寒热无汗，头痛身楚，加荆芥、防风、羌活疏风解表；气机阻滞，脘闷腹胀，加木香、枳壳行气健脾；外感暑邪，加香薷、荷叶、扁豆花化湿祛暑。

中成药：藿香正气丸。

2. 食滞内停证

临床表现：呕吐酸腐，脘腹胀满，嗳气厌食，吐后则舒，大便或溏或结，苔厚腻，脉滑实。

治法：消食化滞，和胃降逆。

方药：保和丸加减。常用山楂、神曲、莱菔子、半夏、陈皮、茯苓、连翘、生姜。

因肉食而呕吐者，重用山楂、内金；因米食而呕吐者，加谷芽；面食而吐者，重用莱菔子，加麦芽；因酒食而吐者，加蔻仁、葛花；因食鱼蟹而吐者，加紫苏、生姜。

中成药：保和丸、枳实导滞丸。

3. 痰饮内阻证

临床表现：呕吐清水痰涎，脘闷不食，头眩心悸，呕而肠鸣有声，苔白腻，脉滑。

治法：温中化饮，和胃降逆。

方药：小半夏汤合苓桂术甘汤。常用半夏、生姜、茯苓、白术、桂枝、甘草等。

脘腹胀满、舌苔厚腻，加苍术、厚朴燥湿健脾；脘闷不食者，加白蔻仁、砂仁行气化湿；痰饮久郁化热，胸膈烦闷，口苦，失眠，恶心呕吐，可合用温胆汤。

中成药：香砂养胃丸。

4. 肝气犯胃证

临床表现：呕吐吞酸，嗳气频繁，胸胁满闷，可因情志不遂而呕吐吞酸更甚，舌质红，苔薄腻，脉弦。

治法：疏肝理气，降逆和胃。

方药：半夏厚朴汤合左金丸加减。常用苏叶、厚朴、半夏、茯苓、生姜、黄连、吴茱萸等。

胸胁胀满，疼痛较甚者，加川楝子、香附、郁金、柴胡疏肝理气；呕吐酸水严重者，加海螵蛸、瓦楞子制酸止痛；久病入络，舌有瘀斑者，加丹参、檀香、砂仁、莪术活血化瘀。

中成药：左金丸、舒肝丸。

5. 脾胃气虚证

临床表现：食欲不振，食入难化，饮食稍有不慎，即易呕吐，时作时止，脘部痞闷，面色少华，倦怠乏力，大便不畅或溏泄，舌苔白滑，脉沉无力。

治法：健脾益气，和胃降逆。

方药：香砂六君子汤加减。常用党参、白术、茯苓、甘草、半夏、砂仁、陈皮、木香等。

呕吐频作，噫气脘痞，加旋覆花、代赭石降逆止呕；呕吐清水较多，脘冷肢凉，加附子、肉桂、吴茱萸、生姜温脾摄唾。

中成药：参苓白术散。

6. 脾胃阳虚证

临床表现：饮食稍多即吐，时作时止，面色㿠白，倦怠乏力，大便溏薄，恶寒喜暖，四肢不温，舌质淡，脉濡弱。

方药：理中汤加减。常用人参、白术、干姜、甘草等。

呕吐甚，加生姜、半夏降逆止呕；呕吐清水不止，加茯苓、桂枝通阳健脾；日久脾肾阳虚，呕吐完谷不化，腰膝酸软，加附子、肉桂补助命门。

中成药：附子理中丸。

7. 胃阴不足证

临床表现：呕吐反复发作，或时作干呕，呕吐量不多，或仅吐涎沫，似饥而不欲食，口燥咽干，舌红少津，脉细数。

治法：滋养胃阴，降逆止呕。

方药：麦门冬汤加减。常用麦冬、沙参、半夏、生姜、粳米、甘草、大枣等。

虚火偏盛，五心烦热者，加石斛、地骨皮养阴清热；若阴虚便秘者，加火麻仁、柏子仁、瓜蒌仁润肠通便。

中成药：阴虚胃痛颗粒。

四、转归与预后

呕吐的辨证以虚实为纲，暴病呕吐，多属邪实，治疗较易，预后良好；久病呕吐，多属正虚，病程较长，易反复发作，较为难治；若呕吐不止，饮食难进则易变生他证，预后不良。

五、预防与调护

1. 起居有常，生活有节，避免风寒暑湿秽浊之邪的侵入。

2. 保持心情舒畅，避免精神刺激。

3. 饮食上避免进食辛辣刺激之物，不可暴饮暴食，勿过食生冷瓜果。

4. 服药时尽量选择刺激性气味小的药物，服药方法以少量频服为佳。

第十五节　泄　泻

泄泻是以排便次数增多，粪质稀溏或完谷不化，甚至泻出如水样为主症的病证。泄即泄漏之意，大便溏薄，时作时止，病势较缓；泻为倾泻之意，大便直下，如水倾注，清稀如水而势急。但临床上所见泄泻，往往时急时缓，难于截然分开，故合而论之。明代李中梓在《医宗必读·泄泻》中提出著名的治泻九法，即淡渗、升提、清凉、疏利、甘缓、酸收、燥脾、温肾、固涩，在临床治疗上有了较大的发展。

一、病因病机

本病的基本病机为脾病湿盛，病位主要在脾，与肝、肾密切相关。

脾胃受损，运化失司，水反为湿，谷反为滞，湿邪内盛，合污而下，发为泄泻。急性暴泻以湿盛为主，多因外邪、食滞伤脾，壅滞中焦，脾不能运，水谷不分，证属实证。慢性久泻以脾虚为主，湿浊内生，发为泄泻，或伴肝气乘脾，升降失职，或有肾阳虚衰，不能温煦，均能导致久泻不愈，严重者甚至滑脱不禁。

二、诊断与鉴别诊断

1. 诊断要点

（1）粪质稀溏，或完谷不化，或如水样，大便次数增多，每日三五次，甚至十余次，或兼有腹痛、腹胀、肠鸣、纳呆等表现。

（2）泄泻前常有腹胀腹痛。暴泻起病急，泻下急迫而量多；久泻起病缓慢，泻下势缓而量少，且常常反复发作，久治不愈。

（3）常有饮食不节，过食生冷、辛辣，恼怒气郁，或久病不愈等病史。

2. 鉴别诊断

（1）泄泻与痢疾：二者均表现为便次增多，粪质稀薄，但泄泻的主症为便次增多，粪质稀薄，甚至如水样，或完谷不化，泄后痛减；痢疾则痢下赤白脓血便，或纯下鲜血，常常伴有里急后重，便后痛不减。

（2）泄泻与霍乱：二者均有大便稀溏，便次增多，但霍乱来势急骤，变化迅速，病情凶险，吐泻交作，有挥霍撩乱之势，常见腹中绞痛，转筋，面色苍白，目眶凹陷，汗出肢冷等，甚至出现津竭阳衰之危象；泄泻则无剧烈呕吐，传变较少，预后好。

三、辨证论治

本病治疗以运脾化湿为基本原则。

急性泄泻以湿盛为主，重在化湿。根据病邪性质的不同分别以温化寒湿、清化湿热、清暑祛湿之法，兼以健脾。慢性泄泻以脾虚为主，故重在健脾。根据病变脏腑的不同，脾胃虚弱者以健脾益胃为法，肝郁乘脾者则抑肝扶脾，肾阳虚衰则温肾健脾，兼以收敛固涩，若久泻中气下陷，则加益气升提之品。

1. 寒湿内盛证

临床表现：泄泻清稀，甚至如水样，腹痛肠鸣，脘闷食少，或有恶寒、发热、头痛、肢体酸痛等表证，苔白腻，脉濡缓。

治法：散寒化湿，疏表散寒。

方药：藿香正气散加减。常用藿香、紫苏、白芷、厚朴、大腹皮、半夏、陈皮、茯苓、泽泻、白术等。

表寒重者，加荆芥、防风疏风解表；湿邪重者，重用厚朴、藿香、大腹皮、茯苓化湿健脾。

中成药：藿香正气丸。

2. 湿热伤中证

临床表现：泄泻腹痛，泻下急迫，势如水注，泻而不爽，粪色黄褐，气味臭秽，肛门灼热，身热烦渴，小便短赤，舌质红，苔黄腻，脉滑数或濡数。

治法：清热利湿。

方药：葛根芩连汤加减。常用葛根、黄芩、黄连、木香、甘草等。

有风热表证者，加金银花、连翘、薄荷透热解毒；湿邪偏盛者，用藿香、厚朴、茯苓、猪苓、泽泻、灯心草、六一散化湿利水；盛夏之季腹泻较重者，加香薷、佩兰、荷叶辟秽化浊。

中成药：加味香连丸。

3. 食滞肠胃证

临床表现：腹痛肠鸣，脘腹胀满，泻下粪便臭如败卵，泻后痛减，嗳腐吞酸，泻下伴有不消化食物，不思饮食，舌苔垢浊或厚腻，脉滑。

治法：消食导滞。

方药：保和丸加减。常用神曲、山楂、莱菔子、半夏、茯苓、陈皮、连翘等。

食积较重，脘腹胀满，泻下不爽者，用枳实导滞丸；食积化热者，加黄连、

枳实清热除痞；兼有呕吐者，加生姜、白豆蔻降逆止呕。

中成药：枳实导滞丸。

4. 脾胃虚弱证

临床表现：大便时溏时泻，完谷不化，迁延反复，食少，食后脘闷不适，稍进油腻之物则便次明显增多，面色萎黄，神疲倦怠，舌质淡，苔薄白，脉细弱。

治法：健脾益气，化湿止泻。

方药：参苓白术散加减。常用人参、白术、甘草、茯苓、薏苡仁、白扁豆、砂仁、陈皮等。

脾阳不足，腹中冷痛，四肢不温者，加附子理中丸；久泻不止，中气下陷，滑脱不禁者，兼用补中益气丸；若兼夹湿热，大便臭秽者，加黄连、厚朴清热燥湿。

中成药：人参健脾丸、参苓白术散。

5. 肝气乘脾证

临床表现：素有胸胁胀闷，嗳气食少，抑郁恼怒或情绪紧张时发生腹痛泄泻，腹中雷鸣，攻窜作痛，矢气频作，舌淡红，脉弦。

治法：抑肝扶脾。

方药：痛泻要方加减。常用白芍、白术、陈皮、防风等。

久泻不止，加乌梅、石榴皮、诃子肉收敛固涩；胸胁脘腹胀满疼痛，嗳气善太息，加柴胡、木香、郁金、香附疏肝解郁；神疲乏力，纳呆懒言，加党参、茯苓、扁豆健运脾气。

中成药：逍遥丸。

6. 肾阳虚衰证

临床表现：黎明之前，脐腹作痛，肠鸣即泻，完谷不化，泻后则安，腹部喜温，形寒肢冷，腰膝酸软，舌淡苔白，脉沉细。

治法：温肾健脾，固涩止泻。

方药：四神丸加减。常用补骨脂、肉豆蔻、吴茱萸、五味子、附子、炮姜等。

滑脱不禁者，加赤石脂、禹余粮、干姜温脾固涩；兼见心烦嘈杂，夜寐不安者，加黄连、肉桂交通心肾；年老体衰，久泻不止，脱肛不还者，加黄芪、党参、升麻升提脾气。

中成药：金匮肾气丸。

四、转归与预后

泄泻是临床常见病证，临床上以虚实缓急的不同可分为暴泻与久泻两大类，暴泻病程较短，病因明确，予以相应对症治疗多能应手取效，但暴泻日久可转为虚证，多缠绵难愈。慢性久泻多有脏腑不足，难取速效，需要在正确辨证的基础上长期守方，方能收功，但预后多较好。

五、预防与调护

1. 起居有常，谨防风寒湿邪侵袭，调畅情志，保持乐观情绪。

2. 饮食有节，避免进食生冷不洁及暴饮暴食，夏季切忌贪凉饮冷。

3. 久病患者应以清淡、易消化食物为主，忌食辛辣炙煿厚味、荤腥油腻。

第十六节　便　秘

便秘是指粪便在肠内积滞过久，排便时间或排便间隔时间延长，或周期不长，但是粪质干燥，排便艰难。便秘既是一种独立的病证，也是一个在多种急慢性疾病过程中经常出现的症状。西医学中的功能性便秘，即属本病范畴，同时肠易激综合征、药物、内分泌疾病所引起的便秘，也可参考本病论治。

一、病因病机

肠胃积热、气机阻滞、阴亏血少、阴寒凝滞可导致便秘。

本病的基本病机为大肠传导失司，病位在大肠，与肺、脾、胃、肝、肾的功能失调相关。肺与大肠相表里，肺之燥热下移大肠，则大肠传导功能失常，而成便秘；脾虚传送无力，糟粕内停，致大肠传导功能失常，而成便秘；胃与肠相连，胃热炽盛，下传大肠，燔灼津液，大肠热盛，燥屎内结，可成便秘；肝主疏泄气机，若肝气郁滞，则气滞不行，腑气不能畅通；肾主五液而司二便，若肾阴不足，则肠道失润，若肾阳不足，则大肠失于温煦而传送无力，大便不通。这些均可导致便秘。

二、诊断与鉴别诊断

1. 诊断要点

（1）粪质干硬，排出困难，或粪质不硬但大便艰涩不畅。

（2）排便时间、排便间隔时间延长，大便次数减少。

（3）常伴有腹胀、腹痛、口臭、纳差及神疲乏力等症。

2. 鉴别诊断

便秘与肠结，两者皆为大便不通。便秘多为慢性起病，大便虽难但尚可排出，且有矢气，腹痛亦不严重；但肠结多为急性起病，表现为腹部疼痛拒按，大便完全不通，且无矢气和肠鸣音。肠结即西医所称的肠梗阻，必要时结合西医的影像检查及手术治疗。

三、辨证论治

本病应根据虚实寒热的不同，采用不同的治法，决不可单用泻下药。其基本原则为通腑降气。实证以祛邪为主，据热秘、冷秘、气秘之不同，分别施以泻热、温散、理气之法，辅以导滞之品，标本兼治，邪去便通；虚证以养正为先，依阴阳气血亏虚的不同，主用滋阴养血、益气温阳之法，酌用甘温润肠之药，标本兼治，正复便通。

1. 实秘

（1）热秘

临床表现：大便干结，腹胀腹痛，口干口臭，心烦不安，小便短赤，舌红苔黄燥，脉滑数。

证机概要：肠腑燥热，津伤便结。

治法：泻热导滞，润肠通便。

方药：麻子仁丸加减。常用火麻仁、大黄、枳实、厚朴、白芍、杏仁等。

阴津不足者，加生地黄、玄参、麦冬增液行舟；兼有郁怒伤肝，情绪急躁者，加芦荟、龙胆草清泄肝热；兼有痔疮、便出鲜血，加地榆、侧柏叶清肠止血。

中成药：三黄片、牛黄上清丸。

（2）气秘

临床表现：大便干结，或不甚干结，欲便不得出，或便而不畅，肠鸣矢气，腹中胀痛，胸胁满闷，嗳气频作，饮食减少，舌苔薄腻，脉弦。

证机概要：肝脾气滞，腑气不通。

治法：顺气导滞。

方药：六磨汤加减。常用木香、乌药、槟榔、枳实、沉香、大黄等。

气郁日久，郁而化火，可加黄芩、栀子、龙胆草清肝泄热；

气逆呕吐者，可加半夏、旋覆花、代赭石降逆止呕；七情郁结，忧郁寡言者，加白芍、柴胡、合欢皮疏肝解郁；跌仆损伤，腹部术后，便秘不通，属气滞血瘀者，可加桃仁、红花、赤芍活血化瘀。

中成药：木香槟榔丸。

（3）冷秘

临床表现：大便艰涩，腹痛拘急，胀满拒按，胁下偏痛，手足不温，呃逆呕吐，舌苔白腻，脉弦紧。

证机概要：阴寒内盛，凝滞肠胃。

治法：温里散寒，通便导滞。

方药：大黄附子汤加减。常用附子、大黄、细辛等。

气滞重者，加厚朴、枳实、木香行气消痞；腹部冷痛，手足不温，加高良姜、小茴香温补脾阳。

中成药：附子理中丸。

2. 虚秘

（1）气虚秘

临床表现：粪质并不干硬，也有便意，但临厕排便困难，需努挣方出，便后乏力，体质虚弱，面白神疲，肢倦懒言，舌淡苔白，脉弱。

证机概要：脾肺气虚，传送无力。

治法：补气润肠，健脾升阳。

方药：黄芪汤加减。常用黄芪、麻仁、陈皮等。

乏力汗出者，加白术、党参健脾固表；排便困难，腹部坠胀，合用补中益气汤；气息低微，懒言少动，加生脉散；脘腹痞满，食少纳差，加鸡屎藤、麦芽健脾消积。

中成药：四君子丸。

（2）血虚秘

临床表现：大便干结，排出困难，面色无华，心悸气短，健忘，口唇色淡，舌淡脉细。

证机概要：血液亏虚，肠道失荣。

治法：养血润肠。

方药：润肠丸加减。常用生地黄、火麻仁、当归、桃仁、枳壳等。

血虚较甚，加玄参、何首乌、阿胶滋阴养血；手足心热，轰热汗出者，加地骨皮、胡黄连清退虚热；兼有气虚者，加白术、党参、黄芪补气健脾。

中成药：当归润肠丸、麦味地黄丸。

（3）阴虚秘

临床表现：大便干结，如羊屎状，形体消瘦，头晕耳鸣，心烦失眠，潮热盗汗，腰酸膝软，舌红少苔，脉细数。

证机概要：阴津不足，肠失濡润。

治法：滋阴润肠通便。

方药：增液汤加减。常用玄参、生地黄、麦冬、枳实等。

便秘干结如羊屎者，加火麻仁、柏子仁、瓜蒌仁润肠通便；五心烦热，午后热甚者，加玉竹、石斛、地骨皮养阴退热；口舌干燥，易饥多食，加沙参、天花粉滋阴生津；腰膝酸软，肾阴不足，加六味地黄丸；阴亏燥结，久秘不通，可改用增液承气汤。

中成药：六味地黄丸。

（4）阳虚秘

临床表现：大便或干或不干，皆排出困难，小便清长，面色㿠白，四肢不温，腹中冷痛，得热痛减，腰膝冷痛，舌淡苔白，脉沉迟。

证机概要：阳气亏虚，推运无力。

治法：温阳润肠。

方药：济川煎加减。常用肉苁蓉、当归、牛膝、枳壳、升麻、泽泻等。

寒凝气滞，腹痛较甚，加肉桂、木香助阳行气；四肢不温，腰膝酸软，加用金匮肾气丸。

中成药：青娥丸。

四、转归与预后

便秘临床表现虽然复杂，但不外虚实两大类，总由大肠传导失司而致。便秘日久，努挣过度，可引起肛裂、痔疮等证，且常常久治不愈。本病的治疗需结合饮食、情志、运动，不能仅靠药物。养成良好的生活习惯，定时大便，结合药物，常能收到良好效果。

五、预防与调护

1. 注意合理膳食，少吃辛辣厚味，多进食粗纤维食物，如芹菜、菠菜等，多食水果。
2. 每日按时登厕，养成定时大便的习惯。
3. 保持心情舒畅，加强体育锻炼。

第十七节　胁　痛

胁痛是指以一侧或两侧胁肋部疼痛为主要表现的病证。西医诊断中很多疾病均可导致胁痛，如各种肝炎、胆囊炎、肋间神经痛等，均可参考本病治疗。

一、病因病机

情志不遂、跌仆损伤、饮食所伤、劳欲久病均可导致胁痛。

本病的基本病机为肝络失和，病位在肝胆，与脾肾有关。肝居胁下，经脉布于两胁，胆附于肝，其脉亦循于胁，故胁痛之病，当主要责之肝胆，肝胆气滞，络脉不通，则胁肋疼痛。脾居中焦，若脾失健运，湿热内生，郁遏肝胆，疏泄不畅，亦可发为胁痛。肝肾同源，精血互生，若因肝肾阴虚，精亏血少，肝脉失于濡养，则胁肋隐隐作痛。

二、诊断与鉴别诊断

1. 诊断要点

（1）以一侧或两侧胁肋部疼痛为主要表现。

（2）疼痛性质可表现为刺痛、胀痛、灼痛、隐痛、钝痛等不同特点。

（3）可伴见胸闷、腹胀、嗳气、呃逆、急躁易怒、口苦纳呆、厌食恶心等症。

（4）常有饮食不节、情志内伤、感受外湿、跌仆闪挫或劳欲久病等病史。

2. 鉴别诊断

胁痛与悬饮，两者均可表现为胁肋疼痛。悬饮为饮留胁下，胸胁胀痛，持续不已，可伴见咳嗽、咳痰，咳嗽、呼吸时疼痛加重，常喜向病侧睡卧。胁痛则无这些表现。

三、辨证论治

根据在气在血、属虚属实之不同，选择不同的治法，基本原则为疏肝和络止痛。气滞者多为胀痛，疼痛多游走不定，时轻时重，与情绪变化有关，治疗以疏肝理气为主；血瘀者多为刺痛，部位固定，疼痛持续不已，入夜尤甚，治疗以活血化瘀为主；湿热甚者多为灼痛，常常伴有中焦症状，治疗以清热利湿为主；气血不足者多见疼痛隐隐，绵绵不休，且病程长，来势缓，并伴见全身阴血亏耗，以滋阴养血为法。

1. 肝郁气滞证

临床表现：胁肋胀痛，走窜不定，甚则引及胸背肩臂，疼痛每因情志变化而增减，胸闷腹胀，嗳气频作，得嗳气而胀痛稍舒，纳少口苦，舌苔薄白，脉弦滑。

证机概要：肝失条达，气机郁滞，脉络失和。

治法：疏肝理气。

方药：柴胡疏肝散加减。常用柴胡、枳壳、陈皮、白芍、川芎等。

若胁痛甚者，加青皮、延胡索疏肝行气；气郁化火，口干口苦，烦躁易怒者，栀子、丹皮、夏枯草清泄肝热；肝气横逆犯脾，见肠鸣、腹泻、腹胀者，加小茴香、吴茱萸、白术暖肝健脾。

中成药：舒肝丸。

2. 肝胆湿热证

临床表现：胁肋胀痛或灼热疼痛，口苦口黏，胸闷纳呆，恶心呕吐，小便黄赤，大便不爽，或兼有身热恶寒，身目发黄，舌红苔黄腻，脉弦滑数。

证机概要：湿热蕴结，肝胆失疏，脉络失和。

治法：清热利湿。

方药：龙胆泻肝汤加减。常用龙胆草、栀子、黄芩、柴胡、车前子、泽泻、生地黄、当归、甘草等。

兼有气滞，疼痛牵及后背，加川楝子、青皮、延胡索疏肝行气；兼有黄疸者，加茵陈、大黄、黄柏利湿退黄；湿热伤阴者，加牛膝、柏子仁、沙苑子养血滋阴。

中成药：龙胆泻肝丸。

3. 瘀血阻络证

临床表现：痛处拒按，入夜痛甚，胁肋下或见有癥块，舌质紫暗，脉象沉涩。

证机概要：瘀血停滞，肝络痹阻。

治法：祛瘀通络。

方药：血府逐瘀汤加减。常用柴胡、枳实、桃仁、红花、赤芍、生地黄、当归、桔梗、牛膝等。

若因跌打损伤而致胁痛，局部积瘀肿痛者，可加穿山甲、郁金、莪术活血逐瘀；若胁肋下有癥块，而正气未衰者，可酌加三棱、莪术、土鳖虫破血消癥；瘀血日久化热者，加丹皮、栀子活血透热；久瘀气虚者，加黄芪、党参补气健脾。

中成药：血府逐瘀胶囊。

4. 肝络失养证

临床表现：胁肋隐痛，悠悠不休，遇劳加重，口干咽燥，心中烦热，头晕目眩，舌红少苔，脉细弦。

证机概要：肝肾阴亏，精血耗伤，肝络失养。

治法：养阴柔肝。

方药：一贯煎加减。常用生地黄、当归、沙参、枸杞子、麦冬、川楝子等。

阴亏过甚，舌红而干，可加石斛、玄参、天冬滋肾养阴；心神不宁，而见心烦不寐者，可加酸枣仁、合欢皮养血安神；肝肾阴虚，头目失养，而见头晕目眩者，可加菊花、女贞子明目养血；若阴虚火旺，可加黄柏、知母清除虚热。

中成药：复方灵芝冲剂、逍遥丸。

四、转归与预后

胁痛的转归需看气血脏腑虚实。实证多为气滞、湿热、血瘀所致，且前两者日久，久病入络，可致血瘀。若久病不愈，阴血内耗，则转为虚证，且多虚实夹杂。胁痛在实证阶段，预后较好，若失治误治，亦有转为癥瘕积聚者。

五、预防与调护

1. 保持情绪舒畅，避免过怒、忧思、过劳。
2. 注意清淡饮食，勿过食肥甘厚味。

第十八节　鼓　胀

鼓胀是指腹部膨胀如鼓的一类病证，临床以腹大胀满，绷急如鼓，皮色苍黄，脉络显露为特征。西医学中各种原因所导致的肝硬化腹水，以及其他原因所导致的腹水，符合鼓胀特征的，均可参考本节辨证。

一、病因病机

酒食不节、情志不遂、虫毒感染、久患肝病均可导致鼓胀。

本病的基本病机为气滞血瘀水停，病位在肝，与脾、肾密切相关。初起，肝脾先伤，肝主疏泄，司藏血，肝病则疏泄不行，气滞血瘀，进而横逆乘脾，脾主运化，脾病则运化失健，水湿内聚，进而土壅木郁，以致肝脾俱病。病延日久，累及于肾，肾关开阖不利，水湿不化，则胀满愈甚。气、血、水三者既各有侧重，又常相互为因，错杂同病。

二、诊断与鉴别诊断

1. 诊断要点

（1）初起脘腹作胀，食后尤甚，继而腹部胀满如鼓，重者腹壁青筋显露，脐孔突起。

（2）常伴乏力、纳差、尿少，以及齿衄、鼻衄、皮肤紫斑等出血现象，可见面色萎黄，黄疸，手掌殷红，面颈胸部红丝赤缕、血痣及蟹爪纹。

（3）常有酒食不节、情志内伤、虫毒感染或黄疸、胁痛、癥积等病史。

2. 鉴别诊断

（1）鼓胀与水肿：两者均可伴有肢体浮肿。鼓胀病位主要在肝脾，日久可以及肾，主要表现以腹部胀大为主，四肢浮肿不明显，兼见面色青晦，面颈部有血痣赤缕，胁下癥积坚硬，腹皮青筋显露等，日久亦可伴有肢体浮肿。水肿病位主要在肾，水肿主要从眼睑或下肢起病，继则延及全身，兼见面色㿠白，腰酸倦怠等，水肿较甚者亦可伴有腹水。

（2）鼓胀与积证：二者均可表现为腹部胀满，积证是指腹内结块，或胀或痛，多为气滞血瘀而形成的有形结块。鼓胀则为气滞血瘀水停，以水停为主。二者表现有别，但是积证可以为诱发鼓胀的原因。

三、辨证论治

本病多为本虚标实之证，治疗以攻补兼施为法，基本原则是理气活血行水。标实为主者，当根据气、血、水的偏盛，分别采用行气、活血、祛湿利水或暂用攻逐之法，同时配以疏肝健脾。尤其需要注意的是，治疗过程中切勿攻伐太过，从而使实证转为虚证。本虚为主者，当根据阴阳的不同，分别采取温补脾肾或滋养肝肾法，同时配合行气活血利水。

1. 气滞湿阻证

临床表现：腹胀按之不坚，胁下胀满或疼痛，饮食减少，食后胀甚，得嗳气、矢气稍减，小便短少，舌苔薄白腻，脉弦。

证机概要：肝郁气滞，脾不健运，湿阻中焦。

治法：疏肝理气，运脾利湿。

方药：柴胡疏肝散合胃苓汤加减。常用柴胡、香附、枳壳、陈皮、白芍、川芎、茯苓、猪苓、泽泻、苍术、厚朴等。

气滞偏甚，胸脘痞闷，腹胀，噫气为快，可加佛手、沉香、木香行气健脾；食少纳差，舌苔白腻者，加砂仁、白术、白豆蔻健脾除湿；神疲乏力，少气懒言，加党参、附子、黄芪补气温阳；兼胁下刺痛，舌暗，脉涩者，可加延胡索、莪术、丹参活血化瘀。

中成药：舒肝丸。

2. 水湿困脾证

临床表现：腹大胀满，按之如囊裹水，甚则颜面微浮，下肢浮肿，脘腹痞胀，得热则舒，精神困倦，怯寒懒动，小便少，大便溏，舌苔白腻，脉缓。

证机概要：湿邪困阻，脾阳不振，寒水内停。

治法：温中健脾，行气利水。

方药：实脾饮加减。常用茯苓、白术、木香、大腹皮、厚朴、草果、附子、干姜等。

浮肿较甚，小便短少，可加肉桂、猪苓、车前子温阳利水；兼胸闷咳喘，可加葶苈子、苏子、前胡泻肺化痰；胁腹痛胀，可加郁金、香附、青皮疏肝行气；脘闷纳呆，神疲，便溏，下肢浮肿，可加党参、黄芪、山药健脾助运。

中成药：人参健脾丸、木香顺气丸。

3. 水热蕴结证

临床表现：腹大坚满，脘腹胀急，烦热口苦，渴不欲饮，或有面、目、皮肤发黄，小便赤涩，大便秘结或溏垢，舌边尖红，苔黄腻或兼灰黑，脉象弦数。

证机概要：湿热壅盛，蕴结中焦，浊水内停。

治法：清热利湿，攻下逐水。

方药：中满分消丸合茵陈蒿汤加减。常用茵陈、金钱草、山栀、黄柏、苍术、厚朴、砂仁、大黄、猪苓、泽泻、车前子、滑石等。

热势较重，加连翘、龙胆草、半边莲清热解毒；小便赤涩不利者，加木通、石韦利水通淋；腹部胀急殊甚，大便干结，加商陆、牵牛子、大戟攻逐饮。

4. 瘀结水留证

临床表现：脘腹坚满，青筋显露，胁下癥结痛如针刺，面色晦暗黧黑，或见赤丝血缕，面、颈、胸、臂出现血痣或蟹爪纹，口干不欲饮水，或见大便色黑，舌质紫暗或有紫斑，脉细涩。

证机概要：肝脾瘀结，脉络滞涩，水气停留。

治法：活血化瘀，行气利水。

方药：调营饮加减。常用当归、赤芍、桃仁、三棱、莪术、鳖甲、牡蛎、大腹皮、益母草、泽兰、泽泻、茯苓等。

胁下癥积肿大明显，可加穿山甲、土鳖虫破血消癥；病久体虚，气血不足，或攻逐之后，正气受损，宜用八珍汤或人参养荣丸等补养气血；大便色黑，可加三七、茜草、侧柏叶行血止血；如病势恶化，大量吐血、下血，或出现神志昏迷等危象，当辨阴阳之衰脱而急救。

5. 阳虚水盛证

临床表现：腹大胀满，形似蛙腹，朝宽暮急，面色苍黄，或呈㿠白，脘闷纳呆，神倦怯寒，肢冷浮肿，小便短少不利，舌体胖，质紫，苔淡白，脉沉细无力。

证机概要：脾肾阳虚，不能温运，水湿内聚。

治法：温补脾肾，化气利水。

方药：附子理苓汤加减。常用附子、人参、白术、干姜、茯苓、泽泻、猪苓、桂枝等。

偏于脾阳虚弱，神疲乏力，少气懒言，纳少，便溏者，加黄芪、山药、薏苡仁补气健脾；偏于肾阳虚衰，面色苍白，怯寒肢冷，腰膝酸冷疼痛者，酌加肉桂、仙茅、仙灵脾温肾助阳。

中成药：金匮肾气丸。

6. 阴虚水停证

临床表现：腹大胀满，或见青筋暴露，面色晦滞，唇紫，口干而燥，心烦失眠，或有牙龈出血，小便短少，舌质红绛少津，苔少或光剥，脉弦细数。

证机概要：肝肾阴虚，津液失布，水湿内停。

治法：滋肾柔肝，养阴利水。

方药：六味地黄丸合一贯煎加减。常用生地黄、山药、山茱萸、沙参、麦冬、枸杞子、牡丹皮、茯苓、泽泻、川楝子等。

津伤口干明显，加石斛、玄参、芦根养阴生津；青筋显露，唇舌紫暗，小便短少，可加丹参、益母草、泽兰活血利水；齿鼻衄血，加鲜茅根、藕节、仙鹤草收敛止血；阴虚阳浮，耳鸣，面赤，颧红，宜加龟甲、鳖甲、牡蛎平潜虚阳。

中成药：济生肾气丸。

四、转归与预后

本病虚实夹杂，病程较长，治疗中应时时注意正气与邪气的偏盛，及时调整治疗方案。若鼓胀早期即得到治疗，可使病情得到及时控制。若日久迁延，转为虚证，正气受伤，往往需要长时间用药方能控制。若病至晚期，腹大如鼓，四肢消瘦，兼有肝肾脏腑不足，往往预后不良，可发生神昏、出血、痉证等危象。

五、预防与调护

1. 饮食有节，少食辛辣，切勿酗酒。若已患病，则应少食粗硬食物，以免损络动血。保持清淡饮食，少食盐卤。

2. 保持情志舒畅，怡情养性，安心休养，避免过劳。

第十九节　水　肿

水肿是指体内水液潴留，泛滥肌肤，表现以头面、眼睑、四肢、腹背，甚至全身浮肿为特征的一类病证。西医学上多种病证均可导致水肿，如肾性水肿、心性水肿、肝性水肿、营养不良性水肿、功能性水肿、内分泌失调引起的水肿等。本节所讨论的以肾性水肿为主。

一、病因病机

风邪袭表、疮毒内犯、外感水湿、饮食不节、体虚劳倦，均可导致水肿。

本病的基本病机为肺失通调，脾失转输，肾失开阖，三焦气化不利。水肿是全身气化功能障碍的一种表现，涉及肺脾肾，但其本在肾。肺外受邪气，肺气失于宣畅，风水相搏，或肾虚水泛，子病及母，导致肺气不降，水道不调，产生水肿。外感水湿或者饮食不节，损伤脾胃，脾虚不能制水，水湿壅盛，发为水肿。肾主水，水液的输化有赖于肾阳的蒸化、开阖作用，久病劳欲，损及肾脏，则肾失蒸化，开阖不利，水液泛滥肌肤，则为水肿。此外，水肿日久，久病入络，瘀血内生，阻滞水道，三焦水道不通，可导致水肿迁延难愈。

二、诊断与鉴别诊断

1. 诊断要点

（1）水肿先从眼睑或下肢开始，继及四肢全身。

（2）轻者仅眼睑或足胫浮肿，重者全身皆肿；甚则腹大胀满，气喘不能平卧；更严重者可见尿闭或尿少，恶心呕吐，口有秽味，鼻衄牙宣，头痛，抽搐，神昏谵语等危象。

（3）可有乳蛾、心悸、疮毒、紫癜以及久病体虚病史。

2. 鉴别诊断

（1）水肿与鼓胀：水肿与鼓胀二病均可见肢体水肿，腹部膨隆。水肿起病多从头面或下肢开始，继而蔓延全身，可兼见面色↑白，肢体困倦，病位在肺、脾、肾。鼓胀主要表现为单腹胀大，四肢多不肿，反见瘦削，可兼见面色苍黄，腹壁青筋暴露，病位在肝、脾，日久可及肾。

（2）阳水和阴水：水肿可分为阳水和阴水两类。阳水病因多为风邪、疮毒、水湿，病机为外邪侵袭，水湿浸渍，肺气不宣，脾不健运，病势急，病程短，多由头面起病，由上而下，继及全身，肿处皮肤绷急光亮，按之凹陷即起，兼有寒热等表证；阴水多由于饮食劳倦，先后天不足所致，病机为脾肾亏虚，气化不利，多从足踝开始，自下而上蔓延，肿处皮肤松弛，按之凹陷不易恢复，属虚证。

三、辨证论治

根据阴水、阳水性质的不同，以及发病部位的不同，确定不同的治法，基本原则为发汗、利尿、泻下逐水。阳水表现为表、热、实证，可发汗、利小便或攻逐，以祛邪为主。阴水表现为里、虚、寒证，治以健脾、温肾，以扶正为主。同时应根据部位的不同，上身肿甚，以发汗为主，下身肿甚，以利小便为主。

1. 阳水

（1）风水相搏证

临床表现：眼睑浮肿，继则四肢及全身皆肿，来势迅速，多有恶寒、发热、肢节酸楚、小便不利等症。偏于风热者，伴咽喉红肿疼痛，舌质红，脉浮滑数；偏于风寒者，兼恶寒，咳喘，舌苔薄白，脉浮紧。

证机概要：风邪袭表，肺气闭塞，通调失职，风遏水阻。

治法：疏风清热，宣肺行水。

方药：越婢加术汤加减。常用麻黄、杏仁、石膏、桑白皮、白术等。

风寒偏盛，去石膏，加苏叶、桂枝、防风疏散表寒；若咳喘较甚，可加杏仁、前胡降气止咳；若咽喉红肿疼痛，加板蓝根、蒲公英清热利咽；如见汗出恶风，卫阳已虚，加防己、黄芪利水固表。

（2）湿毒浸淫证

临床表现：眼睑浮肿，延及全身，皮肤光亮，尿少色赤，身发疮痍，甚则溃烂，恶风发热，舌质红，苔薄黄，脉浮数或滑数。

证机概要：疮毒内归脾肺，三焦气化不利，水湿内停。

治法：宣肺解毒，利湿消肿。

方药：麻黄连翘赤小豆汤合五味消毒饮加减。常用麻黄、连翘根、赤小豆、野菊花、金银花、紫花地丁、蒲公英、天葵子等。

脓毒甚者，当重用蒲公英、紫花地丁清热解毒；湿盛糜烂者，加苦参、土茯苓清热利湿解毒；风盛加白鲜皮、地肤子解毒祛风；血热而红肿，加丹皮、赤芍清解血热；大便不通，加大黄泻下通便。

（3）水湿浸渍证

临床表现：全身水肿，下肢明显，按之没指，小便短少，身体困重，胸闷，纳呆，泛恶，苔白腻，脉沉缓，起病缓慢，病程较长。

证机概要：水湿内侵，脾气受阻，脾阳不振。

治法：运脾化湿，通阳利水。

方药：五皮饮合胃苓汤加减。常用桑白皮、陈皮、大腹皮、茯苓皮、生姜皮、苍术、厚朴、茯苓、猪苓、泽泻、桂枝等。

若肿甚而喘，可加麻黄、杏仁、葶苈子泻肺消肿；湿困中焦，脘腹胀满，大便溏薄者，合用参苓白术散。

（4）湿热壅盛证

临床表现：遍体浮肿，皮肤绷急光亮，胸脘痞闷，烦热口渴，小便短赤，或大便干结，舌红，苔黄腻，脉濡数。

证机概要：湿热内盛，三焦壅滞，气滞水停。

治法：分利湿热。

方药：疏凿饮子加减。常用商陆、木通、槟榔、大腹皮、赤小豆、泽泻、羌活、秦艽等。

腹满不减，大便不通者，合用己椒苈黄丸；肿势严重，兼见喘促不得平卧，加葶苈子、桑白皮泻肺平喘；湿热久羁，伤及阴津，口燥咽干，加白茅根、芦根清热生津。

2. 阴水

（1）脾阳衰微证

临床表现：身肿日久，腰以下肿甚，按之凹陷不易恢复，脘腹胀闷，纳减便溏，面色无华，神疲乏力，舌质淡，苔白腻。

证机概要：脾阳不振，运化无权，土不制水。

治法：健脾温阳利水。

方药：实脾饮加减。常用茯苓、白术、木香、大腹皮、厚朴、草果、附子、干姜等。

声低气短，气虚较甚者，加党参、黄芪补气健脾；小便短少，加桂枝、泽泻助膀胱气化。

中成药：附子理中丸、人参健脾丸。

（2）肾阳衰微证

临床表现：水肿反复消长不已，面浮身肿，腰以下甚，按之凹陷不起，尿量减少或反多，腰酸冷，四肢厥冷，怯寒神疲，面色㿠白，甚者心悸胸闷，喘促难卧，腹大胀满，舌质淡胖，脉沉细或沉迟无力。

证机概要：脾肾阳虚，水寒内聚。

治法：温肾助阳，化气行水。

方药：济生肾气丸合真武汤加减。常用生地黄、山药、山茱萸、牛膝、车前子、茯苓、泽泻、附子、白术、干姜、白芍等。

小便清长量多，加菟丝子、补骨脂温肾助阳；病程日久，阳损及阴，精神疲惫，腰酸遗精，口干口渴，五心烦热，加用左归丸补益肾精；肾虚肝旺，头昏头痛，心慌腿软，加牡蛎、杜仲、桑寄生补肾强腰。

中成药：济生肾气丸、金匮肾气丸。

（3）瘀水互结证

临床表现：水肿延久不退，肿势轻重不一，四肢或全身浮肿或伴血尿，以下肢为主，皮肤瘀斑，腰部刺痛，舌紫暗，苔白，脉沉细涩。

证机概要：水停湿阻，气滞血瘀，三焦气化不利。

治法：活血祛瘀，化气行水。

方药：桃红四物汤合五苓散，常用地黄、白芍、当归、川芎、桃仁、红花、茯苓、泽泻、益母草、泽兰、白术、桂枝等。

全身肿甚，气喘烦闷，小便不利，加葶苈子、桑白皮、泽兰泻肺行水；神疲乏力，脾肾亏虚，加用济生肾气丸。

中成药：血府逐瘀胶囊。

四、转归与预后

水肿按照病性可分为阳水与阴水，阳水病程短，病势急，若治疗及时，疗效常常立竿见影。阳水迁延不愈，反复发作，正气渐虚，脾肾阳虚，或失治误治，耗伤正气，阳水可转为阴水，则病势缠绵难愈。若肿势较甚，肾阳衰败，浊毒内闭，则发展为关格重证，预后不佳。

五、预防与调护

1. 注意起居调摄，避免风邪外袭。
2. 饮食有节，注意限制食盐的摄入。
3. 防止水湿外侵，避免冒雨涉水，或湿衣久穿不脱。
4. 劳逸结合，调畅情志，避免过度劳累。

第二十节　消　渴

消渴是以多饮、多食、多尿、乏力、形体消瘦为特征的病证。历代医籍对消渴论述甚详，明代戴思恭在《证治要诀》中明确提出消渴的上、中、下消之分类：“渴而多饮为上消，消谷善饥为中消，渴而便数有膏为下消。”

本病多与西医学中的糖尿病互参，但又不仅仅为糖尿病。各种内分泌性疾病表现有此特点的，均可参考本病辨证。

一、病因病机

饮食失节、情志不调、劳欲过度、禀赋不足，皆可导致消渴。

本病的基本病机为阴虚燥热。病位在肺、脾、胃、肾，以肾为关键。肺为水之上源，敷布津液。肺受燥热所伤，则津液不能敷布，脾胃失其濡养，肾阴失其滋润，津液直趋下行，随小便排出体外，故小便频数量多；肺不布津则口渴多饮。脾主运化，为胃行津液，脾胃阴伤，燥热内生，则口渴多饮，多食善饥；精微不能布散四肢，则乏力消瘦。肾为先天之本，主藏精而寓元阴元阳。肾阴亏虚则虚火内生，上燔心肺则烦渴多饮，中灼脾胃则胃热消谷，封藏不固则小便频多。病久入络，瘀血内生，又常常兼有正气不足，迁延难愈。

二、诊断与鉴别诊断

1. 诊断要点

（1）口渴多饮，多食易饥，尿频量多，形体消瘦。

（2）上述症状不明显，仅有乏力一症，若于中年起病，结合生活习惯、家族病史，必要时参考西医的相关检查，亦能早期发现。

（3）常常兼有眩晕、肺痨、胸痹心痛、中风、雀目、疮痈、肢体麻木等病证。

（4）西医学的血糖测定多能帮助本病诊断。

2. 鉴别诊断

（1）消渴与口渴：二者有口渴的症状。消渴为独立的病，而口渴仅为症状。口渴可以出现在多种疾病过程中，不伴有多食、多尿、易饥。

（2）消渴与瘿病：两者均可见多食易饥、消瘦等表现。瘿病同时伴有颈部肿大以及心悸、多汗，无明显的多饮、多尿表现。瘿病多为西医学上的甲状腺功能异常，相关检验指标可参考鉴别。

三、辨证论治

本病按照病位可分为上、中、下三消，即肺燥、胃热、肾虚之别。治疗以养阴生津，清热润燥为原则。症状以肺燥为主，多饮症状较突出者，称为上消，治疗应清热润肺，兼以滋养胃阴；以胃热为主，多食症状较为突出者，称为中消，治疗上应清胃养津，兼滋肾阴；以肾虚为主，多尿症状较为突出者，称为下消，治疗上应补肾滋阴，兼清肺燥。临床上燥热和阴虚常常夹杂，具体治疗应依患者症状不同而灵活运用。合并心脑疾病、四肢病变者，酌情采用对症治法。

1. 上消

肺热津伤证

临床表现：口渴多饮，口舌干燥，尿频量多，烦热多汗，舌红苔薄黄，脉洪数。

证机概要：肺脏燥热，津液失布。

治法：清热润肺，生津止渴。

方药：消渴方加减。常用天花粉、葛根、生地黄、藕汁、生姜汁、黄连、知母。

烦渴不止，小便频数，乏力明显者，加沙参、黄芪滋阴益气。

中成药：玉泉丸。

2. 中消

（1）胃热炽盛证

临床表现：多食易饥，口渴，尿多，形体消瘦，大便干燥，苔黄，脉滑实有力。

证机概要：胃火内炽，胃热消谷，耗伤津液。

治法：清胃泻火，养阴增液。

方药：白虎加参汤合玉液汤加减。常用石膏、知母、山药、天花粉、葛根、人参、黄芪等。

大便秘结，加玄参、麦冬、知母增液润燥；胃热过盛，加黄连、栀子清泄胃火。

中成药：牛黄清胃丸。

(2) 气阴亏虚证

临床表现：口渴引饮，能食与便溏并见，或饮食减少，精神不振，四肢乏力，形体瘦削，舌红，苔白而干，脉弱。

证机概要：气阴不足，脾失健运。

治法：益气健脾，生津止渴。

方药：七味白术散合生脉散加减。常用人参、白术、茯苓、甘草、藿香、木香、葛根、麦冬、五味子等。

肺有燥热加地骨皮、知母、黄芩清肺；口渴明显加天花粉、生地黄养阴生津；气短汗多加白芍、山萸肉敛阴生津；食少腹胀加砂仁、鸡内金健脾助运。

中成药：消渴丸。

3. 下消

(1) 肾阴亏虚证

临床表现：尿频量多，混浊如脂膏，或尿甜，腰膝酸软，乏力，头晕耳鸣，口干唇燥，皮肤干燥，瘙痒，舌红苔少，脉细数。

证机概要：肾阴亏虚，肾失固摄。

治法：滋阴固肾。

方药：六味地黄丸加减。常用熟地黄、山萸肉、山药、泽泻、牡丹皮、茯苓等。

阴虚火旺而烦躁，五心烦热，盗汗，失眠者，加知母、黄柏滋阴泻火；尿量多而混浊者，加益智仁、桑螵蛸等益肾缩尿；气阴两虚而伴困倦，气短乏力，舌质淡红者，可加党参、黄芪、黄精益气养阴。

中成药：知柏地黄丸、石斛夜光丸。

（2）阴阳两虚证

临床表现：小便频数，混浊如膏，甚至饮一溲一，面容憔悴，耳轮干枯，腰膝酸软，四肢欠温，畏寒肢冷，阳痿或月经不调，舌苔淡白而干，脉沉细无力。

证机概要：阴损及阳，肾阳衰微，肾失固摄。

治法：滋阴温阳，补肾固涩。

方药：金匮肾气丸加减。常用熟地黄、山萸肉、山药、泽泻、牡丹皮、茯苓、附子、桂枝等。

身体困倦，气短乏力者，可加党参、黄芪、黄精补益正气；阳痿加巴戟天、淫羊藿、肉苁蓉；阳虚畏寒者，加干姜、肉桂扶助阳气。

中成药：金匮肾气丸。

四、转归与预后

消渴初期以燥热津亏为主，日久耗伤气阴，甚则阴损及阳，命门火衰。消渴病变常常累及多个脏腑，并可出现多种并发症。临床上消渴并发症的程度往往影响着消渴的预后，并发症不多，脏腑衰竭不显，预后较好，反之则病情较重，预后不佳。

五、预防与调护

1. 饮食节制，限制油脂、糖类的摄入，多食清淡富有营养的食物，定时定量进餐。

2. 戒烟酒、浓茶、咖啡等。

3. 保持情志平和，适当体育锻炼。

4. 消渴多缠绵难愈，注意持续监测病情，坚持治疗。

第二十一节　汗　证

自汗、盗汗是指由于阴阳失调，腠理不固，而致汗液外泄失常的病证。现代医学中的甲状腺功能亢进、自主神经功能紊乱、风湿热、结核病等所致的自汗、盗汗可以参考本病证论治。

一、病因病机

病后体虚、情志不调、嗜食辛辣皆可导致汗证。

汗证的基本病机是阴阳失调，腠理不固，营卫失和，汗液外泄失常。汗证的病理性质有虚实之分，但虚多实少，一般自汗多为气虚，盗汗多为阴虚。属实证者，多由肝火或湿热郁蒸所致。虚实之间可兼见或相互转化，如邪热郁蒸，久则伤阴耗气，转为虚证；虚证亦可兼有火旺或湿热。虚证自汗日久可伤阴，盗汗久延则伤阳，以致出现气阴两虚或阴阳两虚之候。

二、诊断与鉴别诊断

1. 诊断要点

（1）不因外界环境影响，在头面、颈胸，或四肢、全身出汗者，昼日汗出溱溱，动则益甚为自汗，睡眠中汗出津津，醒后汗止为盗汗。

（2）除外其他疾病引起的自汗、盗汗。作为其他疾病过程中出现的自汗、盗汗，因疾病不同，各具有该疾病的症状及体征，且出汗大多不居于突出地位。

（3）有病后体虚、表虚受风、思虑烦劳过度、情志不舒、嗜食辛辣等易于引起自汗、盗汗的病因存在。

2. 鉴别诊断

（1）自汗、盗汗与脱汗：脱汗表现为大汗淋漓，汗出如珠，常同时出现声低息微，精神疲惫，四肢厥冷，脉微欲绝或散大无力，多在疾病危重时出现，为病势危急的征象，故脱汗又称为绝汗。其汗出的情况及病情的程度均较自汗、盗汗为重。

（2）自汗、盗汗与战汗：战汗主要出现于急性热病过程中，表现为突然恶寒战栗，全身汗出，发热，口渴，烦躁不安，为邪正交争的征象。若汗出之后，热退脉静，气息调畅，为正气拒邪，病趋好转，与阴阳失调、营卫不和之自汗、盗汗迥然有别。

（3）自汗、盗汗与黄汗：黄汗汗出色黄，染衣着色，常伴见口中黏苦，渴不欲饮，小便不利，苔黄腻，脉弦滑等湿热内郁之症。可以为自汗、盗汗中的邪热郁蒸型，但汗出色黄的程度较重。

三、辨证论治

汗证的治疗应分清阴阳虚实。虚证当根据证候的不同而治以益气、养阴、补血、调和营卫；实证当清肝泄热，化湿和营；虚实夹杂者，则根据虚实的主次而适当兼顾。此外，由于自汗、盗汗均以腠理不固、津液外泄为共同病变，故可酌加麻黄根、浮小麦、糯稻根、五味子、瘪桃干、牡蛎等固涩敛汗之品，以增强止汗的功能。

1. 肺卫不固证

临床表现：汗出恶风，稍劳汗出尤甚，或表现半身、某一局部出汗，易于感冒，体倦乏力，周身酸楚，面色㿠白少华，苔薄白，脉细弱。

证机概要：肺气不足，表虚失固，营卫不和，汗液外泄。

治法：益气固表。

方药：桂枝加黄芪汤或玉屏风散加减。常用桂枝、白芍、黄芪、防风、生姜、大枣等。

气虚甚加党参、白术健脾补肺；兼有阴虚，而见舌红、脉细数者，加麦冬、五味子养阴敛汗；兼阳虚者，加附子温阳敛汗；汗多者加浮小麦、糯稻根、龙骨、牡蛎固涩敛汗；如半身或局部出汗者，可配合甘麦大枣汤甘润以缓急。

中成药：玉屏风颗粒。

针灸疗法：艾条熏灸大椎、百会、涌泉等穴。

2. 心血不足证

临床表现：自汗或盗汗，心悸少寐，神疲气短，面色不华，舌质淡，脉细。

证机概要：心血耗伤，心液不藏。

治法：养血补心。

方药：归脾汤加减。常用人参、黄芪、白术、茯苓、当归、龙眼肉、酸枣仁、远志、五味子、牡蛎、浮小麦等。

血虚甚者，加制首乌、枸杞子、熟地黄补益精血。

3. 阴虚火旺证

临床表现：夜寐盗汗，或有自汗，五心烦热，或兼午后潮热，两颧色红，口渴，舌红少苔，脉细数。

证机概要：虚火内灼，逼津外泄。

治法：滋阴降火。

方药：当归六黄汤加减。常用当归、生地黄、熟地黄、黄连、黄芩、黄柏、五味子、乌梅等。

汗出多者，加牡蛎、浮小麦、糯稻根固涩敛汗；潮热甚者，加秦艽、银柴胡、白薇清退虚热；兼气虚者，加黄芪益气固表。

以阴虚为主，而火热不甚，潮热、脉数等不显著者，可改用麦味地黄丸补益肺肾，滋阴清热。

4. 邪热郁蒸证

临床表现：蒸蒸汗出，汗黏，汗液易使衣服黄染，面赤烘热，烦躁，口苦，小便色黄，舌苔薄黄，脉象弦数。

证机概要：湿热内蕴，逼津外泄。

治法：清肝泄热，化湿和营。

方药：龙胆泻肝汤加减。常用龙胆草、黄芩、栀子、柴胡、泽泻、通草、车前子、当归、生地黄、糯稻根等。

里热较甚，小便短赤者，加茵陈清解郁热。湿热内蕴而热势不盛，面赤烘热、口苦等症不显著者，可改用四妙丸清热除湿。

中成药：龙胆泻肝丸。

针灸疗法：针刺大椎穴，起针后拔火罐以泄热。

四、转归与预后

单独出现的自汗、盗汗，一般预后良好，经过治疗大多可在短期内治愈或好转。伴见于其他疾病过程中的自汗，尤其是盗汗，则病情往往较重，治疗时应着重针对原发疾病，且常需待原发疾病好转、痊愈，自汗、盗汗才能减轻或消失。

五、预防与调护

1. 预防汗证，关键在于调理阴阳。平时要注意锻炼，增强体质，使阴平阳秘。同时要注意劳逸适度，饮食有节，生活有常。

2. 汗出之时，腠理空虚，易于感受外邪，故当避风寒，以防感冒。汗出之后，应及时用干毛巾将汗擦干。

3. 出汗多者，需经常更换内衣，并注意保持衣服、卧具干燥清洁。

第二十二节　内伤发热

内伤发热是指以内伤为病因，以脏腑功能失调，气血阴阳失衡为基本病机，以发热为主要临床表现的病证。现代医学中的功能性发热，肿瘤、血液病、结缔组织疾病、内分泌疾病及部分慢性感染性疾病所引起的发热，和某些原因不明的发热，具有内伤发热的临床表现时，均可参照本节辨证论治。

一、病因病机

久病体虚、饮食劳倦、情志失调及外伤出血皆可引起内伤发热。

内伤发热的基本病机是气血阴阳亏虚，脏腑功能失调。病理性质大体可归纳为虚实两类。由气郁化火、瘀血阻滞及痰湿停聚所致者属实，气血阴阳虚损导致的发热属虚。前者又可进一步引起脏腑功能失调，阴阳气血亏损，成为正虚邪实之证。本病病机比较复杂，可由一种也可由多种病因同时引起发热，久病往往由实转虚，由轻转重，其中以瘀血病久，损及气、血、阴、阳，分别兼见气虚、血虚、阴虚或阳虚，而成为虚实兼夹之证的情况较为多见。其他，如气郁发热日久伤阴，则转化为气郁阴虚之发热；气虚发热日久，病损及阳，阳气虚衰，则发展为阳虚发热。

二、诊断与鉴别诊断

1. 诊断要点

（1）内伤发热起病缓慢，病程较长，多为低热，或自觉发热，而体温并不升高，表现为高热者较少。不恶寒，或虽有怯冷，但得衣被则温。常兼见头晕、神疲、自汗、盗汗、脉弱等症。

（2）一般有气血阴阳亏虚或气郁、血瘀、湿阻的病史，或有反复发热史。

（3）无感受外邪所致的头身疼痛、鼻塞、流涕、脉浮等症。

2. 鉴别诊断

内伤发热与外感发热要鉴别，内伤发热的诊断要点已如上述，而外感发热表现的特点是，因感受外邪而起，起病较急，病程较短，发热初期大多伴有恶寒，其恶寒得衣被而不减。发热的热度大多较高，发热的类型随病种的不同而有所差异。初起常兼有头身疼痛、鼻塞、流涕、咳嗽、脉浮等表证。外感发热由感受外邪，正邪相争所致，属实证者居多。

三、辨证论治

内伤发热的治疗应分清虚实。属实者，治宜解郁、活血、除湿为主，适当配伍清热。属虚者，则应益气、养血、滋阴、温阳，除阴虚发热可适当配伍清退虚热的药物外，其余均应以补为主。对虚实夹杂者，则宜兼顾之。

1. 阴虚发热证

临床表现：午后潮热，或夜间发热，不欲近衣，手足心热，烦躁，少寐多梦，盗汗，口干咽燥，舌质红，或有裂纹，苔少甚至无苔，脉细数。

证机概要：阴虚阳盛，虚火内炽。

治法：滋阴清热。

方药：清骨散加减。常用银柴胡、知母、胡黄连、地骨皮、青蒿、秦艽、鳖甲等。

盗汗较甚者，可去青蒿，加牡蛎、浮小麦、糯稻根固表敛汗；阴虚较甚者，加玄参、生地黄、制首乌滋养阴精；兼有气虚而见头晕气短、体倦乏力者，加太子参、麦冬、五味子益气养阴。

2. 血虚发热证

临床表现：发热，热势多为低热，头晕眼花，身倦乏力，心悸不宁，面白少华，唇甲色淡，舌质淡，脉细弱。

证机概要：血虚失养，阴不配阳。

治法：益气养血。

方药：归脾汤加减。常用黄芪、党参、茯苓、白术、甘草、当归、龙眼肉、酸枣仁、远志、木香等。

血虚较甚者，加熟地黄、枸杞子、制首乌补益精血；发热较甚者，可加银柴胡、白薇清退虚热；由慢性失血所致的血虚，若仍有少许出血者，可酌加三七粉、仙鹤草、茜草、棕榈炭等止血。

中成药：人参归脾丸。

3. 气虚发热证

临床表现：发热，热势或低或高，常在劳累后发作或加剧，倦怠乏力，气短懒言，自汗，易于感冒，食少便溏，舌质淡，苔白薄，脉细弱。

证机概要：中气不足，阴火内生。

治法：益气健脾，甘温除热。

方药：补中益气汤加减。常用黄芪、党参、白术、甘草、当归、陈皮、升麻、柴胡等。

自汗较多者，加牡蛎、浮小麦、糯稻根固表敛汗；时冷时热，汗出恶风者，加桂枝、芍药调和营卫；脾虚夹湿，而见胸闷脘痞，舌苔白腻者，加苍术、茯苓、厚朴健脾燥湿。

中成药：补中益气丸。

4. 阳虚发热证

临床表现：发热而欲近衣，形寒怯冷，四肢不温，少气懒言，头晕嗜卧，腰膝酸软，纳少，便溏，面色㿠白，舌质淡胖，或有齿痕，苔白润，脉沉细无力。

证机概要：肾阳亏虚，火不归原。

治法：温补阳气，引火归原。

方药：金匮肾气丸加减。常用附子、桂枝、山茱萸、地黄、山药、茯苓、丹皮、泽泻等。

短气甚者，加人参补益元气；阳虚较甚者加仙茅、仙灵脾温肾助阳；便溏腹泻者，加白术、炮干姜温运中焦。

5. 气郁发热证

临床表现：发热多为低热或潮热，热势常随情绪波动而起伏，精神抑郁，胁肋胀满，烦躁易怒，口干而苦，纳食减少，舌红，苔黄，脉弦数。

证机概要：气郁日久，化火生热。

治法：疏肝理气，解郁泻热。

方药：丹栀逍遥散加减。常用丹皮、栀子、柴胡、薄荷、当归、白芍、白术、茯苓、甘草等。

气郁较甚，可加郁金、香附、青皮理气解郁；热象较甚，舌红口干，便秘者，可去白术，加龙胆草、黄芩清肝泻火；妇女若兼月经不调，可加泽兰、益母草活血调经。

中成药：加味逍遥丸。

6. 痰湿郁热证

临床表现：低热，午后热甚，心内烦热，胸闷脘痞，不思饮食，渴不欲饮，呕恶，大便稀薄或黏滞不爽，舌苔白腻或黄腻，脉濡数。

证机概要：痰湿内蕴，壅遏化热。

治法：燥湿化痰，清热和中。

方药：黄连温胆汤合中和汤加减。常用半夏、厚朴、枳实、陈皮、茯苓、通草、竹叶、黄连等。

呕恶者，加竹茹、藿香、白蔻仁和胃泄浊；胸闷、苔腻者，加郁金、佩兰芳化湿邪；湿热阻滞少阳枢机，症见寒热如疟，寒轻热重，口苦呕逆者，加青蒿、黄芩清解少阳。

7. 血瘀发热证

临床表现：午后或夜晚发热，或自觉身体某些部位发热，口燥咽干，但不多饮，肢体或躯干有固定痛处或肿块，面色萎黄或晦暗，舌质青紫或有瘀点、瘀斑，脉弦或涩。

证机概要：血行瘀滞，瘀热内生。

治法：活血化瘀。

方药：血府逐瘀汤加减。常用当归、川芎、赤芍、地黄、桃仁、红花、牛膝、柴胡、枳壳、桔梗等。

发热较甚者，可加秦艽、白薇、丹皮清热凉血；肢体肿痛者，可加丹参、郁金、延胡索活血散肿定痛。

四、转归与预后

内伤发热的预后，与起病的原因、患者的身体状况有密切关系。大部分内伤发热，经过适当的治疗及护理，均可治愈。少数患者病情缠绵，病程较长，需经一定时间的治疗方能获得明显疗效。而兼夹多种病证，病情复杂，以及体质极度亏虚的患者，则其疗效及预后均较差。

五、预防与调护

恰当的调摄护理对促进内伤发热的好转、治愈具有积极意义。内伤发热患者应注意休息，体温高者应卧床。部分长期低热的患者，在体力许可的情况下，可进行适当户外活动。要保持乐观情绪，饮食宜进清淡、富于营养而又易于消化之品。由于内伤发热的患者常卫表不固而有自汗、盗汗，故应注意保暖、避风，防止感受外邪。

第二十三节　腰　痛

腰痛是指因外感、内伤或挫闪导致腰部气血运行不畅，或失于濡养，引起腰脊或脊旁部位疼痛为主要症状的一种病证。现代医学中的腰肌纤维炎、强直性脊柱炎、腰椎骨质增生、腰椎间盘病变、腰肌劳损等腰部病变以及某些内脏疾病，凡以腰痛为主要症状者，可参考本节辨证论治。

一、病因病机

外邪侵袭、体虚年衰、跌仆闪挫皆可导致腰痛。

腰痛病位在腰府，与肾脏及膀胱经和任、督、冲、带脉等诸经脉相关。基本病机为筋脉痹阻，腰府失养。病理因素主要是湿与瘀。病理性质为本虚标实，经气闭涩为标，肾气内伤为本。内伤多责之禀赋不足，肾亏腰府失养；外感为风、寒、湿、热诸邪痹阻经脉，或劳力扭伤，气滞血瘀，经脉不通而致腰痛。外感腰痛的主要发病机理是外邪痹阻经脉，气血运行不畅，多为实证。内伤腰痛多由肾精气亏虚，腰府失其濡养、温煦所致，多为虚证，或为虚实夹杂证。外感腰痛经久不愈，可转为内伤腰痛，由实转虚，内伤腰痛复感外邪则内外合邪，虚实相杂，病情因此加重而变复杂。

二、诊断与鉴别诊断

1. 诊断要点

（1）急性腰痛，病程较短，轻微活动即可引起一侧或两侧腰部疼痛加重，脊柱两旁常有明显的按压痛。

（2）慢性腰痛，病程较长，缠绵难愈，腰部多隐痛或酸痛。常因体位不当、劳累过度、天气变化等因素而加重。

（3）本病常有居处潮湿阴冷、涉水冒雨、跌仆挫闪或劳损等相关病史。

2. 鉴别诊断

（1）腰痛与背痛、尻痛、胯痛：腰痛是指腰背及其两侧部位的疼痛，背痛为背膂以上部位疼痛，尻痛是尻骶部位的疼痛，胯痛是指尻尾以下及两侧胯部的疼痛，疼痛的部位不同，应予区别。

（2）腰痛与肾痹：腰痛是以腰部疼痛为主；肾痹是指腰背强直弯曲，不能屈伸，行动困难而言，多由骨痹日久发展而成。

三、辨证论治

腰痛治疗当分标本虚实。感受外邪属实，治宜祛邪通络，根据寒湿、湿热的不同，分别予以温散或清利；外伤腰痛属实，治宜活血祛瘀，通络止痛为主；内伤致病多属虚，治宜补肾固本为主，兼顾肝脾；虚实兼见者，宜辨主次轻重，标本兼顾。

1. 寒湿腰痛

临床表现：腰部冷痛重着，转侧不利，逐渐加重，静卧病痛不减，寒冷和阴雨天则加重，舌质淡，苔白腻，脉沉而迟缓。

证机概要：寒湿闭阻，滞碍气血，经脉不利。

治法：散寒行湿，温经通络。

方药：甘姜苓术汤加减。常用干姜、桂枝、甘草、牛膝、茯苓、白术、杜仲、桑寄生、续断等。

寒邪偏盛，腰部冷痛，拘急不舒，可加熟附片、细辛；若湿邪偏盛，腰痛重着，苔厚腻，可加苍术、薏苡仁；年高体弱或久病不愈，肝肾虚损，气血亏虚，而兼见腰膝酸软无力、脉沉弱等症，宜独活寄生汤加附子。

针灸疗法：取阿是穴、大肠俞、委中。寒湿腰痛加腰阳关；瘀血腰痛加膈俞；肾虚腰痛加肾俞。督脉腰痛加腰夹脊、后溪；膀胱经腰痛加志室、昆仑；腰骶部痛加次髎、腰俞；腰眼部痛明显加腰眼。主穴均采用泻法。寒湿证加艾灸；瘀血证加刺络拔罐；肾虚证配穴用补法，肾阳虚加灸法。

皮肤针法：选择腰部疼痛部位，用梅花针叩刺出血，加拔火罐。适用于寒湿腰痛和瘀血腰痛。

2. 湿热腰痛

临床表现：腰部疼痛，重着而热，暑湿阴雨天气症状加重，活动后或可减轻，身体困重，小便短赤，苔黄腻，脉濡数或弦数。

证机概要：湿热壅遏，经气不畅，筋脉失舒。

治法：清热利湿，舒筋止痛。

方药：四妙丸加减。常用苍术、黄柏、薏苡仁、木瓜、络石藤、川牛膝等。

小便短赤不利，舌质红，脉弦数，加栀子、萆薢、泽泻以助清利湿热；湿热蕴久，耗伤阴津，腰痛，伴咽干，手足心热，治当清利湿热为主，佐以滋补肾阴，酌加生地黄、女贞子、旱莲草。选用药物要注意滋阴而不恋湿。

3. 瘀血腰痛

临床表现：腰痛如刺，痛有定处，痛处拒按，日轻夜重，轻者俯仰不便，重则不能转侧。舌质暗紫，或有瘀斑，脉涩。部分病人有跌仆闪挫病史。

证机概要：瘀血阻滞，经脉痹阻，不通则痛。

治法：活血化瘀，通络止痛。

方药：身痛逐瘀汤加减。常用当归、川芎、桃仁、红花、䗪虫、香附、没药、五灵脂、地龙、牛膝等。

兼有风湿者，肢体困重，阴雨天加重，加独活、秦艽、金毛狗脊；腰痛日久肾虚者，兼见腰膝酸软无力，眩晕，耳鸣，小便频数，加桑寄生、杜仲、续断、熟地黄；有跌仆、扭伤、挫闪病史，加乳香、青皮行气活血止痛；瘀血明显，腰痛入夜更甚，加全蝎、蜈蚣、白花蛇等虫类药以通络止痛。

中成药：跌打丸、三七伤药片。

4. 肾虚腰痛

（1）肾阴虚

临床表现：腰部隐隐作痛，酸软无力，缠绵不愈，心烦少寐，口燥咽干，面色潮红，手足心热，舌红少苔，脉弦细数。

证机概要：肾阴不足，不能濡养腰脊。

治法：滋补肾阴，濡养筋脉。

方药：左归丸加减。常用熟地黄、枸杞子、山萸肉、山药、龟甲胶、菟丝子、鹿角胶、牛膝等。

肾阴不足，常有相火偏亢，可酌情选用知柏地黄丸或大补阴丸加减化裁；虚劳腰痛，日久不愈，阴阳俱虚，阴虚内热者，可选用杜仲丸。

（2）肾阳虚

临床表现：腰部冷痛，缠绵不愈，局部发凉，喜温喜按，遇劳更甚，卧则减轻，常反复发作，少腹拘急，面色白，肢冷畏寒，舌质淡，脉沉细无力。

证机概要：肾阳不足，不能温煦筋脉。

治法：补肾壮阳，温煦筋脉。

方药：右归丸加减。常用肉桂、附子、鹿角胶、杜仲、菟丝子、熟地黄、山药、山萸肉、枸杞子等。

肾虚及脾，脾气亏虚，症见腰痛乏力，食少便溏，甚或脏器下垂，应补肾为主，佐以健脾益气，升举清阳，加黄芪、党参、升麻、柴胡、白术。如无明显阴阳偏盛者，可服用青娥丸，补肾治腰痛；房劳过度而致肾虚腰痛者，可用血肉有情之品调理，如河车大造丸、补髓丹等。活血化瘀药可用于腰痛的不同证型，但疾病不同的阶段，所选取的药物和用量应有别。初发急性期，常选用小剂量的当归、川芎，养血和血，温通血脉；病情相对缓解期，可加重活血化瘀药物的剂量与作用；腰痛日久，屡次复发者，可活血化瘀配合搜风通络的药物，如桃仁、红花、三七、莪术、虻虫、水蛭、蜂房、全蝎、蜈蚣等。

中成药：健肾壮腰丸、健步壮骨丸。

四、转归与预后

腰痛患者若能得到及时正确的治疗，一般预后良好。特别是内、外、妇、骨科的各种疾病导致的腰部疼痛，如能治愈原发病，腰痛会随之好转。但若失治误治，病延日久，痛久入络，气瘀血阻，经络不通，肢节失荣，则可转化为痿证等，预后欠佳。

五、预防与调护

预防腰痛，应注意在日常生活中保持正确的坐、卧、行体位，劳逸适度，不可强力负重，避免腰部跌仆闪挫。避免坐卧湿地，暑季湿热郁蒸时，亦应避免夜宿室外、贪冷喜凉，涉水冒雨或身汗出后即应换衣擦身，或服用生姜红糖茶，以发散风寒湿邪。

急性腰痛，应及时治疗，愈后注意休息调养，以巩固疗效。慢性腰痛除药物治疗外，注意腰部保暖，或加用腰托固护，避免腰部损伤。避免劳欲太过，防止感受外邪，经常活动腰部，或进行腰部自我按摩、打太极拳等医疗体育活动，有助于腰痛的康复。

第二十四节　痹　证

痹证是由于风、寒、湿、热等邪气闭阻经络，影响气血运行，导致肢体筋骨、关节、肌肉等处发生疼痛、重着、酸楚、麻木，或关节屈伸不利、僵硬、肿大、变形等症状的一种疾病。现代医学中的风湿性关节炎、类风湿关节炎、反应性关节炎、肌纤维炎、强直性脊柱炎、痛风、增生性关节炎可以参考本病证论治。

一、病因病机

外邪侵袭、劳逸不当、久病体虚皆可导致痹证。

痹证的基本病机为风、寒、湿、热、痰、瘀等邪气滞留于肢体筋脉、关节、肌肉，经络闭阻，不通则痛。病理因素为风、寒、湿、热。病初以邪实为主，邪在经脉，累及筋骨、肌肉、关节。痹证日久，耗伤气血，损及肝肾，病理性质虚实相兼；部分患者肝肾气血大伤，而筋骨肌肉疼痛酸楚症状较轻，呈现以正虚为主的虚痹。此外，风、寒、湿、热之邪也可由经络内舍脏腑，出现相应的脏腑病变。因此，痹证日久，容易出现下述三种病理变化：一是风寒湿痹或热痹日久不愈，气血运行不畅日甚，瘀血痰浊阻痹经络，出现皮肤瘀斑、关节周围结节、关节肿大畸形、屈伸不利等症；二是病久使正气耗伤，呈现不同程度的气血亏损或肝肾不足证候；三是痹证日久不愈，病邪由经络而累及脏腑，出现脏腑痹的证候。其中以心痹较为多见。

二、诊断与鉴别诊断

1. 诊断要点

（1）临床表现为肢体关节、肌肉疼痛，屈伸不利，或疼痛游走不定，甚则关节剧痛、肿大、强硬、变形。

（2）发病及病情的轻重常与劳累以及季节、气候的寒冷、潮湿等天气变化有关，某些痹证的发生和加重可与饮食不当有关。

（3）本病可发生于任何年龄，但不同年龄的发病与疾病的类型有一定的关系。

2. 鉴别诊断

痹证与痿证，鉴别要点首先在于痛与不痛，痹证以关节疼痛为主，而痿证则为肢体力弱，无疼痛症状；其次要观察肢体的活动障碍，痿证是无力运动，痹证是因痛而影响活动；再者，部分痿证病初即有肌肉萎缩，而痹证则是由于疼痛甚或关节僵直不能活动，日久废而不用，导致肌肉萎缩。

三、辨证论治

痹证的治疗应以祛邪通络为基本原则，根据邪气的偏盛，分别予以祛风、散寒、除湿、清热、化痰、行瘀，兼顾宣痹通络。久痹正虚者，应重视扶正，补肝肾、益气血是常用之法。治风宜重视养血活血，治寒宜结合温阳补火，治湿宜结合健脾益气。痹证宜辨病位用药：痹在上肢可选用片姜黄、羌活、桂枝以通经达络，祛风胜湿；下肢疼痛者可选用独活、川牛膝、木瓜以引药下行；痹证累及颈椎，出现颈部僵硬不适、疼痛，左右前后活动受限者，可选用葛根、伸筋草、桂枝、羌活以舒筋通络，祛风止痛；痹证腰部疼痛、僵硬，弯腰活动受限者，可选用桑寄生、杜仲、巴戟天、淫羊藿、䗪虫以补肾强腰，化瘀止痛；痹证两膝关节肿胀，或有积液者，可用土茯苓、车前子、薏苡仁、猫爪草以清热利湿，消肿止痛；痹证四肢小关节疼痛、肿胀、灼热者，可选用土贝母、猫眼草、蜂房、威灵仙以解毒散结，消肿止痛。痹证久病入络，抽掣疼痛，肢体拘挛者，多用虫类搜风止痛药物。

1. 风寒湿痹

（1）行痹

临床表现：肢体关节、肌肉疼痛酸楚，屈伸不利，疼痛呈游走性，初起可见有恶风、发热等表证，舌苔薄白，脉浮或浮缓。

证机概要：风邪兼寒湿，留滞经脉，闭阻气血。

治法：祛风通络，散寒除湿。

方药：防风汤加减。常用防风、麻黄、桂枝、葛根、当归、茯苓、生姜、大枣、甘草等。

腰背酸痛为主者，多与肾气虚有关，加杜仲、桑寄生、淫羊藿、巴戟天、续断等补肾壮骨；若见关节肿大，苔薄黄，邪有化热之象者，宜寒热并用，投桂枝芍药知母汤加减。

针灸疗法：取阿是穴、局部经穴。行痹加膈俞、血海；痛痹加肾俞、腰阳关；着痹加阴陵泉、足三里；热痹加大椎、曲池。采用毫针泻法或平补平泻法。寒痹、湿痹可加灸法。大椎、曲池可点刺出血。局部穴位可加拔罐法。

拔罐疗法：用皮肤针重叩背脊两侧和关节病痛部位，使出血少许，加拔火罐。

（2）痛痹

临床表现：肢体关节疼痛，痛势较剧，部位固定，遇寒则痛甚，得热则痛缓，关节屈伸不利，局部皮肤或有寒冷感，舌质淡，舌苔薄白，脉弦紧。

证机概要：寒邪兼风湿，留滞经脉，闭阻气血。

治法：散寒通络，祛风除湿。

方药：乌头汤加减。常用制川乌、麻黄、芍药、甘草、蜂蜜、黄芪等。

关节发凉，疼痛剧烈，遇冷更甚，加附子、细辛、桂枝、干姜、全当归，温经散寒，通脉止痛。

（3）着痹

临床表现：肢体关节、肌肉酸楚、重着、疼痛，肿胀散漫，关节活动不利，肌肤麻木不仁，舌质淡，舌苔白腻，脉濡缓。

证机概要：湿邪兼风寒，留滞经脉，闭阻气血。

治法：除湿通络，祛风散寒。

方药：薏苡仁汤加减。常用薏苡仁、苍术、甘草、羌活、独活、防风、麻黄、桂枝、制川乌、当归、川芎等。

关节肿胀甚者，加萆薢、五加皮以利水通络；若肌肤麻木不仁，加海桐皮、豨莶草以祛风通络；小便不利，浮肿，加茯苓、泽泻、车前子以利水祛湿；痰湿盛者，加半夏、南星。久痹风、寒、湿偏盛不明显者，可选用蠲痹汤作为治疗风寒湿痹基本方剂。

中成药：伤湿止痛膏、麝香壮骨膏、大活络丸。

2. 风湿热痹

临床表现：游走性关节疼痛，可涉及一个或多个关节，活动不便，局部灼热红肿，痛不可触，得冷则舒，可有皮下结节或红斑，常伴有发热、恶风、汗出、口渴、烦躁不安等全身症状，舌质红，舌苔黄或黄腻，脉滑数或浮数。

证机概要：风湿热邪壅滞经脉，气血闭阻不通。

治法：清热通络，祛风除湿。

方药：白虎加桂枝汤或宣痹汤加减。前方以清热宣痹为主，用于偏风热明显者；后方重在清热利湿，用于偏湿热盛者。常用石膏、知母、黄柏、连翘、桂枝、防己、杏仁、薏苡仁、滑石、赤小豆、蚕砂等。

皮肤有红斑者，加丹皮、赤芍、生地黄、紫草以清热凉血，活血化瘀。如热毒炽盛，化火伤津，深入骨节，而见关节红肿，触之灼热，疼痛剧烈如刀割，筋脉拘急抽挛，入夜尤甚，壮热烦渴，舌红少津，脉弦数，宜清热解毒，凉血止痛，可选用五味消毒饮合犀黄丸。热痹亦可由风寒湿邪内侵，郁久化热而成，若邪初化热仍兼有风寒湿邪，可用麻黄连翘赤小豆汤加味。

3. 痰瘀痹阻证

临床表现：痹证日久，肌肉关节刺痛，固定不移，或关节肌肤紫暗、肿胀，按之较硬，肢体顽麻或重着，或关节僵硬变形，屈伸不利，有硬结、瘀斑，面色暗黧，眼睑浮肿，或胸闷痰多，舌质紫暗或有瘀斑，舌苔白腻，脉弦涩。

证机概要：痰瘀互结，留滞肌肤，闭阻经脉。

治法：化痰行瘀，蠲痹通络。

方药：双合汤加减。常用桃仁、红花、当归、川芎、白芍、茯苓、半夏、陈皮、白芥子、竹沥、姜汁等。

痰浊滞留，皮下有结节者，加胆南星、天竺黄；瘀血明显，关节疼痛、肿大、强直、畸形、活动不利，舌质紫暗，脉涩，可加莪术、三七、土鳖虫；痰瘀交结，疼痛不已者，加穿山甲、白花蛇、全蝎、蜈蚣、地龙搜剔络道；有痰瘀化热之象者，加黄柏、丹皮。

4. 肝肾亏虚证

临床表现：痹证日久不愈，关节屈伸不利，肌肉瘦削，腰膝酸软，或畏寒肢冷，阳痿，遗精，或骨蒸劳热，心烦口干，舌质淡红，舌苔薄白或少津，脉沉细弱或细数。

证机概要：肝肾不足，经脉失于濡养、温煦。

治法：培补肝肾，舒筋止痛。

方药：独活寄生汤加减。常用独活、桑寄生、防风、秦艽、桂枝、细辛、牛膝、杜仲、人参、茯苓、甘草、当归、川芎、生地黄、白芍等。

肾气虚，腰膝酸软，乏力较著，加鹿角霜、续断、狗脊；肾阳虚，畏寒肢冷，关节疼痛拘急，加附子、干姜、巴戟天，或合用阳和汤加减；肝肾阴亏，腰膝疼痛，低热心烦，或午后潮热，加龟甲、熟地黄、女贞子，或合用河车大造丸加减。痹久内舍于心，心悸，短气，动则尤甚，面色少华，舌质淡，脉虚数或结代，可用炙甘草汤加减。

四、转归与预后

痹证的预后与患者体质、感受邪气轻重以及疾病调摄有着密切的关系。痹证日久，耗伤气血，可逐渐演变为虚劳；内损于心，心脉闭阻，胸闷心悸，喘急难于平卧而为心悸、喘证；内损于肺，肺失肃降，气不化水，则咳嗽频作，胸痛，少痰，气急，可转为咳嗽、喘证、悬饮等证。

五、预防与调护

本病发生多与气候和生活环境有关，平素应注意防风、防寒、防潮，避免居暑湿地。特别是居住寒冷地区或气候骤变季节，应注意保暖，免受风寒湿邪侵袭。劳作运动汗出肌疏之时，切勿当风贪凉，趁热浴冷。内衣汗湿应及时更换，垫褥、被子应勤洗勤晒。居住和作业地方保持清洁和干燥。平时应注意生活调摄，加强体育锻炼，增强体质，有助于提高机体对病邪的抵御能力。痹证初发，应积极治疗，防止病邪传变。病邪入脏，病情较重者应卧床休息。行走不便者，应防止跌仆，以免发生骨折。长期卧床者，既要保持肢体的功能位，有利于关节功能恢复，还要经常变换体位，防止褥疮发生。久病患者，往往情绪低落，容易产生焦虑心理和消化机能低下，因此，患者保持乐观心境和摄入富于营养、易于消化的饮食，有利于疾病的康复。

第二十五节 疖

疖是一种生于皮肤浅表的急性化脓性疾患，随处可生，小儿、青年多见。本病多发于夏秋季节，突起根浅，肿势局限，焮红疼痛，范围多在3cm左右，易肿，易溃，易敛。初起可分为有头、无头两种，一般症状轻而易治，但亦有因治疗或护理不当形成“蝼蛄疖”，或反复发作、日久不愈的“多发性疖病”，则不易治愈。本病相当于西医的单个毛囊及其皮脂腺或汗腺的急性化脓性炎症。

一、病因病机

由于内郁湿火，外感风邪，两相搏结，蕴阻肌肤而成；或由于在夏秋季节感受暑湿热毒之邪而生；或因天气闷热，汗出不畅，暑湿热毒蕴蒸肌肤，引起痱子，复经搔抓，破伤染毒而发。

患疖肿后，若处理不当，疮口过小，脓液引流不畅，致使脓液潴留，或由于搔抓碰伤，以致脓毒旁窜，在头皮较薄之处发生蔓延，窜空而成蝼蛄疖。

阴虚内热之消渴病患者或脾虚便溏患者，病久后气阴双亏，容易感染邪毒，并可反复发作，迁延不愈，而致多发性疖病。

二、诊断与鉴别诊断

1. 诊断要点

疖初起为鲜红色圆锥形毛囊性炎症性丘疹，基底有明显炎性浸润，以后增大成坚硬结节，表面紧张，浸润显著，自觉有灼痛和压痛，数日后中央形成脓点，以后发展为坏死性脓栓。除去脓栓，排出血性脓液，疼痛显著减轻，经1～2周后逐渐消肿痊愈。

2. 鉴别诊断

（1）痈：患处浸润明显，表面有多个脓头，形成蜂巢状，疼痛剧烈，全身症状较重。

（2）脓疱疮：好侵犯儿童，多发于露出部位，损害以脓疱为主，破后结痂，愈后不留瘢痕。传染性强，易在夏秋季流行。

（3）毛囊炎：为浅在的针头大小的毛囊性脓疱，自觉瘙痒或灼痛，炎症浸润不深，无中心脓栓。

三、辨证论治

1. 内治法

（1）热毒蕴结

临床表现：轻者疖肿只有 1 ~ 2 个，也可散发全身，或簇集一处，或此愈彼起，伴发热，口渴，溲赤，便秘，舌红，苔黄，脉数。

证机概要：热毒蕴于肌肤以致营卫不和，经络阻隔，气血凝滞。

治法：清热解毒。

方药：五味消毒饮加减。常用金银花、野菊花、蒲公英、紫花地丁、天葵子、鱼腥草等。

若大便秘结者，加生大黄泻热通腑。

（2）暑湿蕴结

临床表现：发于夏秋季节，好发于头面、颈、背、臀部，单个或多个成片，疖肿红、热、胀、痛，抓破流脓水，伴心烦，胸闷，口苦咽干，便秘，溲赤，舌红，苔黄而腻，脉滑数。

证机概要：暑湿热毒之邪蕴阻肌肤，暑湿蕴遏，体内热气不得外泄，湿热内郁。

治法：清暑化湿解毒。

方药：清暑汤加味。常用连翘、花粉、赤芍、金银花、甘草、滑石、车前草、泽泻、鲜荷叶、鲜佩兰、鲜藿香等。

热毒盛者，加黄芩、黄连、生山栀清热泻火；小便短赤者，加六一散清热利尿；大便秘结者，加生大黄泻热通腑。

（3）体虚毒恋

临床表现：疖肿散发于全身各处，此愈彼起，不断发生，疖肿较大，易转变成有头疽，疖肿颜色暗红，脓水稀少，常伴低热，烦躁口渴，或乏力肢软，舌质红，苔薄黄，脉细数。

证机概要：正气虚损，卫外不固，抗邪无力，感受邪毒而致皮肤疖肿。

治法：扶正解毒。

方药：四妙散加减。常用黄芪、当归、金银花、白术、赤芍、土茯苓、皂角刺、甘草等。

阴虚口渴甚者，加天冬、玄参、麦冬养阴生津；有消渴等病者，应积极治疗原发疾病。

2. 外治法

初起，小者用千捶膏盖贴或三黄洗剂外搽，大者用金黄散或玉露散，以银花露或菊花露调成糊状外敷。

遍体发疮，破流脓水成片者，用青黛散，麻油调敷。

脓成欲溃，外敷千捶膏。脓成不溃则切开排脓，用九一丹掺太乙膏盖贴。脓尽改用生肌散收口。

3. 中成药

六神丸，每次 10 粒，每日 2～3 次，或者醋溶后外涂患处。连翘败毒丸，每次 6g，每日 1～2 次。梅花点舌丸，每次 2～3 粒，每日 2 次。

四、预防与调护

少食辛辣油炸及甜腻食物，患病时忌食鱼腥发物。注意个人卫生，勤洗澡，勤理发，勤换衣，保持局部皮肤清洁。夏秋季节多饮清凉饮料，如金银花露、绿豆米仁汤等。

第二十六节　蛇串疮

蛇串疮是一种皮肤上出现成簇水疱，呈带状分布，痛如火燎的急性疱疹性皮肤病。因皮损状如蛇行，故名蛇串疮；因每多缠腰而发，故又称缠腰火丹；本病又称之为火带疮、蛇丹、蜘蛛疮等。多见于成年人，好发于春秋季节。相当于西医的带状疱疹。

一、病因病机

本病多为情志内伤，肝郁气滞，久而化火，肝经火毒，外溢肌肤而发；或饮食不节，脾失健运，湿邪内生，蕴而化热，湿热内蕴，外溢肌肤而生；或感染毒邪，湿热火毒蕴结于肌肤而成。年老体虚者，常因血虚肝旺，湿热毒盛，气血凝滞，以致疼痛剧烈，病程迁延。

二、诊断与鉴别诊断

1. 诊断要点

（1）皮损多为绿豆大小的水疱，簇集成群，疱壁较紧张，基底色红，常单侧分排列成带状。严重者，皮损可表现为出血性，或可见坏疽性损害。皮损发于头面部者，病情往往较重。自觉疼痛明显，可有难以忍受的剧痛或皮疹消退后遗疼痛。

（2）皮疹出现前，常先有皮肤刺痛或灼热感，可伴有周身轻度不适、发热。

2. 鉴别诊断

（1）热疮：多发生于皮肤黏膜交界处，皮疹为针尖至绿豆大小的水疱，常为一群，1 周左右痊愈，但易复发。

（2）漆疮、膏药风：发病前有明确的接触史，皮疹发生在接触部位，与神经分布无关。无疼痛，自觉灼热、瘙痒。

三、辨证论治

1. 内治法

（1）肝经郁热

临床表现：皮损鲜红，疱壁紧张，灼热刺痛，伴口苦咽干，烦躁易怒，大便干或小便黄，舌质红，苔薄黄或黄厚，脉弦滑数。

证机概要：肝气郁结，气郁化火，外炎肌肤。

治法：清肝火，解热毒。

方药：龙胆泻肝汤加减。常用龙胆草、栀子、黄芩、柴胡、车前子、泽泻、木通、当归、紫草、板蓝根、蒲公英等。

若发于面部，加菊花；大便干结者，加生大黄；疼痛剧烈者，加川楝子、延胡索。

（2）脾虚湿蕴

临床表现：皮损颜色较淡，疱壁松弛，疼痛略轻，伴食少腹胀，口不渴，大便时溏，舌质淡，苔白或腻，脉沉缓或滑。

证机概要：饮食不节，脾虚湿蕴，湿阻气机，蕴滞肌肤。

治法：健脾利湿解毒。

方药：除湿胃苓汤加减。常用苍术、厚朴、陈皮、猪苓、泽泻、赤茯苓、白术、滑石、防风、栀子、木通等。

（3）气滞血瘀

临床表现：皮疹大部分或全部消退后局部疼痛不止，伴有夜眠不宁，神疲，舌质暗，苔白，脉弦细。

证机概要：湿毒虽退，气血凝滞未解，不通则痛。

治法：理气活血止痛。

方药：桃红四物汤加减。常用桃仁、红花、熟地黄、当归、白芍、川芎、制香附、延胡索、莪术、生牡蛎。

若夜寐不安者，加酸枣仁、珍珠母；年老体虚者，加黄芪、党参。

2. 外治法

初起用玉露膏外敷；或外搽双柏散、三黄洗剂、清凉乳剂(麻油加饱和石灰水上清液充分搅拌成乳状)；或鲜马齿苋、玉簪叶捣烂外敷。

水疱破后，用四黄膏或青黛膏外涂；有坏死者，用九一丹换药。

若水疱不破，可用三棱针或消毒针头挑破，使疱液流出，以减轻疼痛。

神经痛明显者用达克罗宁乳膏、紫草地榆油膏外涂。

3. 针灸疗法

局部阿是穴、夹脊穴，用毫针泻法。疱疹局部阿是穴用围针法，在疱疹带的头、尾各刺一针，两旁则根据疱疹带的大小选取1～3点，向疱疹带中央沿皮平刺，或用三棱针点刺疱疹及周围，拔火罐，令每罐出血3～5mL，亦可用皮肤针局部叩刺，加艾条灸，以减轻疱疹后遗神经痛。

四、预防与调护

1. 保持局部干燥、清洁，注意休息。
2. 忌食辛辣肥甘厚味。

第二十七节　痔

痔是直肠末端黏膜下和肛管皮肤下的直肠静脉丛发生扩大、曲张所形成的柔软静脉团，或肛缘皮肤结缔组织增生或肛管皮下静脉曲张破裂形成的隆起物。男女老幼皆可为患，故有“十人九痔”之说，其中以青壮年占大多数。根据发病部位不同，痔分为内痔、外痔及混合痔。中医对本病早有认识，古人说“痔者峙也”，在古代，痔为突出之意，人于九窍中凡有小肉突出者，皆曰痔，不特生于肛门边，如鼻痔、眼痔、牙痔等。但现在痔即指肛门痔。

Ⅰ内痔

生于肛门齿线以上，直肠末端黏膜下的痔内静脉丛扩大、曲张形成的柔软静脉团，称为内痔。内痔是肛门直肠疾病中最常见的病种，与西医病名相同。内痔好发于截石位 3、7、11 点，主要临床表现有便血、痔核脱出、肛门不适感。

一、病因病机

多因脏腑本虚，静脉壁薄弱，兼因久坐，负重远行，或长期便秘，或泻痢日久，或临厕久蹲努责，或饮食不节，过食辛辣肥甘之品，导致脏腑功能失调，风燥湿热下迫，气血瘀滞，阻于魄门，结而不散，筋脉横解而生痔，或因气血亏虚，摄纳无力，气虚下陷，则痔核脱出。

二、诊断与鉴别诊断

1. 诊断要点

内痔多发于成年人，初发常以无痛性便血为主要症状，血液与大便不相混，多在排便时滴血或射血。出血呈间歇性，每因饮酒、过劳、便秘或腹泻时使便血复发和加重。出血严重时可引起贫血。肛查时见齿线上黏膜呈半球状隆起，色鲜红、暗红或灰白。随着痔核增大，在排便时或咳嗽时可脱出肛外，若不及时回纳，可形成内痔嵌顿，并有分泌物溢出，肛门坠胀。其根据病情轻重程度不同，可分为三期：

Ⅰ期：痔核较小，如黄豆或蚕豆大，色鲜红，质柔软，不脱出肛外，大便带血或滴血。

Ⅱ期：痔核较大，形似红枣，色暗红，大便时脱出肛外，便后能自行还纳，大便滴血较多或射血一线如箭。

Ⅲ期：痔核更大，如鸡蛋或更大，色灰白，大便时或行走时脱出肛外，不能自行还纳，一般不出血，一旦出血则呈喷射状，痔核脱出后如不尽快还纳，则易嵌顿而绞窄肿胀、糜烂坏死。

2. 鉴别诊断

（1）直肠脱垂：脱出物呈环状或螺旋状，长度 2～10cm 或更长，表面光滑，色淡红或鲜红，无静脉曲张，一般无出血。

（2）直肠息肉：多见于儿童，可有大便带血或少量滴血，绝无射血，脱出物为单个带蒂，表面光滑，质地较痔核硬。

（3）肛乳头肥大：为齿线附近的锥形、灰白色的表皮隆起，质地较硬，一般不出血。肛乳头过度肥大时，便后可脱出肛门外。

（4）其他疾病：下消化道出血、溃疡性结肠炎、克罗恩病、直肠血管瘤、憩室病、息肉病等，均可有不同程度的便血，需做乙状结肠镜或纤维结肠镜检方可鉴别。

三、辨证论治

1. 内治法

适用于Ⅰ期、Ⅱ期内痔，或痔核嵌顿继发感染，或年老体弱的内痔患者，或兼有其他慢性病，不宜手术者。

（1）风伤肠络

临床表现：大便带血，滴血或喷射而出，血色鲜红，或伴口干，大便秘结，舌红，苔黄，脉数。

证机概要：风热下迫，灼伤肠络，或热积肠道，耗伤津液，以致便结，擦伤痔核血络。

治法：清热凉血祛风。

方药：凉血地黄汤加减。常用黄连、黄芩、槐角、槐花、荆芥穗、地黄、赤芍、当归、知母、地榆炭、甘草等。

（2）湿热下注

临床表现：便血色鲜，量较多，痔核脱出嵌顿，肿胀疼痛，或糜烂坏死，口干不欲饮，口苦，小便黄，苔黄腻，脉数。

证机概要：湿热下迫大肠，迫血妄行；湿热蕴结，经络阻塞，气血瘀滞。

治法：清热利湿止血。

方药：止痛如神汤加减。常用秦艽、防风、桃仁、当归、苍术、黄柏、泽泻、槟榔、酒大黄、地榆、萹蓄等。

（3）脾虚气陷

临床表现：肛门坠胀，痔核脱出，需用手托还，大便带血，色鲜红或淡红，病程日久，面色少华，神疲乏力，纳少便溏，舌淡，苔白，脉弱。

证机概要：身体素弱，脾虚不能统血，血不循经而溢于脉外。

治法：健脾益气。

方药：补中益气汤加减。常用生黄芪、党参、白术、陈皮、升麻、柴胡、当归、侧柏炭、乌梅、槐花、甘草等。

2. 外治法

（1）熏洗法：适用于各期内痔及内痔脱出时，将药物加水煮沸，先熏后洗，或湿敷。具有收敛止痛消肿等作用，常用五倍子汤、苦参汤等。

（2）敷药法：适用于各期内痔及手术后换药，将药膏或药散敷于患处，具有消肿止痛或收敛止血或生肌收口等作用。常用药物有马应龙痔疮膏、桃花散、生肌玉红膏等。

（3）塞药法：适用于各期内痔，将药物制成栓剂，塞入肛内，具有消肿止痛、止血的作用，如化痔栓、玉红栓。

3. 其他疗法

（1）注射疗法：注射疗法按其作用性质不同，可分为硬化萎缩和坏死枯脱两种方法。由于坏死枯脱疗法常有术后大出血、感染、直肠狭窄等并发症，现常用的是硬化萎缩注射疗法。

1）适应证：Ⅰ、Ⅱ、Ⅲ期内痔兼有贫血者；内痔不宜手术者；混合痔的内痔部分。

2）禁忌证：外痔；内痔伴有肛周慢性炎症或腹泻；内痔伴有严重高血压、肝肾及血液疾病；因腹腔肿瘤引起的内痔和临产期孕妇。

3）常用药物：硬化萎缩药：消痔灵、5%～10%石碳酸甘油、5%鱼肝油酸钠、内痔散。坏死枯脱药：枯痔液、新六号。

4）操作方法：主要介绍消痔灵注射法。侧卧位，肛门常规消毒后，肛周局麻，在肛镜下，或将内痔暴露于肛门外，检查内痔的部位，确定母痔区有无动脉搏动，直肠内0.1%新洁尔灭或络合碘消毒，用不同浓度消痔灵分四步注射：①痔的上动脉区注射1∶1浓度（即消痔灵和1%普鲁卡因的用量为1∶1）的消痔灵1～2mL。②痔区黏膜下层注射2∶1浓度的消痔灵，在痔核中部进针，刺入黏膜下层后呈扇形注射，使药液尽量充满黏膜下层血管丛中。注入药量的多少以痔核弥漫肿胀为度，一般为3～5mL。③痔区黏膜固有层注射，第二步注射完毕，缓慢退针，多数病例有落空感，可作为针尖退到黏膜肌板上的标志，注药后黏膜呈水泡状，一般注药1～2mL。④洞状静脉区注射，用1∶1浓度的消痔灵，在齿线上0.1cm处进针，刺入痔体的斜上方0.5～1cm进行扇形注射，一般注药1～3mL。一次注射总量5～30mL。注射完毕，肛内放入凡士林纱条，外盖无菌纱布，胶布固定。

（2）插药疗法（枯痔钉疗法）：枯痔钉具有腐蚀作用，能使痔核干枯坏死，达到治愈的目的。本方法具有疗效可靠、操作简单、痛苦少等优点，但对纤维化的Ⅲ期内痔疗效较差。

1）适应证：各期内痔及混合痔的内痔部分。

2）禁忌证：各种急性疾病，严重的慢性疾病，肛门直肠急性炎症，腹泻，恶性肿瘤，有出血倾向者。

3）操作方法：术前用千分之一肥皂水清洁灌肠一次，然后取侧卧位，将内痔缓慢翻出肛外，以左手食、中指拉紧和固定痔核，做表面消毒。右手拇、食指捏住痔钉的尾段，距齿线上0.3～0.5cm处，沿肠壁纵轴成25°～35°角方向插入痔核中心，深约1cm，插钉视痔核大小而定，一般每痔插4～6根，间距0.3～0.5cm，剪除多余的药钉，但应使药钉外露1mm，才能保持固定和防止插口出血。药钉插完后，即将痔核推向肛内，同时塞入黄连膏，约7天痔核枯萎脱落。

4）注意事项：①插钉不要重叠，不宜过深，以免括约肌坏死、感染、疼痛。太浅则药钉容易脱落，易致插口出血。②先插小的痔核，后插大的痔核。若有出血，先在出血点插钉一根。一次插钉总数不超过20根。③术后24小时不解大便，防止枯痔钉滑脱出血，若大便后内痔脱出，应立即还纳。

（3）结扎疗法：结扎疗法是指用丝线结扎痔核根部，以阻断痔核的气血流通，使痔核坏死脱落。结扎疗法分丝线套扎、贯穿结扎、胶圈套扎三种。

1）适应证：适用于内痔或混合痔的内痔部分，胶圈套扎适用于较小的内痔，丝线套扎适用于较大的痔核，贯穿结扎适用于特大痔核。

2）禁忌证：肛门周围有急性脓肿或湿疹者；急慢性腹泻者；因腹腔肿瘤而致病者；临产期孕妇；严重肺结核、高血压及肝脏、肾脏疾患或血液病患者。

3）操作方法：手术的前一天晚上和手术当日早晨用肥皂水灌肠各一次。患者取侧卧位，用0.1%新洁尔灭肛周消毒，铺无菌巾，局麻或腰俞穴麻醉后，消毒肛内，扩肛，充分暴露痔核。用弯血管钳夹住痔核基底部，用7号或10号丝线于止血钳下方结扎痔核（特大痔核宜用贯穿结扎法），用持针器夹住已穿有丝线（7号丝线）的缝针，将双线从痔核基底中央稍上穿过，将已贯穿痔核的双线交叉放置，并用剪刀沿齿线剪一浅表裂缝，再分端进行“8”字形结扎或“回”字形结扎。结扎完毕后，用弯血管钳挤压被结扎的痔核。

4）注意事项：①每次结扎内痔时宜先结扎小的痔核，后结扎大的痔核。②缝针穿过痔核基底部时，不可穿入肌层，否则会引起肌层坏死。③结扎术后当天不要解大便，若便后痔核脱出，应立即还纳，以免发生水肿，加剧疼痛。④结扎后7～10天为痔核脱落阶段，嘱患者避免剧烈运动，保持大便通畅，以免因结扎线脱落引起大出血。

四、预防与调护

保持大便通畅。养成每天定时排便的习惯，临厕不宜久蹲努责。注意饮食调理，多喝开水，多吃蔬菜水果，少食辛辣、醇酒、炙煿之品。避免久坐久卧，适当进行体育锻炼。

Ⅱ外痔

外痔是指发生于齿线以下的肛管痔外静脉丛扩大曲张，或破裂，或肛门皮肤因反复炎症刺激增生而成的疾病。其临床特点是肛门坠胀、疼痛、异物感。根据临床表现和病理特点不同可分为静脉曲张性外痔、血栓性外痔、结缔组织性外痔、炎性外痔。

结缔组织性外痔是指肛门缘皮肤（皱襞）发生结缔组织增生、肥大，包括哨兵痔和赘皮外痔。其主要临床表现为肛门异物感。

一、病因病机

肛门裂伤。邪毒外侵，或大便努责、产育努力，以致气血瘀滞，加之外邪入侵，日久不散，则肌肤增生形成赘皮。

二、诊断与鉴别诊断

1. 诊断要点

肛门边缘生皮赘，逐渐增大，质地柔软，一般不痛，无出血，仅觉肛门异物感，当染毒肿胀时才觉疼痛。发生于截石位6、12点处的外痔常由肛裂引起。发生于3、7、11点处的外痔，多伴内痔。

2. 鉴别诊断

（1）血栓外痔：多发生于肛门左右两侧，先有静脉曲张性外痔，突然肿起，形如葡萄，初起暗红，渐变青紫，按之较硬，光滑，疼痛剧烈。

（2）静脉曲张性外痔：齿线下肛管静脉曲张，触之柔软，色紫暗，肿物呈椭圆形，当腹压增大时，肿物可稍增大变硬，局部按摩时肿物可变小柔软。

三、辨证论治

1. 内治法

一般不需内治，当外痔染毒肿痛时，可用清热利湿之法，方用止痛如神汤或五神汤加减。

2. 外治法

（1）可用苦参汤煎水清洗以防感染。

（2）外痔肿痛时用痔疮膏或黄连膏外涂。

3. 其他疗法

外痔较大、经常肿痛时可手术切除。具体方法是局麻下作放射状梭形切口切除外痔，注意尽量保护肛管皮肤。

Ⅲ混合痔

混合痔是指内、外痔静脉丛曲张，相互沟通吻合，使内痔部分和外痔部分形成一个整体。混合痔兼有内外痔的双重表现。

一、病因病机

多因Ⅱ、Ⅲ期内痔未及时治疗，反复脱出，复因妊娠分娩，负重远行，以致筋脉横解，气血瘀滞不散，导致本病发生。

二、诊断

大便时滴血或射血，出血量较多，便时肛门有肿物脱出，如果合并染毒则嵌顿肿痛，不能还纳，肛门有异物感，肛查可见混合痔多生于截石位 3、7、11 点处。内、外痔在同一时位跨越齿线连成一个整体，内痔部分如成人拇指头大小或更大，色紫暗或灰白。

三、辨证论治

参照内痔和外痔。

四、预防与调护

保持大便通畅，定时排便，大便时不要久蹲努责。及时治疗肠道急、慢性炎症。保持肛门部清洁，坚持便后用冷开水坐浴。少食辛辣刺激之品，多吃蔬菜水果。

第二十八节　湿　疮

湿疮是一种由多种内外因素引起的过敏性炎症性皮肤病。以多形性皮损，对称分布，易于渗出，自觉瘙痒，反复发作和慢性化为临床特征。本病男女老幼皆可罹患，而以先天禀赋不耐者为多。一般可分为急性、亚急性、慢性三类。本病相当于西医的湿疹。

中医古代文献无湿疮之名，一般依据其发病部位、皮损特点而有不同的名称，若浸淫遍体，滋水较多者，称浸淫疮；以丘疹为主者，称血风疮或粟疮；发于耳部者，称旋耳疮；发于乳头者，称乳头风；发于手部者，称病疮；发于脐部者，称脐疮；发于阴囊者，称肾囊风或绣球风；发于四肢弯曲部者，称四弯风；

发于婴儿者，称奶癣或胎敛疮。

一、病因病机

本病总因禀赋不耐，风、湿、热阻于肌肤所致。因饮食不节，过食辛辣鱼腥动风之品，或嗜酒，伤及脾胃，脾失健运，致湿热内生，又外感风湿热邪，内外合邪，两相搏结，浸淫肌肤发为本病；或因素体虚弱，脾为湿困，肌肤失养，或因湿热蕴久，耗伤阴血，化燥生风而致血虚风燥，肌肤甲错，发为本病。

二、诊断与鉴别诊断

1. 诊断要点

根据病程和皮损特点，一般分为急性、亚急性、慢性三类。

(1) 急性湿疮：起病较快，常对称发生，可发于身体的任何一个部位，亦可泛发于全身，但以面部的前额、眼皮、颊部、耳部、口唇周围等处多见。初起皮肤潮红、肿胀、瘙痒，继而在潮红、肿胀或其周围的皮肤上，出现丘疹、丘疱疹、水疱。皮损群集或密集成片，形态大小不一，边界不清。常因搔抓而水疱破裂，形成糜烂、流滋、结痂。自觉瘙痒，轻者微痒，重者剧烈瘙痒呈间歇性或阵发性发作，常在夜间增剧，影响睡眠。皮损广泛者，可有发热、大便秘结、小便短赤等全身症状。

(2) 亚急性湿疮：多由急性湿疮迁延而来，急性期的红肿、水疱减轻，流滋减少，但仍有红斑、丘疹、脱屑。自觉瘙痒，或轻或重，一般无全身不适。

(3) 慢性湿疮：多由急性、亚急性湿疮反复发作而来，也可起病即为慢性湿疮，其表现为患部皮肤增厚，表面粗糙，皮纹显著或有苔藓样变，触之较硬，暗红或紫褐色，常伴有少量抓痕、血痂、鳞屑及色素沉着，间有糜烂、流滋。自觉瘙痒剧烈，尤以夜间、情绪紧张、食辛辣鱼腥动风之品时为甚。发生在掌跖、关节部的易发生皲裂，引起疼痛。本病病程较长，数月至数年不等，常伴有头昏乏力、腰酸肢软等全身症状。

2. 鉴别诊断

（1）接触性皮炎：与急性湿疮相鉴别。有明确的接触史。皮损局限于接触部位，以红斑、潮红、肿胀、水疱为主，形态较单一，边界清楚，去除病因后很快痊愈，不复发。

（2）牛皮癣：与慢性湿疮相鉴别。皮损好发于颈项、四肢伸侧、尾骶部。初为多角形扁平丘疹，后融合成片，典型损害为苔藓样变，皮损边界清楚，无糜烂渗出史。

三、辨证论治

本病以清热利湿止痒为主要方法。急性者以清热利湿为主；慢性者以养血润肤为主。外治宜用温和的药物，以免加重病情。

1. 内治法

（1）湿热浸淫

临床表现：发病急，皮损潮红，丘疹、丘疱疹、水疱、糜烂、渗液；自觉灼热，瘙痒无休，渗液流滋；伴身热，心烦，口渴，大便干，尿短赤；舌红，苔薄白或黄，脉滑或数。

证机概要：湿热浸淫，泛溢肌肤。

治法：清热利湿。

方药：龙胆泻肝汤合萆薢渗湿汤加减。常用龙胆草、栀子、黄芩、木通、泽泻、车前子、柴胡、当归、生地黄、萆薢、薏苡仁、赤茯苓、黄柏、丹皮、滑石等。

胸闷纳呆，腹胀便溏者，加苍术、茯苓皮、砂仁。

中成药：龙胆泻肝丸。

（2）脾虚湿蕴

临床表现：发病较缓，皮损色淡或褐，红斑、丘疹、丘疱疹、少量渗液，或皮肤肥厚、粗糙、瘙痒，抓后糜烂流滋，可见鳞屑；伴纳少，神疲，腹胀便溏；舌淡胖，苔白或腻，脉濡缓。

证机概要：饮食不节，日久伤脾，脾虚生湿，蕴积肌肤。

治法：健脾利湿。

方药：除湿胃苓汤或参苓白术散加减。常用苍术、厚朴、陈皮、猪苓、泽泻、赤茯苓、白术、滑石、防风、砂仁、薏苡仁、桔梗、地肤子、白鲜皮等。

中成药：参苓白术丸、湿毒清胶囊。

（3）血虚风燥

临床表现：病久，皮损色暗或色素沉着，剧痒，夜间加重，或皮损粗糙肥厚，有鳞屑，有苔藓样变；伴口干不欲饮，纳差腹胀；舌淡，苔白，脉细弦。

证机概要：久病耗伤阴血，或脾虚生化之源不足，致血虚生风化燥，肌肤失养。

治法：养血润肤，祛风止痒。

方药：当归饮子或四物消风饮加减。常用当归、生地黄、白芍、川芎、何首乌、荆芥、防风、白蒺藜、黄芪、白鲜皮、蝉蜕、薄荷、独活、柴胡、鸡血藤、乌梢蛇等。

瘙痒不能眠者，加珍珠母、徐长卿、夜交藤、酸枣仁。

中成药：润燥止痒胶囊、乌蛇止痒丸、皮肤病血毒丸。

2. 外治法

（1）急性湿疮：初起仅有皮肤潮红而无流滋者，以清热安抚、避免刺激为原则，可选用清热止痒的中药苦参、黄柏、地肤子、荆芥等煎汤外洗，或用10%黄柏溶液、炉甘石洗剂外搽。若糜烂、水疱、流滋较多者，以收敛清热止痒为原则，可选用马齿苋水洗剂、黄柏溶液外搽，或蒲公英、龙胆草、野菊花、炉甘石、明矾各20g，煎水待冷后湿敷，或2%～3%硼酸水、0.5%醋酸铅外洗。急性湿疮后期，滋水减少、结痂时，以保护皮损、避免刺激、促进角质新生、消除残余炎症为原则，可选用黄连软膏、青黛膏外搽。

（2）亚急性湿疮：以消炎、止痒、干燥、收敛为原则，有少量流滋者，选用苦参汤、三黄洗剂湿敷外搽；无流滋者，可选用青黛散、祛湿散、新三妙散等油调外敷或黄柏霜外搽。

（3）慢性湿疮：以止痒、抑制表皮细胞增生、促进真皮炎症浸润吸收为原则。可选用各种软膏、乳剂，根据瘙痒及皮肤肥厚程度加入不同浓度的止痒剂、角质促成和溶解剂，如青黛膏、5%硫黄软膏、5%～10%复方松馏油软膏、湿疮膏、皮脂膏、10%～20%黑豆馏油软膏及皮质类固醇激素软膏。

四、预防与调护

急性者忌用热水烫洗和肥皂等刺激物洗涤。急性湿疮或慢性湿疮急性发作期间，应暂缓预防注射。不论急性、慢性湿疮，均应避免搔抓，并忌食辛辣、鸡鸭、牛羊肉、鱼腥海鲜等发物。

第二十九节　痛　风

痛风是嘌呤代谢障碍性疾病，血清尿酸水平升高，尿酸盐以结晶形式沉积于组织，表现有急、慢性痛风石，肾结石和肾脏病变。类似中医所称历节风。本病以中年肥胖男子多见，男女患病比例为20∶1。

一、病因病机

平素过食膏粱厚味，以致湿热内蕴，兼因外感风邪，侵袭经络，气血不能畅通而成。若反复发作，遂致瘀血凝滞，络道阻塞，以致关节畸形。

二、诊断与鉴别诊断

1. 诊断要点

（1）多以多个趾指关节猝然红肿疼痛，逐渐疼痛剧如虎咬，昼轻夜甚，反复发作。可伴发热、头痛等。

（2）多见于中老年男子，可有痛风家族史。常因劳累、暴饮暴食、吃高嘌呤食品、饮酒及外感风寒等诱发。

（3）初起可单关节发病，以第一跖趾关节多见。继则足踝、足跟、手指和其他小关节出现红肿热痛，甚则关节腔可有渗液。反复发作后，可伴有关节四周、耳郭、耳轮及趾、指骨间出现“块瘰”（痛风石）。

2. 鉴别诊断

（1）尪痹：多见于青年女性，虽好发于小关节，但非突起，表现为游走性、对称性多关节肿痛，有晨僵，类风湿因子阳性，尿酸不高。

（2）热痹：无拇趾、跖趾关节起病的特点，无痛风石，尿酸不高，关节液内含大量白细胞，培养可查出致病菌。

三、辨证论治

中药内服以“治痹当从脾、肾、血论治”的理论为指导，以“健脾补肾，通络活血法”为基本大法。痛风急性期，多属风湿热痹和湿热痹范畴，应从清热通络、祛风除湿着眼，以阻止病情发展。若发展到慢性期阶段，又需针对兼夹痰浊、血瘀者，随症参用化痰泄浊、祛瘀通络之法。同时，根据阴阳气血的虚衰，注意培本，补养气血，调补脾肾。外治法以“以疏治痛，祛痛致疏”为理论指导，以电针、艾灸、中药塌渍、中药封包、中药熏洗等为基本外治法。

1. 内治法

（1）湿热蕴结

临床表现：关节红肿，灼热光亮，剧痛，病势急骤，伴有烦躁口渴，小便黄赤，头痛，发热，恶寒，舌质红，苔薄黄，脉濡数。

证机概要：湿邪入里化热，或素体阳盛，内有蕴热，湿热交蒸。

治法：清利湿热，通络止痛。

方药：当归拈痛汤加减。常用当归、白术、党参、黄芩、苍术、茯苓、猪苓、泽泻、防己、龙胆草、苦参、升麻、知母、薏苡仁、赤小豆等。

（2）风寒湿痹

临床表现：关节肿痛，屈伸不利，或见局部皮下结节、痛风石，伴关节喜温，肢体重着，麻木不仁，小便清长，大便溏薄，舌质淡红，苔薄白，脉弦紧。

证机概要：正气不足，风寒湿邪乘虚侵入，阻滞经络，痹阻不通。

治法：祛风散寒，除湿通络。

方药：桂枝乌头汤加减。常用桂枝、白芍、生姜、黄芪、制川乌、麻黄、防己、当归、川芎、羌活、苍术、防风等。

（3）痰瘀阻络

临床表现：多次反复发作，关节肥厚，活动受限，甚则形成关节畸形或僵硬，发作时伴见高热、头痛、心悸等，舌暗红，苔少，脉细涩。

证机概要：久病体弱，痹阻经络，气血不通，痰瘀交结于关节。

治法：和营祛痰，化痰通络。

方药：桃红四物汤加减。常用当归、赤芍、桃仁、红花、木瓜、威灵仙、桂枝、川乌、草乌、赤小豆、浙贝母、皂角刺等。

（4）脾肾阳虚

临床表现：关节肿痛持续，肢体及面部浮肿，伴气短乏力，腰膝酸软，畏寒肢冷，纳呆呕恶，腹胀便溏，舌质淡胖，苔薄白，脉沉缓或沉细。

证机概要：素体阳虚，外邪侵入，迁延不愈，损伤脾肾。

治法：健脾益肾，温阳散寒。

方药：附子理中汤加减。常用制附子、肉桂、白术、党参、茯苓、黄芪、杜仲、补骨脂、仙灵脾、肉苁蓉、骨碎补、金毛狗脊等。

急性期关节红肿热痛加苍术、黄柏；慢性期关节畸形僵硬加桃仁；痛风结石加晚蚕砂、苏木、胆南星、桃仁。

2. 外治法

初起选用玉露散掺红灵丹，或用金黄膏掺冲和散，外敷，每日 1～2 次。

后期选用回阳玉龙膏，姜、酒调糊外敷，或用红灵酒外涂，每日 1～2 次。

3. 刺络放血

以 75% 酒精消毒后，用一次性皮肤针叩刺阿是穴，局部出血以 3～5mL 为宜。治疗面保持清洁干爽，尤适用于痛风急性发作期。

四、预防与调护

平时少食肉类、少饮酒，多饮开水和碱性饮料。急性发作期，须严格卧床休息，并适当抬高患肢，以利血液回流，避免受累关节负重，直至疼痛缓解 72 小时后开始适当轻微活动，促进新陈代谢和改善血液循环。间歇期，应注意鞋子的选择，尽量穿柔软舒适的鞋子，避免足部磨损造成感染。冬天避免受凉，室温保持在 20℃～22℃，年老体弱者应注意保暖。

第三十节　月经先期

月经周期提前 7 天以上，甚至十余天一潮者，称月经先期。

一、病因病机

主要机理是冲任不固，经血失于制约，月经提前而至。常见的病因有气虚与血热之不同。气虚中又有脾气虚弱、肾气不固之分，血热中又有实热、虚热之别。

二、诊断与鉴别诊断

1. 诊断要点

月经提前7天以上，甚至一月二行，有先期规律性，亦可伴有经量、经色、经质的改变，并伴有全身症状。

2. 鉴别诊断

经间期出血：常发生在月经周期的第12～16天，持续1～2小时至2～3天，流血量一般较少，而月经先期的量、色、质和持续时间一般与正常月经基本相同。

三、辨证论治

本病的辨证，除着重周期提前外，还应重视经量、经色、经质的情况，参合脉证，作为辨证依据。其治疗重在调整月经周期使其恢复正常，须重视平时的调治，按其证候的属性，或补，或泻，或清，或养。本病临床多见虚多实少，不宜过用寒凉或温燥动血之品，行经之时尤为注意。

1. 气虚型

（1）脾气虚证

临床表现：经期提前，或兼量多，色淡质稀，神疲肢倦，气短懒言，小腹空坠，纳少便溏，舌淡红，苔薄白，脉缓弱。

证机概要：脾气虚弱，统血无权，冲任不固，月经提前而至。

治法：补脾益气，固冲调经。

方药：补中益气汤加减。常用人参、黄芪、甘草、当归、陈皮、升麻、柴胡、白术等。

若月经过多者，去当归，重用黄芪、党参以益气摄血；经行期间去当归，酌加艾叶、阿胶、乌贼骨以止血固摄；便溏者，酌加山药、砂仁、薏苡仁以扶脾止泻。若心脾两虚者，症见月经提前，心悸怔忡，失眠多梦，四肢倦怠，舌淡苔薄，脉细弱，治宜养心健脾，固冲调经，方用归脾汤（白术、茯神、黄芪、龙眼肉、酸枣仁、人参、木香、当归、远志、甘草、生姜、大枣）加减。

中成药：补中益气丸或归脾丸或人参归脾丸。

针灸疗法：主穴选关元、三阴交、血海。气虚配足三里、脾俞；实热配行间；虚热配然谷；月经过多配隐白。毫针刺，实证用泻法，虚证配合灸法。

（2）肾气虚证

临床表现：经期提前，量少，色淡暗，质清稀，腰酸腿软，头晕耳鸣，小便频数，面色晦暗或有暗斑，舌淡暗，苔薄白，脉沉细。

证机概要：肾气不足，精血亏虚，冲任不固。

治法：补肾益气，固冲调经。

方药：固阴煎加减。常用人参、熟地黄、山药、山茱萸、远志、炙甘草、五味子、菟丝子等。

若腰痛甚者，加续断、杜仲补肾而止腰痛；夜尿频数者，加益智仁、金樱子固肾缩小便。

中成药：五子衍宗丸或六味地黄丸。

2. 血热型

（1）阳盛血热证

临床表现：经期提前，量多，色紫红，质稠，心胸烦闷，渴喜冷饮，大便燥结，小便短赤，面色红赤，舌红，苔黄，脉滑数。

证机概要：素体阳盛或过食辛燥，热伤冲任，迫血妄行。

治法：清热凉血，固冲止经。

方药：清经汤加减。常用牡丹皮、地骨皮、青蒿、黄柏、熟地黄、白芍、茯苓等。

若月经量多者，去茯苓，加墨旱莲、女贞子、仙鹤草；若经行腹痛，经血夹瘀块者，加炒蒲黄、三七以化瘀止血。

中成药：荷叶丸。

（2）阴虚血热证

临床表现：经期提前，量少，色红质稠，颧赤唇红，手足心热，咽干口燥，舌红，苔少，脉细数。

证机概要：阴虚内热，热扰冲任，冲任不固。

治法：养阴清热，凉血调经。

方药：两地汤加减。常用生地黄、玄参、地骨皮、麦冬、阿胶、白芍等。

若月经量少者，加山药、枸杞子、何首乌滋肾以生精血；手足心热甚者，加白薇、生龟甲育阴潜阳以清虚热。

中成药：知柏地黄丸合复方阿胶浆。

（3）肝郁血热证

临床表现：经期提前，量多或少，经色紫红，质稠有块，经前乳房、胸胁、少腹胀痛，烦躁易怒，口苦咽干，舌红，苔黄，脉弦数。

证机概要：素体抑郁，或情志内伤，肝气郁结，日久化热，热扰冲任，迫血妄行。

治法：清肝解郁，凉血调经。

方药：丹栀逍遥散加减。常用丹皮、栀子、当归、白芍、柴胡、茯苓、炙甘草等。

若月经过多者，经时去当归，加牡蛎、茜草、炒地榆；经行不畅，夹有血块者，加泽兰、益母草；经行乳房胀痛甚者，加瓜蒌、王不留行、郁金。

中成药：加味逍遥丸。

四、转归与预后

本病治疗得当，多易痊愈，若伴经量过多、经期延长者，可发展为崩漏，使病情反复难愈。

五、预防与调护

注意经期卫生，注意气候变化，适当调节衣着。注意饮食，不食用过热过冷的食物，禁肥甘厚腻及生冷辛辣食物。调情志、节房事和节制生育。

第三十一节 月经后期

月经周期延后 7 天以上，甚至 3 ~ 5 个月一行，称为月经后期，亦称经期错后、经迟。如每次月经仅延后三五天，或偶尔延后一次，下次仍如期来潮，或历来周期都是 40 ~ 50 天者，一般不作月经后期论。月经后期如伴经量过少，常可发展为闭经。

一、病因病机

本病的发病机理有营血亏虚，冲任不充；或阳气不足，脏腑失于温养，生化不及，冲任不盛；或真阴亏虚，虚热内生，水亏血少，冲任不足，以致血海不能及时满溢，经行错后。

二、诊断与鉴别诊断

1. 诊断要点

月经周期延后 7 天以上，甚至 3 ~ 5 个月一行为临床特征，可伴见经量、经色、经质的异常。一般伴见经量偏少抑或量多，经色呈深红、淡红或暗红，经质黏稠或稀薄或伴有血块。

2. 鉴别诊断

早孕停经：育龄期妇女有性生活史，既往月经量正常，一旦过期不潮，应先排除妊娠。

三、辨证论治

本病的辨证应根据经色、经量、经质及全身状况结合舌、脉，辨其虚实寒热，治疗以调整周期为主，应重在平时。治法应本“虚者补之，实者泻之，寒者温之，热者清之”的原则分别施治，但不可过用滋腻或温燥之剂，以免损伤阳气或劫阴伤津。

1. 血虚证

临床表现：经期错后，量少，色淡质稀，小腹空痛，面色苍白或萎黄，头晕眼花，心悸失眠，皮肤不润，或手足麻木，舌淡，苔薄，脉细无力。

证机概要：营血虚少，冲任血海失于充盈。

治法：补血养营，益气调经。

方药：人参养荣汤加减。常用人参、白术、茯苓、炙甘草、当归、白芍、熟地黄、肉桂、黄芪、五味子、远志、陈皮、生姜、大枣等。

若月经过少者，去五味子，加丹参、鸡血藤；若经行小腹隐隐作痛者，重用白芍，加阿胶、香附；若四肢清冷，小腹冷，腰膝筋骨疼痛者，去白芍，加杜仲、牛膝、肉桂。

2. 肾虚证

临床表现：经期错后，量少，色淡暗，质清稀，腰酸腿软，头晕耳鸣，带下清稀，面色晦暗，或面部暗斑，舌淡暗，苔薄白，脉沉细。

证机概要：肾虚精血亏少，冲任不足。

治法：补肾益气，养血调经。

方药：大补元煎加减。常用人参、山药、熟地黄、杜仲、当归、山茱萸、枸杞子、炙甘草等。

若月经量少者，加紫河车、肉苁蓉、丹参；带下量多者，加鹿角霜、金樱子、芡实；若月经错后过久者，加肉桂、牛膝。

3. 寒凝证

临床表现：经期错后，量少或正常，经色暗红，质正常，有血块，小腹冷痛拒按，得热则减。面色青白，或肢冷畏寒，唇色暗红，舌紫暗，或有瘀斑，脉沉紧。

证机概要：寒邪客于冲任，血为寒凝，血海不能按期满溢。

治法：温经散寒，活血行滞。

方药：姜黄散或温经汤加减。常用人参、当归、川芎、白芍、肉桂、莪术、丹皮、甘草、牛膝等。

若经行腹痛者，加小茴香、香附、延胡索；月经过少者，加丹参、益母草、鸡血藤。

4. 气滞证

临床表现：经期错后，量少，经色暗红或有血块，小腹胀痛，按之不减，精神抑郁，胸闷不舒，舌象正常或薄黄，脉弦。

证机概要：血为气滞，冲任气血运行不畅，血海不能按时满溢。

治法：理气行滞，活血调经。

方药：加味乌药汤加减。常用乌药、砂仁、延胡索、香附、木香、当归、甘草等。

若小腹胀痛甚者，加莪术；乳房胀痛明显者，加柴胡、川楝子、王不留行；月经过少者，加鸡血藤、川芎、丹参。

5. 痰湿证

临床表现：经期错后，量少，色淡，质黏，头晕体胖，心悸气短，脘闷恶心，带下量多，舌淡胖，苔白腻，脉滑。

证机概要：痰湿内盛，滞于冲任，气血运行不畅，血海不能如期满溢。

治法：燥湿化痰，活血调经。

方药：芎归二陈汤加减。常用陈皮、半夏、茯苓、甘草、生姜、川芎、当归等。

若脾虚食少，神倦乏力者，加人参、白术；脘闷呕恶者，加砂仁、枳壳；白带量多者，加苍术、车前子、薏苡仁。

四、转归与预后

本病常与月经量少同时出现，如治疗及时、得当，一般预后良好。但若治不及时或治不得当，可发展为闭经。

五、预防与调护

同月经先期一样，注意经期卫生，注意气候变化，适当调节衣着。注意饮食，不食用过热过冷的食物，禁肥甘厚腻及生冷辛辣食物。调情志、节房事和节制生育。

第三十二节　月经先后无定期

月经不按周期来潮，时或提前时或延后7天以上至2周之内，经量、经期基本正常，连续3个周期以上者，称为月经先后无定期，又称经水先后无定期、月经愆期、经乱。本病相当于西医学排卵型功能失调性子宫出血的月经不规则。青春期初潮后1年内及更年期月经先后无定期者，如无其他证候，可不予治疗。月经先后无定期若伴有经量增多及经期紊乱，常可发展为崩漏。

一、病因病机

本病的病机主要在于气血失调，冲任功能紊乱，血海蓄溢失常。其病因有肾虚、肝郁、脾虚等，以肾虚、肝郁为多见且易发展为肝肾同病。

二、诊断与鉴别诊断

1. 诊断要点

月经不按周期而来，提前或错后7天以上至2周之内，并连续出现 3 个周期以上。提前时周期最少不短于 16 天，常在 16 ~ 21 天；错后时周期最多不长于 50 天，多在 36 ~ 50 天；提前错后交替出现，经期、经量基本正常。

妇科检查内外生殖器无器质性病变。内分泌激素测定及基础体温测定有助于诊断。

2. 鉴别诊断

主要与崩漏鉴别，二者均有月经周期紊乱。但崩漏的出血完全没有周期性，并同时出现经期和经量的紊乱，与只有周期不规则而经期正常的月经先后无定期迥然不同。

三、辨证论治

本病的辨证除月经周期紊乱外，还应从月经的量、色、质等，综合兼证、舌、脉，辨其在肝、在肾、在脾。治则重在调理冲任气血。应按病性的虚实寒热及病本在肝、在肾、在脾的不同，或补，或疏，或温，或清，肾虚者补之固之，肝郁者疏之调之，脾虚者益之健之。

1. 肾虚证

临床表现：月经或先或后，量少，色淡，质稀，带下清稀量多，头晕耳鸣，腰酸腿软，小便频数，或尿后余沥不尽，或夜尿频多，舌淡，苔薄，脉沉细。

治法：补益肾气，调固冲任。

方药：固阴煎加减。常用人参、熟地黄、山茱萸、山药、五味子、远志、菟丝子等。

若腰骶酸痛者，加杜仲、巴戟天；带下量多者，加鹿角霜、沙苑子、金樱子。若肝郁肾虚者，症见月经先后无定期，经量或多或少，平时腰痛膝酸，经前乳房胀痛，心烦易怒，舌暗红，苔白，脉弦细。治宜补肾疏肝，方用定经汤（当归、白芍、熟地黄、柴胡、山药、茯苓、菟丝子、炒荆芥）加减。

针灸疗法：取任脉及足太阴经穴为主，可选关元、三阴交、气海为主穴。肾虚加肾俞、曲泉、太溪；肝郁加太冲、肝俞、期门；脾虚加足三里、脾俞。实证用泻法，虚证用补法。

2. 肝郁证

临床表现：经行或先或后，经量或多或少，色暗红，有血块，或经行不畅，胸胁、乳房、少腹胀痛，精神郁闷，时欲太息，嗳气食少，舌质正常，苔薄，脉弦。

治法：疏肝解郁，和血调经。

方药：逍遥散加减。常用柴胡、当归、白芍、白术、茯苓、甘草、薄荷、煨姜等。

若经来腹痛者，酌加香附、延胡索；夹有血块者，酌加泽兰、益母草；有热者，加牡丹皮、栀子；脘闷纳呆者，酌加枳壳、厚朴、陈皮；兼肾虚者，酌加菟丝子、熟地黄、续断。

3. 脾虚证

临床表现：经行或先或后，量多，色淡质稀，神倦乏力，脘腹胀满，纳呆食少，舌淡，苔薄，脉缓。

治法：补脾益气，养血调经。

方药：归脾汤加减。常用人参、白术、茯苓、甘草、黄芪、龙眼肉、酸枣仁、木香等。

若食少腹胀者，加麦芽、砂仁、陈皮；月经量多者，去生姜、当归，加乌贼骨、陈棕炭。

四、预后与转归

本病如及时治疗，又能重视调护，生活与药物相互支持配合，可望治愈。若调护不当，则可向崩漏或闭经转化，治疗比较棘手。此外，本病各证型之间也可相互转化，故应及早重视，积极治疗。

五、预防与调护

本病的病因在于忧思抑郁或房劳多产，因此调情志、节嗜欲是预防本病发生及配合治疗和护理的重要措施。

第三十三节 崩 漏

崩漏是指经血非时暴下不止或淋沥不尽，前者称为崩中，后者称为漏下。一般以突然出血，来势急，血量多称为崩，来势缓，血量少，淋沥不断称为漏。崩与漏的出血情况虽不相同，但其发病机理是一致的，而且在疾病发展过程中常相互转化。如血崩日久，气血耗伤，可变成漏，久漏不止，病势日进，也能成崩，所以临床上常常崩漏并称。本病相当于西医学无排卵型功能失调性子宫出血。

一、病因病机

本病的发病机理主要是冲任损伤，不能固摄。导致冲任损伤的原因，多为血热、血瘀、脾虚、肾虚等，但以血热、气虚较为多见。

二、诊断与鉴别诊断

1. 诊断要点

崩漏的发病特点是经期、经量发生严重紊乱，临床诊断依据主要是月经不按周期而妄行，出血或量多如注，或淋沥不尽，甚至屡月未有尽时。其血色或鲜明，或暗淡，血质或稠黏，或清稀，或有血块，或有臭气。

2. 鉴别诊断

（1）月经量多：月经量多除经量多外，或伴持续时间延长，但能自止，仍具有周期性。崩漏可持续数十天不止，无周期性。

（2）月经先后无定期：月经先后无定期是指月经周期或提前或延后 7 天以上者，一般经量不多，经期正常，如出现经量过多或经期延长者，常发展成为崩漏。

（3）经间期出血：经间期出血指以氤氲期（即排卵期）周期性出现子宫少量出血为主要表现的疾病。若出血期长，血量增多，不及时治疗，进一步发展可致崩漏。

（4）其他因素所致阴道出血：生殖器肿瘤、炎症或全身性疾病引起。

三、辨证论治

崩漏以无周期性的阴道出血为辨证要点，临证时结合出血的量、色、质变化和全身证候辨明寒热虚实。治疗应根据病情的缓急轻重、出血的久暂，采用“急则治其标，缓则治其本”的原则，灵活运用塞流、澄源、复旧三法。

塞流即是止血。崩漏以失血为主，止血乃是治疗本病的当务之急。具体运用止血方法时，还要注意崩与漏的不同点。治崩宜固摄升提，不宜辛温行血，以免失血过多导致阴竭阳脱；治漏宜养血行气，不可偏于固涩，以免血止成瘀。塞流之药可酌用十灰散、云南白药、紫地宁血散等。

澄源即是求因治本。崩漏是由多种原因引起的，针对引起崩漏的具体原因，采用补肾、健脾、清热、理气、化瘀等法，使崩漏得到根本上的治疗。塞流、澄源两法常常是同步进行的。

复旧即是调理善后。崩漏在血止之后，应理脾益肾以善其后。历代诸家都认为崩漏之后应调理脾胃，化生气血，使之康复。近代研究指出，补益肾气，重建月经周期，才能使崩漏得到彻底治疗。“经水出诸肾”，肾气盛，月事才能以时下，对青春期、育龄期的虚证患者，补肾调经则更为重要。当然，复旧也需兼顾澄源。

总之，塞流、澄源、复旧有分别，又有内在联系，必须结合具体病情灵活运用。

1. 血热证

（1）虚热证

临床表现：经血非时而下，量少淋沥，或量多势急，血色鲜红而质稠，心烦燥热，小便黄少，或大便干燥，舌红少苔，脉细数。

治法：滋阴清热，固冲止血。

方药：保阴煎或上下相资汤加减。常用沙参、麦冬、五味子、阿胶、玉竹、熟地黄、山茱萸等。

若出血似崩者，加仙鹤草、乌贼骨；淋沥不断者，加三七、蒲黄；心烦少寐者，加酸枣仁、柏子仁、夜交藤；血久不止，面色苍白，气短倦卧，头晕心悸，血色淡而质清者，为气血俱虚，加黄芪、枸杞子、制何首乌。

（2）实热证

临床表现：经血非时而下，量多如崩，或淋沥不断，血色深红，质稠，伴心烦口渴，渴喜冷饮，头晕面赤，小便黄或大便干结，舌红，苔黄或黄腻，脉滑数。

治法：清热凉血，固冲止血。

方药：清热固经汤或滋水清肝饮或三妙红藤汤加减。常用黄芩、栀子、生地黄、地骨皮、阿胶、生藕节、制龟甲、沙参、益母草等。

若因外感邪热或素体阳盛，过服辛燥助阳之品，而成实热崩漏，症见暴崩、发热、口渴、苔黄、脉洪大有力，为邪实重者，加贯众、野菊花、青蒿、仙鹤草、茜草根。

2. 血瘀证

临床表现：经血非时而下，量多或少，淋沥不净，或停经日久又突然崩中下血，继而淋沥不断，血色紫暗有块，小腹疼痛拒按，舌紫暗或有瘀点，脉涩或弦涩有力。

治法：活血祛瘀，固冲止血。

方药：逐瘀止崩汤加减。常用当归、川芎、三七、没药、五灵脂、丹皮炭、炒丹参、炒艾叶、阿胶、龙骨、牡蛎、乌贼骨等。

3. 脾虚证

临床表现：经血非时而下，量多如崩，或淋沥不断，色淡质稀，神疲体倦，气短懒言，不思饮食，四肢不温，或面浮肢肿，面色淡黄，舌淡胖，苔薄白，脉缓弱

治法：健脾益气，固冲止血。

方药：固冲汤加减。常用白术、黄芪、煅龙骨、煅牡蛎、山茱萸、白芍、海螵蛸、茜草根、棕炭、五倍子等。

若出血量多者，酌加人参、升麻、炮姜炭、艾叶炭；久漏不止者，酌加藕节、炒蒲黄。若阴道大量出血，兼肢冷汗出，昏仆不知人，脉微细欲绝者，为气随血脱之危候，急宜补气固脱，方用独参汤，人参25g，水煎取浓汁，顿服，余药再煎，顿服，或用生脉散（人参、麦冬、五味子）救治，益气生津，敛阴止汗以固脱。若症见四肢厥逆，冷汗淋漓，又为亡阳之候，治宜回阳固脱，方用参附汤（人参、附子、生姜、大枣）。

4. 肾虚证

（1）肾阴虚证

临床表现：经血非时而下，出血量少或多，淋沥不断，血色鲜红，质稠，头晕耳鸣，腰酸膝软，手足心热，颧赤唇红，舌红，苔少，脉细数。

治法：滋肾益阴，固冲止血。

方药：左归丸加减。常用熟地黄、山药、枸杞子、山茱萸、菟丝子、鹿角胶、龟甲胶、川牛膝、旱莲草、炒地榆等。

若阴虚有热者，酌加生地黄、麦冬、地骨皮。

（2）肾阳虚证

临床表现：经血非时而下，出血量多，淋沥不尽，色淡质稀，腰痛如折，畏寒肢冷，小便清长，大便溏薄，面色晦暗，舌淡暗，苔薄白，脉沉弱。

治法：温肾助阳，固冲止血。

方药：大补元煎加减。常用人参、熟地黄、杜仲、当归、山茱萸、枸杞子、炙甘草、补骨脂、鹿角胶、艾叶炭等。

5. 其他治法

（1）按揉四穴清热法：患者仰卧位，医者两手拇指按揉曲池、太冲、阳陵泉、水泉等穴。

（2）摩腹点穴补气法：患者仰卧位，医者用单掌根按压腰骶部两侧膀胱经第一侧线，反复3～5遍；双拇指按揉骶后孔；多指按拿腰部肾俞穴；按揉肝俞、三焦俞；令患者仰卧位，双拇指按揉脐下冲任脉路线；多指拿按小腹部，拇指揉按膻中、五枢、血海、三阴交等穴。

（3）揉搓腰腹固冲法：患者俯卧位，医者两手拇指按腰骶部；掌或鱼际部反复揉搓肾俞、命门穴；患者仰卧位，医者多指或双拇指交替揉按脐下冲脉、任脉路线，反复3～5遍；拇指揉压中脘、关元、阳陵泉、太溪。

四、转归与预后

崩漏的预后与治疗和发育有关。青春期崩漏，随发育渐成熟，肾－天癸－冲任－胞宫轴协调，最终可建立正常排卵的月经周期；少数发育不良或治疗不规范者，易因某些诱因而复发。生理期崩漏，正值生殖旺盛，有部分患者有自愈的趋势，大多可恢复或建立正常排卵周期，达到经调而后生育；亦有少数患者，子宫内膜生长周期过长而伴发不孕症，有转变为子宫内膜癌的危险。更年期的崩漏疗程相对较短，止血后健脾补血消除虚弱症状，少数须手术治疗，并注意排除恶性病变。

五、预防与调护

崩漏是可以预防的。重视经期卫生，尽量避免或减少宫腔手术，早期治疗经期延长、月经先期等有出血倾向的月经病，防其发展为崩漏。崩漏一旦发生，必须及早治疗，必要时可中西医结合治疗。血止后要用药物调节月经周期，以防复发。

第三十四节　痛　经

凡在经期或经行前后，出现周期性小腹疼痛，或痛引腰骶，甚至剧痛晕厥者，称为痛经，亦称经行腹痛。若在经前或经后第一、第二天，小腹轻微胀痛，不影响工作、生活者，不属病态。

一、病因病机

本病的发生与冲任、胞宫的周期性生理变化密切相关。主要病机在于邪气内伏或精血素亏，更值经期前后冲任二脉气血的生理变化急骤，导致胞宫的气血运行不畅，“不通则痛”，或冲任、胞宫失于濡养，“不荣则痛”，故使痛经发作。常见病因病机有气滞血瘀、寒凝血瘀、湿热瘀阻与气血虚弱、肝肾亏损。

痛经发病当分虚实，虚者多责之肝肾之虚，实者多责之寒、热、湿邪之侵。

二、诊断与鉴别诊断

1. 诊断要点

有伴随月经周期规律性发作的以小腹疼痛为主症的病史，或经量异常、不孕、放置宫内节育器、盆腔炎等病史。腹痛多发生在经前1～2天，行经第1天达高峰，可呈阵发性痉挛性或胀痛伴下坠感，严重者可放射到腰骶部、肛门、阴道、股内侧，甚至可见恶心呕吐、面色苍白、出冷汗、手足发凉甚至晕厥等现象。但不伴有腹肌紧张或反跳痛。少数患者于经血将净或经净后1～2天开始觉腹痛或腰腹痛。

2. 鉴别诊断

（1）异位妊娠：当痛经同时伴有月经后期时，则与异位妊娠的腹痛伴阴道出血容易混淆。异位妊娠多有停经史，有妊娠临床表现，B超检查宫腔内未见孕囊，HCG阳性。异位妊娠破裂或流产时后穹隆或腹腔穿刺可抽出不凝固的血液；内出血严重时，患者有晕厥、休克和血色素下降。痛经虽有小腹痛及阴道流血，但无妊娠临床表现。

（2）堕胎、小产：有腹痛较剧和阴道出血与痛经相似。堕胎、小产有停经史、妊娠临床表现，小腹痛呈阵发性或由轻渐加剧，阴道出血量由少渐增多，可见胚胎物排出。妇科检查宫体增大、宫口开大或宫口有组织物堵塞，或胚胎排出后，子宫大小接近正常。痛经无妊娠临床表现。

三、辨证论治

根据痛经发生的时间辨虚实。经前或经行初期疼痛多属实证，月经将净或经后疼痛多属虚证。根据疼痛的部位辨病在肝在肾，在气在血。痛在少腹一侧或双侧，病在肝，多属气滞；痛在小腹正中常与子宫瘀滞有关，病在肾；痛及腰脊，病在肾。详查疼痛的性质、程度是本病辨证的重要内容。掣痛、绞痛、灼痛、刺痛，疼痛拒按，属实证；隐痛、坠痛，喜揉喜按，属虚证；灼痛，得热反剧，属热证；冷痛，得热减轻，属寒证；痛甚于胀，持续作痛，属血瘀；胀甚于痛，时痛时止，属气滞。临床上痛经以实证居多，虚证较少。

本病病位在子宫、冲任，变化在气血，治疗以调理子宫、冲任气血为主，遵循“急则治其标，缓则治其本”的原则。治疗分两步：经期调血止痛以治标，及时控制缓解疼痛；平时辨证求因而治本，并结合平素身体情况调肝、益肾、扶脾。

1. 气滞血瘀证

临床表现：小腹胀痛，疼痛拒按，经血量少或行经不畅，经色紫暗有血块，血块排出则疼痛减轻，经前乳房作胀，胸闷不舒，舌质紫暗或有瘀点，脉弦或弦涩。

治法：行气活血，化瘀止痛。

方药：膈下逐瘀汤或八物汤加减。常用当归、川芎、赤芍、桃仁、延胡索、木香等。

若兼热者，症见经色深红而有血块，苔黄脉数，宜清热凉血，化瘀止痛，用清热调血汤加减。若兼见恶心、呕吐者，加黄连、吴茱萸、生姜；若胸闷、食少者，加茯苓、白术、陈皮；若小腹冷痛者，加艾叶、小茴香。

2. 寒凝胞中证

临床表现：小腹冷痛，喜温喜按，得热痛减，经量少，经色暗淡，腰膝酸软，小便清长，舌质淡，苔白润，脉沉。

治法：温经暖宫，调血止痛。

方药：温经汤或当归四逆汤加减。常用吴茱萸、当归、桂枝、川芎、生姜、半夏、牡丹皮、小茴香、艾叶等。

若经行期间小腹绵绵作痛，喜温喜按，月经量少，色淡质稀，畏寒肢冷，腰骶冷痛，面色淡白，舌淡苔白，脉沉细而迟或细涩者，宜温经养血止痛，用大营煎（当归、熟地黄、枸杞子、牛膝、杜仲、肉桂、甘草）加减。若手足不温者加肉桂、巴戟天；腹痛甚者加元胡；若腹胀痛者加香附、乌药；若血块多者加乌药、没药。

3. 湿热下注证

临床表现：小腹灼痛，拒按，或痛连腰骶，或平素小腹时痛，经前加剧，经色暗红，质稠或有块，伴月经量多或经期延长，平素带下色黄或臭秽，或伴有低热，小便黄赤，舌红，苔黄腻，脉滑数或濡数。

治法：清热除湿，化瘀止痛。

方药：清热调血汤或芍药汤加减。常用牡丹皮、黄连、生地黄、当归、白芍、川芎、桃仁、红花、莪术、香附、延胡索、败酱草、薏苡仁等。

若月经过多或经期延长者加地榆、槐花、马齿苋；带下量多者加黄柏、椿皮。

4. 肝肾亏虚证

临床表现：小腹隐隐作痛，喜按，月经量少，色淡质稀，头晕耳鸣，腰酸腿软，小便清长，面色晦暗，舌淡，苔薄，脉沉细。

治法：补肾填精，养血止痛。

方药：调肝汤或益肾调经汤加减。常用当归、白芍、山茱萸、巴戟天、杜仲、山药、乌药、阿胶等。

若经量少者，酌加鹿角胶、熟地黄、枸杞子；腰骶酸痛剧者，酌加桑寄生、杜仲、狗脊。

5. 气血虚弱证

临床表现：小腹隐痛喜按，月经量少，色淡质稀，神疲乏力，头晕心悸，失眠多梦，面色苍白，舌淡，苔薄，脉细弱。

治法：补气养血，和中止痛。

方药：黄芪建中汤加减。常用黄芪、白芍、桂枝、炙甘草、生姜、大枣、饴糖、当归、党参等。

若见头晕，心悸，眠差，加酸枣仁、何首乌、枸杞子；若胁痛、乳胀，加柴胡、小茴香、乌药。

6. 其他治法

（1）揉按腧穴止痛法：患者俯卧，医者两掌重叠按揉腰骶部，拇指反复揉按八髎穴；双拇指重按三焦俞、次髎穴；患者仰卧，按压天枢、五枢、血海、三阴交。

（2）摩揉腧穴益气法：掌摩气海、关元；两手拇指反复揉按脐下冲任脉路线，按摩足三里、三阴交；俯卧位，揉压膈俞、肝俞、脾俞、次髎等穴。

（3）揉搓腰腹益肾法：患者俯卧，医者用两手掌根反复揉搓腹部两侧；然后两拇指放于两侧肾俞穴上，同时按揉数十次；掌搓命门、肾俞穴（至小腹内有微热感为度）；拇指分别按揉肝俞、脾俞、肾俞、次髎；仰卧位，掌摩腹部，拇指按揉中脘、肓俞、气海等穴。

四、预防与调护

月经前要注意饮食禁忌，月经来潮前1周的饮食宜清淡、易消化。可以增加绿叶蔬菜、水果，多饮水，以保持大便通畅，减少骨盆充血。在月经来潮前应忌食咸食。因为咸食会使体内的盐分和水分贮量增多，在月经来潮之前，孕激素增多，易于出现水肿、头痛等现象。月经来潮前10天开始吃低盐食物，就不会出现上述症状。辛辣生冷的食物有刺激性，容易引起盆腔血管收缩而导致经血量过少，甚至突然停止。另外，烟酒等刺激性物质对月经也会有一定影响。如果不注意避免这些不良刺激，长此以往，就会发生痛经或月经紊乱。

第三十五节　带下病

带下的量明显增多，色、质、气味发生异常，或伴全身、局部症状者，称为带下病。西医学的阴道炎、子宫颈炎、盆腔炎、妇科肿瘤等疾病引起的带下增多可参考本节辨证论治。

一、病因病机

本病主要病因是湿邪，湿有内外之别。外湿指外感之湿邪，如经期涉水淋雨，感受寒湿，或产后胞脉空虚，摄生不洁，湿毒邪气乘虚内侵胞宫，以致任脉损伤，带脉失约，引起带下病。内湿的产生与脏腑气血功能失调有密切关系，脾虚运化失职，水湿内停，下注任带，肾阳不足，气化失常，水湿内停，又关门不固，精液下滑，素体阴虚，感受湿热之邪，伤及任带。总之，带下病系湿邪为患，而脾肾功能失常又是发病的内在条件，病位主要在前阴、胞宫。任脉损伤，带脉失约是带下病的核心机理。

二、诊断与鉴别诊断

1. 诊断要点

带下病以带下的量增多或色、质、气味的异常为主症。临床常见表现有：带下色白或白如米泔，或白如痰浊；色黄或黄绿如脓；色赤白相兼，或杂色混浊。带质或清稀或黏稠，或无臭，或腥臭，或秽臭，或腐败恶臭。

2. 鉴别诊断

（1）白淫：女子由于欲念骤然从阴道流出白色液体，古称白淫，与带下病之阴中绵绵而下白物无有休止的症状不同。

（2）白浊：由尿窍流出，秽浊如米泔，夹有血者为赤白浊，全血者为红浊。多随溲而下，小便时或淋涩作痛。带下出于阴道，白浊出于尿窍。

三、辨证论治

带下病有虚有实，但多属湿邪为患，即或为虚，亦易兼加湿热、湿毒，或湿热、邪毒未尽而正气已虚。带下病的治疗以除湿为主。肾虚者补肾涩滞，佐以健脾；脾虚者健脾除湿，升阳止带，佐以调肝；湿热者清热除湿健脾；湿毒者清热解毒除湿。对虚实夹杂者除邪勿伤正，实证带下需配合外治法。

1. 脾阳虚证

临床表现：带下量多，色白或淡黄，质稀薄，无臭气，绵绵不断，神疲倦怠，四肢不温，纳少便溏，两足跗肿，面色㿠白，舌质淡，苔白腻，脉缓弱。

治法：健脾益气，升阳除湿。

方药：完带汤加减。常用白术、山药、人参、白芍、苍术、甘草、陈皮、黑芥穗、柴胡、车前子等。

若脾虚及肾，兼腰痛者，加续断、杜仲、菟丝子温补肾阳，固任止带；若寒凝腹痛者，酌加香附、艾叶温经理气止痛；若带下日久，滑脱不止者，加芡实、龙骨、牡蛎、乌贼骨、金樱子等固涩止带之品。若脾虚湿郁化热，带下色黄黏稠，有臭味者，宜健脾除湿，清热止带，方选易黄汤（山药、芡实、车前子、白果、黄柏）。

2. 肾阳虚证

临床表现：带下量多，色白清冷，稀薄如水，淋沥不断，头晕耳鸣，腰痛如折，畏寒肢冷，小腹冷感，小便频数，夜间尤甚，大便溏薄，面色晦暗，舌淡润，苔薄白，脉沉细而迟。

治法：温肾助阳，涩精止带。

方药：鹿角菟丝子丸加减。常用鹿茸、菟丝子、杜仲、白术、莲须、芡实、白果、牡蛎、白蒺藜、桑螵蛸、肉苁蓉、制附子等。

若腹泻便溏者，去肉苁蓉，加补骨脂、肉豆蔻。若精关不固，精液下滑，带下如崩，谓之白崩。治宜补脾肾，固奇经，佐以涩精止带之品，方选固精丸（牡蛎、桑螵蛸、龙骨、白石脂、白茯苓、五味子、菟丝子、韭子）。

3. 阴虚夹湿证

临床表现：带下量不甚多，色黄或赤白相兼，质稠或有臭气，阴部干涩不适，或有灼热感，腰膝酸软，头晕耳鸣，颧赤唇红，五心烦热，失眠多梦，舌红，苔少或黄腻，脉细数。

治法：滋阴益肾，清热祛湿。

方药：知柏地黄丸加减。常用知母、黄柏、熟地黄、山药、泽泻、茯苓、牡丹皮、芡实、金樱子、苍术、薏苡仁等。

4. 湿热下注证

临床表现：带下量多，色黄或赤，黏稠，有臭气，或伴阴部瘙痒，或阴中灼痛，胸闷心烦，口苦咽干，纳食较差，小腹或少腹作痛，小便短赤，舌红，苔黄腻，脉濡数。

治法：清热利湿止带。

方药：止带方加减。常用猪苓、茯苓、车前子、泽泻、茵陈、赤芍、丹皮、黄柏、栀子、牛膝等。

若肝经湿热下注者，症见带下量多，色黄或黄绿如脓，质黏稠或呈泡沫状，有臭气，伴阴部痒痛，头晕目眩，口苦咽干，烦躁易怒，便结尿赤，舌红，苔黄腻，脉弦滑而数。治宜泻肝清热除湿，方用龙胆泻肝汤（龙胆草、柴胡、栀子、黄芩、车前子、木通、泽泻、生地黄、当归、甘草）加苦参、黄连。

若湿浊偏甚者，症见带下量多，色白，如豆渣状或凝乳状，阴部瘙痒，脘闷纳差，舌红，苔黄腻，脉滑数。治宜清热利湿，疏风化浊，方用萆薢渗湿汤（萆薢、薏苡仁、黄柏、赤茯苓、丹皮、泽泻、滑石、通草）加苍术、藿香。

5. 湿毒蕴结证

临床表现：带下量多，黄绿如脓，或赤白相兼，或五色杂下，状如米泔，或似豆渣，臭秽难闻，小腹疼痛，腰骶酸痛，口苦咽干，小便短赤，舌红，苔黄腻，脉滑数。

治法：清热解毒除湿。

方药：五味消毒饮或萆薢胜湿汤加减。常用萆薢、土茯苓、薏苡仁、黄柏、木通、泽泻、蒲公英、金银花、野菊花、紫花地丁、天葵子等。

若腰骶酸痛，带下恶臭难闻者，酌加半枝莲、穿心莲、鱼腥草、椿根皮清热解毒除秽；若小便淋痛，兼有白浊者，酌加土牛膝、虎杖、甘草梢。

6. 外洗方

（1）忍冬藤、威灵仙、萆薢、秦艽、甘草各30g，煎水至1000mL，去滓，分两次熏洗，10天为一疗程。

（2）忍冬藤30g，大黄30g，苦参30g，煎水1000mL，去滓，分2～3次熏洗。

四、预后与转归

凡出现带下异常，经检查未合并他病者，预后一般良好。若合并他病，如阴疮、癥病，则又当视其性质测知预后。

五、预防与调护

加强保健工作，保持阴部清洁卫生，经期、产后、产褥期尤应注意。

第三十六节　产后身痛

产后身痛，是指产褥期内出现的腰背痛或肢体关节酸痛、麻木重着等症，又称产后关节痛。西医的产后坐骨神经痛、多发性肌炎、产后血栓性静脉炎、骨质增生等出现上述类似症状时可参考本病辨证治疗。

一、病因病机

本病的发生主要是由产后血虚，经脉失养，或产后卫阳不固，风寒湿等外邪入侵经络，使气血凝滞。常见病因有血虚、风寒、肾虚和血瘀。

二、诊断与鉴别诊断

1. 诊断要点

产褥期出现肢体关节疼痛、麻木、重着，甚至双下肢痿痹不能行走。

痛处游走不定为风重；疼痛剧烈，宛如针刺为寒盛；关节屈伸不利或有红肿为湿热内蕴。

2. 鉴别诊断

本病主要与痹证鉴别。本病发生于产褥期，而痹证则任何时候均可发病。若本病日久不愈，超过产褥期者，则属痹证。

三、辨证论治

产后身痛辨证以内伤气血为主，而兼风寒湿痹。临床表现往往本虚标实，着重养血、益气、补肾兼祛邪。

1. 血虚证

临床表现：产后遍身关节疼痛，肢体酸楚，麻木，或兼乳汁不足，面色皖白，头晕心悸，气短乏力，舌淡，苔白，脉细弱。

治法：养血益气，温经通络。

方药：黄芪桂枝五物汤加减。常用黄芪、桂枝、白芍、生姜、大枣、当归、鸡血藤等。

若头晕心悸、气短懒言者，加党参、柴胡、升麻；产时失血过多、产后血虚者，加阿胶、夜交藤、熟地黄、补骨脂；身痛麻木者，加地龙、威灵仙。

2. 风寒证

临床表现：产后肢体、关节疼痛，屈伸不利，或痛处游走不定，或冷痛剧烈，畏寒恶风，或关节肿胀，麻木重着，甚或腰背疼痛，两足不能着地。面色皖白虚浮，舌淡，苔薄白，脉浮紧。

治法：养血祛风，散寒除湿。

方药：独活寄生汤加减。常用独活、桑寄生、秦艽、防风、细辛、白芍、桂枝、当归、人参、干地黄、杜仲、牛膝、茯苓等。

若湿重者，加厚朴、苍术、防己、薏苡仁；关节痛剧者，加延胡索、川乌、草乌；恶露不畅者，加丹参、益母草。

3. 肾虚证

临床表现：产后腰酸背痛，腰腿乏力，甚或难以俯仰，或足跟痛，眼眶黧黑，头晕耳鸣，夜尿多，舌淡暗，苔薄白，脉沉细。

治法：补肾强腰，养血祛风。

方药：养荣壮肾汤加减。常用当归、川芎、独活、肉桂、续断、杜仲、桑寄生、防风、生姜、熟地黄等。

若下腹冷痛喜暖者，加紫石英、巴戟天、仙灵脾；头晕目涩者，加枸杞子、女贞子。

4. 血瘀证

临床表现：产后遍身疼痛，或关节刺痛，按之痛甚，恶露量少色暗，小腹疼痛拒按，或产后发热，继而身痛，舌暗红，苔白，脉细弦或涩。

治法：养血活血，化瘀止痛。

方药：身痛逐瘀汤加减。常用秦艽、川芎、桃仁、红花、甘草、羌活、没药、当归、五灵脂、香附、牛膝、地龙等。

若关节疼痛剧烈者，加虎杖、透骨草、制草乌；若恶露下行不畅，腹痛拒按者，加生蒲黄、桂枝；腹胀酸痛者，加木香、枳壳。

5. 其他治法

（1）针刺：选用膻中、中极、肺俞、脾俞、肾俞、足三里、委中、昆仑、风门、肩井、缺盆、天宗、外关穴。

（2）推拿按摩

1）揉搓腰背温经法：先用双掌推摩腰背部数遍，单掌或叠掌揉腰背部数分钟；单掌搓肝俞至肾俞一段数分钟，或在疼痛部位施搓法数分钟；拇指揉压肺俞、肝俞、脾俞、肾俞、大肠俞各半分钟。

2）揉拿胸腹益气法：双掌摩揉胸腹部数分钟，拇指随呼吸按揉膻中、中脘、关元、中极、肓俞等穴各1分钟；多指捏拿胸腹部数遍。

3）运动腰部活络法：一手托足跟，一手扶膝部，屈伸、回旋活动腰部，或旋转活动腰背部数次。

4）揉搓肩臂活血法：双掌或多指摩揉肩臂部数分钟；两手掌对搓肩臂部以热为度；拇指按揉肩井、风门、肺俞、天宗、极泉、外关、缺盆穴各半分钟。

5）滚打肩臂通络法：一手托前臂，另一手小鱼际或掌指关节滚，空拳叩打肩臂部数分钟。

6）运动上肢活络法：双手分别推拿肩臂适宜部位，屈伸、回旋疼痛关节数次，继之，双手握肢体远端牵抖数次。

7）推搽下肢活血法：双手掌交替推疼痛肢体数遍，单手小鱼际或掌指关节搽下肢数分钟，或以有温热感为度。

8）揉按下肢止痛法：叠掌或拇指揉下肢膀胱经路线数遍，而后双拇指轻重适宜地按揉环跳、委中、承山、昆仑、阳陵泉、足三里、解溪等穴各半分钟。

9）运动下肢活络法：双手分别握疼痛肢体适宜部位，屈伸、回旋、牵抖下肢数次。

四、转归与预后

本病能及早治疗，可以治愈。如果失治误治，迁延日久可成痿痹。

五、预防与调护

本病是可以预防的，主要是预防产时、产后大出血，注意产后护理，慎起居、避风寒、调饮食，使产妇尽快恢复健康。对于产后发热，尤其是感染毒邪，要注意追踪，以防产后身痛的发生。

第三十七节　肺炎喘嗽

肺炎喘嗽是以发热、咳嗽、喘急、鼻扇为主要临床特征的病证。重者可见张口抬肩、呼吸困难、面色苍白、口唇青紫等症。现代医学中的肺炎可参考此病证治疗。

一、病因病机

引起肺炎喘嗽的病因主要有外因和内因两大类，外因为感受风邪，或由其他疾病传变而来；内因为小儿肺脏娇嫩，卫外不固。

外感风邪，由口鼻或皮毛而入，侵犯肺卫，致肺失清肃，闭郁不宣，化热炼津，炼液成痰，阻于气道，肃降无权，从而出现咳嗽、气促、痰壅、鼻扇、发热等肺气郁闭的证候，发为肺炎喘嗽。若邪气壅盛或正气虚弱，病情进一步发展，可由肺而涉及其他脏腑。肺气郁闭，气机不利，则血流不畅，脉道涩滞，则出现唇甲发绀、舌质紫暗等气滞血瘀的征象。若正不胜邪，气滞血瘀加重，可致心失所养，心气不足，甚而心阳虚衰，出现面白肢冷、呼吸急促、烦躁不安、颜面唇甲发绀、胁下痞块增大、脉微欲绝等危重之象。若热毒之邪炽盛，热炽化火，内陷厥阴，引动肝风，则又可致神昏、抽搐之变证。肺炎喘嗽病变部位主要在肺，常累及脾，重者可内窜心肝。病机关键为肺气郁闭，痰热是其病理产物。

二、诊断与鉴别诊断

1. 诊断要点

（1）起病急，有发热、咳嗽、气喘、鼻扇、痰鸣等症。

（2）肺部听诊可闻及中、细湿啰音。

（3）新生儿患肺炎时，常以不乳、精神萎靡、口吐白沫等症状为主，而无上述典型表现。

（4）X线胸片：可见小片状、斑片状阴影，或见不均匀的大片状阴影。

（5）血常规检查：细菌性肺炎，白细胞总数可升高，中性粒细胞增多。病毒性肺炎，白细胞总数正常或偏低。

（6）细菌培养、病毒学检查、肺炎支原体检测等，可获得相应的病原学诊断。

2. 鉴别诊断

（1）咳嗽变异型哮喘：以咳嗽为主症，咳嗽持续1个月以上，常在夜间和（或）清晨及运动后发作或加重，以干咳为主。肺部听诊无啰音。抗生素治疗无效。

（2）儿童哮喘：呈反复发作的咳嗽喘息，胸闷气短，喉间痰鸣，发作时双肺可闻及以呼气相为主的哮鸣音，呼气延长，支气管舒张剂有显著疗效。

三、辨证论治

肺炎喘嗽的治疗以宣肺开闭、化痰平喘为基本治法。若痰多壅盛者，宜降气涤痰；喘憋严重者，治以平喘利气；气滞血瘀者，佐以活血化瘀；壮热炽盛，大便秘结者，佐以通腑泄热。病久肺脾气虚者，宜健脾补肺以扶正为主；阴虚肺燥，宜养阴润肺，化痰止咳。若出现变证，心阳虚衰者，温补心阳；邪陷厥阴者，开窍息风，并配合西医救治。

1. 常证

（1）风寒闭肺证

临床表现：恶寒发热，无汗不渴，咳嗽气促，痰稀色白，舌淡红，苔薄白，脉浮紧，指纹浮红。

证机概要：外感风邪，肺失清肃。

治法：辛温宣肺，化痰止咳。

方药：三拗汤合葱豉汤加减。常用麻黄、苦杏仁、防风、僵蚕、桔梗、葱白、豆豉等。

本证易于化热，或多兼有热象，故常在上方中加入一二味辛凉解表药或清热解毒药，如银花、连翘等。咳嗽痰多加浙贝母、半夏；纳呆作呕加陈皮、生姜；喉间痰鸣，胸腹满闷，加海浮石、苏子、瓜蒌、厚朴等；表寒重加荆芥、紫苏；如兼有里热，可加石膏。

（2）风热闭肺证

临床表现：发热恶风，鼻塞流浊涕，咳嗽气促，痰稠色黄，咽红，舌质红，苔薄黄，脉浮数，指纹浮紫。

证机概要：风热外袭，肺闭失宣。

治法：辛凉宣肺，化痰止咳。

方药：银翘散合麻杏石甘汤加减。常用麻黄、苦杏仁、生石膏、甘草、金银花、连翘、薄荷、桔梗、牛蒡子、芦根等。

身热较甚而咳喘不剧者，银翘散主之；热邪偏重，伴有频咳，气促或痰多者，以麻杏石甘汤为主。若壮热烦渴，倍用石膏，加知母；喘息痰鸣者加葶苈子、浙贝母；咽喉红肿疼痛，加射干、蝉蜕；津伤口渴加天花粉；发热高加黄芩、大青叶、柴胡。

中成药：小儿肺热咳喘口服液、儿童清肺口服液、小儿清热利肺口服液。

（3）痰热闭肺证

临床表现：壮热烦躁，咳嗽喘憋，气促鼻扇，喉间痰鸣，痰稠色黄，口唇紫绀，咽红肿，舌质红，苔黄，脉滑数，指纹紫滞，显于气关。

证机概要：痰热壅盛，肺气郁闭，肺气上逆。

治法：清热涤痰，宣肺降逆。

方药：麻杏石甘汤合葶苈大枣泻肺汤加减。常用麻黄、苦杏仁、生石膏、甘草、葶苈子、桑白皮、紫苏子、前胡、黄芩、百部、海浮石等。

痰重者加服猴枣散；热重大便不通加生大黄，或礞石滚痰丸包煎；痰稠便干者加竹沥、枳实；痰多者加天竺黄、制胆南星；喘剧重用麻黄；大便热利者，加葛根黄连黄芩汤；高热惊惕加紫雪丹；紫绀严重，加丹参、当归、赤芍；热入营分，斑疹出血加清营汤。

中成药：小儿清热止咳口服液或合剂、小儿咳喘灵口服液。

拔罐：取穴：肩胛双侧下部。拔火罐，每次5～10分钟，每日1次，3～5日为1个疗程。用于肺炎后期湿性啰音久不消失者。

（4）毒热闭肺证

临床表现：壮热不退，咳嗽剧烈，气急喘憋，鼻翼扇动，鼻孔干燥，面赤唇红，烦躁口渴，或嗜睡，便秘，小便黄少，舌红少津，苔黄燥，脉滑数，指纹紫滞。

证机概要：邪气炽盛，毒热内闭肺气。

治法：清热解毒，泻肺开闭。

方药：黄连解毒汤合麻杏石甘汤加减。常用麻黄、苦杏仁、生石膏、甘草、黄芩、黄连、栀子、浙贝母等。

热毒重，加虎杖、蒲公英、败酱草；便秘、腹胀，加生大黄、元明粉；口燥鼻干，涕泪俱无，加生地黄、玄参、麦冬；咳重，加白前、五味子；烦躁不宁，加远志、钩藤。

（5）阴虚肺热证

临床表现：病程较长，低热盗汗，干咳少痰，面色潮红，手足心热，口干便秘，舌质红，苔少或花剥，脉细数，指纹淡紫。

证机概要：正虚邪恋，肺阴亏虚。

治法：养阴清肺，润肺止咳。

方药：沙参麦冬汤加减。常用沙参、麦冬、玉竹、天花粉、桑白皮、款冬花、芦根等。

反复低热者加青蒿、知母、黄芩或青蒿鳖甲汤；咳甚者加泻白散；干咳不止加五味子、诃子；盗汗加地骨皮、煅龙骨、煅牡蛎、浮小麦。

（6）肺脾气虚证

临床表现：久咳，咳痰无力，痰多，面白少华，神疲乏力，动则汗出，易感冒，纳呆便溏，舌质淡红，苔薄白，脉细无力，指纹淡红。

证机概要：肺病及脾，脾气受损，运化无力，痰浊内生。

治法：补肺益气，健脾化痰。

方药：人参五味子汤加减。常用党参、白术、茯苓、五味子、麦冬、半夏、橘红、紫菀、甘草等。

虚汗多，动则汗出者加黄芪、煅龙骨、煅牡蛎，或用桂枝加龙骨牡蛎汤；咳嗽较甚者加百部、炙款冬花；痰多者加天竺黄、胆南星或二陈汤；纳谷不香加神曲、谷芽、麦芽；大便不实者加怀山药、炒扁豆。

2. 变证

（1）心阳虚衰证

临床表现：呼吸急促，烦躁不安，面色苍白，口唇发绀，四肢厥冷，胁下痞块，小便减少，舌质紫暗，苔白，脉细弱疾数，指纹紫滞，可达命关。

证机概要：肺气痹阻，心行血无力，心阳虚衰，正气欲脱。

治法：益气温阳，救逆固脱。

方药：参附龙牡救逆汤加减。常用人参、附子、龙骨、牡蛎、白芍、丹参、红花等。

若痰热实证兼见心气不足，出现呼吸、脉率偏快，口唇发绀，四肢不温者，须扶正祛邪，在清热涤痰，宣肺开闭的同时，佐以红参补益心气；神疲乏力，唇红舌红，少苔，气阴两虚者，加生脉散益气养阴；口唇发绀者，加红参、红花、葶苈子益气化痰，涤痰平喘。

（2）邪陷厥阴证

临床表现：壮热不退，四肢抽搐，神昏谵语，口唇发绀，气促痰鸣，双目上视，舌红，苔黄，脉数，指纹青紫，可达命关。

证机概要：邪毒炽盛，内犯厥阴心肝，心神被蒙，肝风内动。

治法：平肝息风，清心开窍。

方药：羚角钩藤汤合牛黄清心丸加减。常用羚羊角、钩藤、桑叶、川贝母、生地黄、菊花、茯神、牛黄、黄芩、黄连、栀子、白芍等。

壮热不退者，加石膏、黄芩、栀子清热解毒；四肢抽搐者，加蝉蜕、僵蚕、全蝎息风止痉；高热神昏者，合紫雪丹清热开窍；神昏痰多者，加胆南星、郁金、天竺黄清热化痰开窍；大便干结者，加大黄清热通腑。

四、转归与预后

本病的预后与年龄的大小、体质的强弱、受邪的轻重及护理适当与否有密切关系。如能及时诊断，正确治疗和护理，多数患儿可获痊愈。若素体虚弱，或感邪较重，或病势凶猛，或治疗护理不当，可迅速出现心阳虚衰、邪陷厥阴之变证，甚至危及生命。

五、预防与调护

1. 适当增加户外活动，加强锻炼，增强体质。
2. 保持室内清洁，空气流通，湿度适中，避免空气干燥，以利于痰液咳出。
3. 根据气温变化，随时增减衣服，避免着凉感冒。
4. 饮食宜清淡富有营养，多喂开水。
5. 保持呼吸道通畅，经常拍背翻身，以助于排痰。
6. 密切观察病情变化，防止发生变证。

第三十八节　小儿泄泻

小儿泄泻是以大便次数增多，粪质稀薄或如水样为特征的一种小儿常见的脾胃系病证。现代医学中的腹泻可以参考本病证治疗。

一、病因病机

感受外邪、伤于饮食、脾胃虚弱皆可导致小儿泄泻。

小儿泄泻的基本病机为脾虚湿盛。小儿脾胃薄弱，易于受损，若为外邪或饮食所伤，则运化功能失职，水谷不分，精微不布，清浊不分，水反为湿，谷反为滞，合污而下，而致泄泻。重症患儿，泻下过度，易于伤阴耗气，出现气阴两伤，甚则阴损及阳，导致阴竭阳脱的危重变证；若久泻不止，脾气虚弱，土虚木亢，肝旺而生内风，而致慢惊风；脾虚失运，生化乏源，气血亏虚，不能荣养脏腑肌肤，久则形成疳证。

二、诊断与鉴别诊断

1. 诊断要点

（1）有乳食不节、饮食不洁及感受时邪的病史。

（2）大便次数增多，粪质稀薄。

（3）重症泄泻，可见小便短少，高热烦渴，神萎倦怠，皮肤干瘪，囟门凹陷，目眶下陷，啼哭无泪，口唇樱红，呼吸深长，腹胀等症。

（4）大便镜检可有脂肪球或少量白细胞、红细胞。

（5）大便病原学检查可有轮状病毒阳性，或致病性大肠杆菌等细菌培养阳性。

2. 鉴别诊断

本病主要与痢疾相鉴别。痢疾大便为黏液脓血便，腹痛，里急后重。大便常规检查有脓细胞、红细胞和吞噬细胞；大便培养有痢疾杆菌生长。

三、辨证论治

小儿泄泻的治疗以运脾化湿为基本治法。实证以祛邪为主，针对不同病因，分别给予祛风解表、清热利湿、消食导滞等法。虚证以扶正为主，根据脏腑虚损的不同，给予健脾益气、温补脾肾、固涩止泻等治疗。泄泻变证，气阴两伤者，治以益气养阴；阴竭阳脱者，治以回阳固脱。本病除口服药物外，还可用外治疗法。

1. 常证

（1）风寒泻证

临床表现：大便清稀，夹有泡沫，臭气不甚，肠鸣腹痛，或伴恶寒发热，鼻流清涕，舌质淡，苔薄白，脉浮紧，指纹淡红。

证机概要：寒湿内盛，脾失健运，清浊不分。

治法：疏风散寒，化湿和中。

方药：藿香正气散加减。常用藿香、苏叶、白芷、半夏、茯苓、陈皮、苍术、厚朴、大腹皮、生姜、甘草等。

夹食积者，加神曲、山楂消食化滞。

中成药：藿香正气口服液。

推拿：推三关，摩腹，揉龟尾，推上七节骨。

敷贴疗法：丁香3g，吴茱萸6g，干姜10g，共研细末。每次2～3g，用酒调成糊状，敷贴神阙穴，每日1次。用于风寒泻、脾虚泻、脾肾阳虚泻。

针刺：取足三里、中脘、天枢、脾俞。呕吐加内关、上脘，腹胀加下脘，伤食加刺四缝。实证用泻法，虚证用补法。

（2）湿热泻证

临床表现：大便水样，泻下急迫，量多次频，气味秽臭，或见少许黏液，肛周红赤，发热，烦躁口渴，恶心呕吐，小便短黄，舌质红，苔黄腻，脉滑数，指纹紫。

证机概要：湿阻中焦，郁而化热，湿热下趋，迫注大肠。

治法：清肠解热，化湿止泻。

方药：葛根黄芩黄连汤加味。常用葛根、黄芩、黄连、马齿苋、车前子等。

热重于湿者，加滑石、连翘、白头翁；湿重于热者，加薏苡仁、茯苓、扁豆利湿止泻；腹胀满着，加厚朴、木香行气除满；呕吐者加藿香芳化止呕。

中成药：葛根芩连片。

推拿：清补脾土，清大肠，退六腑，揉小天心。

（3）伤食泻证

临床表现：大便稀溏，夹有乳凝块或未消化食物残渣，大便酸臭或如败卵，脘腹胀满，腹痛欲泻，泻后痛减，嗳气酸馊，或有呕吐，不思乳食，夜卧不安，舌苔厚腻，脉滑数，指纹滞。

证机概要：乳食内停，阻滞肠胃，传化失司。

治法：消食化滞，和胃止泻。

方药：保和丸加减。常用山楂、神曲、莱菔子、半夏、茯苓、陈皮、连翘、鸡内金、藿香等。

呕吐较重者加竹茹；大便稀水样加白术；大便不爽加入枳实、槟榔；腹痛较重者加入白芍、木香、枳壳。

中成药：保和丸。

推拿：推板门，清大肠，补脾土，摩腹，推上七节骨。

（4）脾虚泻证

临床表现：大便稀溏，色淡不臭，多于食后作泻，时轻时重，面色萎黄，食欲不振，神疲倦怠，舌淡苔白，脉细弱，指纹淡。

证机概要：脾虚失运，清浊不分。

治法：健脾益气，助运止泻。

方药：参苓白术散加减。常用党参、白术、茯苓、山药、莲子肉、扁豆、薏苡仁、砂仁、桔梗、甘草等。

湿盛苔腻加藿香、佩兰芳香化湿；食少、纳呆加神曲、麦芽消食助运；腹胀者，加木香、厚朴行气除烦。

推拿：推三关，补脾土，补大肠，摩腹，推上七节骨，捏脊。

灸法：取足三里、中脘、神阙，隔姜灸或艾灸。用于脾虚泻、脾肾阳虚泻。

（5）脾肾阳虚泻证

临床表现：久泻不愈，大便清稀，澄澈清冷，完谷不化，或伴脱肛，形寒肢冷，面白无华，精神萎靡，舌淡苔白，脉细弱，指纹色淡。

证机概要：命门火衰，脾失温煦。

治法：温补脾肾，固涩止泻。

方药：附子理中汤合四神丸加减。常用党参、白术、干姜、附子、吴茱萸、补骨脂、肉豆蔻、甘草等。

脱肛者，加黄芪、升麻升提中气；久泻不止者加诃子、赤石脂、禹余粮收敛固涩。

中成药：附子理中丸。

推拿：推三关，补脾土，补大肠，摩腹，推上七节骨，捏脊。

2. 变证

（1）气阴两伤证

临床表现：泻下过度，质稀如水，精神萎靡，目眶及囟门凹陷，皮肤干燥，啼哭无泪，口渴引饮，小便短少，甚至无尿，唇红而干，舌红少津，苔少或无苔，脉细数。

证机概要：久泻久利，耗伤气津，气阴两虚。

治法：益气养阴，酸甘敛阴。

方药：人参乌梅汤加减。常用太子参、乌梅、木瓜、山药、莲子、茯苓、甘草等。

久泻不止者加诃子、禹余粮固涩止泻；口渴引饮者，加天花粉、玉竹、鲜石斛、鲜芦根。

（2）阴竭阳脱证

临床表现：泻下不止，次频量多，精神萎靡，表情淡漠，哭声微弱，面色青灰或苍白，四肢厥冷，尿少无泪，舌淡无津，脉沉细欲绝。

证机概要：久泻失治，阴液枯竭，阳随阴脱。

治法：回阳固脱。

方药：参附龙牡救逆汤加减。常用红参、附子、龙骨、牡蛎、干姜、白术、甘草等。

四、转归与预后

轻症一般预后良好，处理及时，常很快获得痊愈。重症患儿，常因泻下过度，发生气阴两伤，甚至阴竭阳脱的变证而危及生命，甚至导致“慢脾风”，救治颇为棘手。若病情迁延日久不愈，可形成疳证，影响小儿生长发育。

五、预防与调护

1. 注意饮食卫生，食品应新鲜、清洁，不吃变质食品，不要暴饮暴食。饭前、便后要洗手，餐具要卫生。

2. 提倡母乳喂养，避免在夏季及小儿有病时断奶，适时适量添加辅食，合理喂养，乳食勿过饱。

3. 注意气候变化，及时增减衣被，避免着凉或中暑。

4. 对吐泻严重及伤食泄泻患儿暂时禁食，随着病情好转，逐渐恢复进食少量易消化食物。初愈后忌食油腻、生冷及不易消化的食物。

5. 注意观察大便次数与性状改变，注意尿量、皮肤弹性、精神状态等情况的变化，及早发现泄泻变证。

第三十九节 积 滞

积滞是由于乳食喂养不当，乳食停聚中脘，积而不化，气滞不行所形成的一种脾胃病证。现代医学中的消化不良可以参考本病证论治。

一、病因病机

乳食不节、脾胃虚弱皆可导致积滞。

积滞的病位在脾胃，基本病机为乳食停聚中脘，积而不化，气滞不行。其病理性质有虚实之分，但实多虚少。属实证者，多因乳食不节，脾胃受损，运化失职，升降失调，宿食停聚，积而不化；属虚证者，多为禀赋不足，脾胃素虚，或病后失调，脾气亏虚，或过用寒凉，脾胃虚寒，而致脾胃腐熟运化不及，乳食稍有增加，即停滞不化。积滞日久，迁延失治，进一步损伤脾胃，导致生化乏源，气血亏虚，不能荣养脏腑肌肤，而成疳证。

二、诊断与鉴别诊断

1. 诊断要点

（1）有伤乳食史。

（2）以不思乳食，食而不化，脘腹胀满，嗳腐吞酸，甚则吐泻酸臭为特征。

（3）可伴有烦躁不安，夜间哭闹，小便色如米泔或黄浊等症。

2. 鉴别诊断

（1）厌食：长期食欲不振，厌恶进食，一般无脘腹胀满、大便酸臭等症。

（2）疳证：可由积滞日久，迁延失治而转化成。表现为精神萎靡，形体羸瘦，气血不荣，腹胀或凹陷，甚则青筋暴露，饮食异常（厌食、嗜食或异食），病情缠绵日久，生长发育明显迟缓。

三、辨证论治

积滞的治疗原则应以消食导滞为主。临床上应辨明虚实。乳食内积多表现为实证，应佐以清热通腑之剂，而素体脾虚则以虚证、寒证为主，佐以健脾益气之品。

1. 乳食内积证

临床表现：不思乳食，嗳腐酸馊或呕吐食物、乳片，脘腹胀满疼痛，大便酸臭，烦躁啼哭，夜眠不安，手足心热，舌质红，苔白厚或黄厚腻，脉弦滑，指纹紫滞。

证机概要：乳食不节，脾胃受损，宿食停聚，积而不化。

治法：消食化乳，理气行滞。

方药：乳积者选消乳丸加减，常用麦芽、神曲、香附、砂仁、陈皮、甘草等。食积者用保和丸加减，常用山楂、神曲、莱菔子、半夏、连翘、陈皮、茯苓等。

腹胀明显加木香、佛手、枳实行气导滞除胀；呕吐明显加竹茹、生姜、旋覆花等降逆止呕；大便秘结不通，加生大黄、芒硝通腑导滞；湿热明显加黄连、黄芩清解中焦湿热；口渴者可加天花粉、石斛、麦冬清热生津止渴。

中成药：化积口服液、枳实导滞丸、清热化滞颗粒。

推拿：推板门，清大肠，揉板门，揉按中脘，揉脐，按揉足三里，下推七节骨，捏脊。

敷贴疗法：神曲、麦芽、山楂各30g，槟榔、生大黄各10g，芒硝20g，各研细末，和匀，以麻油调。敷于中脘、神阙穴，外盖纱布，胶布固定，先热敷5分钟，然后继续保持24小时。隔日1次，3次为1个疗程。

2. 脾虚夹积证

临床表现：面色萎黄，形体消瘦，神疲肢倦，不思乳食，食则饱胀，腹满喜按，大便溏薄酸腥，夹有乳片或不消化食物残渣，舌质淡，苔白腻，脉细滑，指纹淡滞。

证机概要：脾胃虚弱，腐化不及，乳食停滞。

治法：健脾助运，消食化滞。

方药：健脾丸加减。常用人参、白术、茯苓、甘草、山楂、神曲、麦芽、陈皮、枳实、砂仁等。

呕吐加生姜、丁香、法半夏温中和胃，降逆止呕；大便稀溏、小便少加炒薏苡仁、茯苓健脾化湿；寒凝腹痛加干姜、白芍、木香温中散寒，缓急止痛；舌苔白腻加藿香、佩兰芳香醒脾化湿。

中成药：健胃消食口服液。

推拿：补脾土，运水入土，下推七节骨，揉板门，揉中脘，揉外劳宫，揉足三里，捏脊。

四、转归与预后

一般来说预后良好。少数患儿可因迁延失治，进一步损伤脾胃，日久转化为疳证。

五、预防与调护

1. 大力提倡母乳喂养，饮食有节，定时定量，及时添加辅食，合理喂养，喂养婴幼儿应以富有营养而易消化的食物为主。

2. 不宜过食肥甘厚味、生冷之品，不吃零食，纠正偏食，鼓励多食蔬菜，从小养成良好的饮食习惯。

第四十节 惊 风

惊风是由多种原因引起的，临床以全身或局部肌肉抽搐为主要表现，常伴有神志不清的一种病证。一般分为急惊风、慢惊风两大类。凡起病急暴、属阳属实者，统称急惊风；病久中虚、属阴属虚者，统称慢惊风。

现代医学中高热、急性中毒性脑病、各种颅内感染等引起的惊厥可参考急惊风治疗；代谢疾病与水、电解质紊乱，颅脑发育不全与损伤、出血、缺氧，以及各种脑炎、脑膜炎、中毒性脑病恢复期出现的惊厥等可参考慢惊风治疗。

一、病因病机

急惊风的病因与外感时邪、饮食内伤和猝受惊恐有关；慢惊风的病因常与脾胃虚弱、脾肾阳衰、肝肾阴亏等有关。

惊风的病变脏腑主要在心、肝、脾、肾，其中急惊风多与心肝有关，慢惊风的病理变化主要责之脾、胃、肝、肾。急惊风的基本病机为痰热风惊，多由外感时邪引发，时邪入里化热化火，内犯心包，引动肝风，则见神昏抽搐；或由食积郁滞肠胃，生湿酿痰，蒙蔽心包，郁极生风；亦可因暴受惊恐，扰心伤神，气机阻滞，痰郁化火，引动肝风，发为惊厥。慢惊风的基本病机为虚极生风，临床多由脾胃先伤，肝木侮土，脾虚生风；或因素体虚寒，脾胃阳气衰败，阴霾四布，筋脉失于温煦而致抽动；亦有因热邪久羁，消烁真阴，以致肾阴不足，肝血亏虚，阴虚而风动。

二、诊断与鉴别诊断

1. 诊断要点

（1）本病以 3 岁以下婴幼儿为多，5 岁以上则逐渐减少。

（2）本病以四肢抽搐，颈项强直，角弓反张，神志昏迷为主要临床表现。

（3）有明显的原发疾病，如感冒、发热、小儿肺炎、麻疹、猩红热、乙型脑炎、慢性腹泻等。

（4）急惊风热度高，惊、风、痰、热之征俱备；慢惊风势缓，虚、寒之象必见。

2. 鉴别诊断

(1) 痫证：痫证发作多有突然仆倒，不省人事，四肢抽搐，须臾自止等特点，与外感六淫而致的急惊风颇为相似，临床须仔细鉴别。其要点为：①急惊风多发生在3岁以下的幼儿，5岁以上的儿童出现惊厥多为痫证。②急惊风患儿发作前常伴有高热，体温在38.5℃以上，痫证患儿发作前体温常正常，亦有发作后体温升高者。③急惊风患儿的发作，多在体温的上升段。④急惊风在一次发热中，大多只抽搐1次，很少有发作2次以上者，痫证儿童可有多次发作。⑤急惊风的患儿脑电图正常，痫证患儿脑电图多有棘波、尖波、棘慢波等痫性放电。

(2) 脐风：脐风以唇青口撮，牙关紧闭，苦笑面容，甚至四肢抽搐，角弓反张为主症，与急惊风有相近之处。但脐风多出现在出生后4～7天，因断脐时处理不当，被秽邪风毒侵入所致，根据病史、发病年龄、典型症状等不难鉴别。但要指出的是，各年龄小儿均可因外伤等出现与脐风相同的破伤风，也须与急惊风加以鉴别。

(3) 厥证：厥证是由于阴阳失调，气机逆乱而引起，以突然昏倒，不省人事，四肢逆冷为主要表现的一种病证。其鉴别要点在于，厥证多出现四肢厥冷而无肢体抽搐或强直等表现。

三、辨证论治

急惊风的主证是痰、热、惊、风，因此治疗应以清热、豁痰、息风、镇惊为基本法则。然而急惊风之痰，有痰火和痰浊的区别，热有表热和里热的不同，风有外风和内风的差异，惊有恐惧、惊惕的虚证和惊跳、嚎叫的实证。对此，在豁痰中有芳香开窍、甘寒清心、涤痰通腑的区别；清热有透表解毒、苦寒泻热的差异；治风有疏风和息风的不同；镇惊有平肝镇惊、滋水涵木的类别。在急惊风的治疗中既要顾及安神镇惊的作用，又不可忽视全身的情况，分清主次，辨证施治。

慢惊风一般属于虚证，有虚寒和虚热的区别，因此其治疗大法应以补虚治本为主，常用的法则有温中健脾、温阳逐寒、育阴潜阳、柔肝息风。

（一）急惊风

1. 外感惊风

（1）感受风邪

临床表现：多见于冬春之季，起病急骤，发热，头痛，鼻塞，流涕，咳嗽，咽痛，随即出现烦躁、惊厥、神昏，舌苔薄白或薄黄，脉浮数。

证机概要：风邪外袭，蕴而化热，热极生风。

治法：疏风清热，息风镇惊。

方药：银翘散加减。常用银花、连翘、薄荷、荆芥穗、防风、牛蒡子、钩藤、僵蚕、蝉蜕、羚羊角等。

高热不退者加生石膏、知母；舌苔厚腻，大便溏者，加草果、槟榔、青蒿。若属风寒束表，郁而化热者，可改用葛根汤加天麻、钩藤、全蝎、石菖蒲；若神昏抽搐较重者，可加服小儿回春丹。

中成药：小儿回春丹、紫雪丹、苏合香丸、至宝丹、琥珀抱龙丸。

针刺：取水沟、印堂、合谷、太冲。外感惊风加风池、外关、曲池；痰食惊风加大椎、丰隆、十宣；惊恐惊风加神门、四神聪；口噤者加颊车。采用毫针泻法，大椎、十宣点刺出血。

推拿：急惊风欲作时，大敦穴上拿之或鞋带穴拿之。惊风发作时，身向前屈者，将委中穴向下掐住，身向后仰者，将肘上鬼眼穴向下掐住。

（2）感受暑邪

临床表现：多见于盛夏之季，起病较急，壮热多汗，头痛项强，恶心呕吐，烦躁嗜睡，抽搐，口渴便秘，舌红苔黄，脉弦数。病情严重者高热不退，反复抽搐，神志不清，舌苔厚，舌质红起刺，脉滑数，或出现深度昏迷、狂躁不安、呼吸困难等危象。

证机概要：暑邪外袭，郁而化火，内陷心包，引动肝风。

治法：清热祛暑，开窍息风。

方药：清瘟败毒饮加减。常用生石膏、生地黄、黄连、水牛角、栀子、黄芩、知母、赤芍、玄参、连翘、丹皮、竹叶等。

抽搐不已者加羚羊角粉（冲服）、钩藤、僵蚕；昏迷较甚者，可选用牛黄清心丸。

（3）感受疫邪

临床表现：常见于夏秋之季，起病急骤，突然高热，持续不退，神志昏迷，反复抽搐，烦躁谵语，呕吐腹痛，大便腥臭或夹脓血，舌红，苔黄腻，脉滑数。

证机概要：邪毒炽盛，内陷厥阴，热极生风。

治法：清热化湿，解毒息风。

方药：黄连解毒汤合白头翁汤加减。常用黄连、黄柏、栀子、黄芩、白头翁、秦皮、钩藤、全蝎等。

呕吐腹痛明显者，可加用玉枢丹；大便脓血较重者，可用生大黄水煎灌肠。若出现内闭外脱，症见面色苍白，精神淡漠，呼吸浅促，四肢厥冷，脉微细欲绝者，可用参附龙牡汤。

2. 痰食惊风

临床表现：纳呆，腹痛，呕吐，便秘，继而出现发热，神昏惊厥，喉中痰鸣，口中气秽，舌苔厚腻，或白或黄，脉滑数。

证机概要：痰浊内阻，蒙蔽心窍，痰动生风。

治法：消食导滞，涤痰息风。

方药：保和丸加减送服玉枢丹。常用山楂、神曲、陈皮、莱菔子、半夏、连翘、胆南星、玉枢丹等。

痰多者加礞石、沉香、大黄、黄芩；大便不通者，加大黄、枳实、芒硝、芦荟；腹痛较剧及腹胀者，加木香、厚朴；呕吐较甚者，加藿香、竹茹。

3. 惊恐惊风

临床表现：面色时青时赤，惊惕不安，喜投母怀，甚至惊厥，偶有发热，大便色青，脉数乱。

证机概要：暴受惊恐，气机逆乱，神明受扰。

治法：镇惊安神，益气健脾。

方药：远志丸加减。常用远志、龙齿、茯神、石菖蒲、蝉蜕、琥珀（冲服）、人参、山药、磁石等。

抽搐甚者可加抱龙丸；呕吐较重者，加竹茹、半夏；心神不宁，夜寐多梦者，加用朱砂安神丸。

（二）慢惊风

1. 脾胃虚弱

临床表现：精神萎靡，嗜睡露睛，面色萎黄，不欲饮食，大便稀溏，色带青绿，时有腹鸣，四肢不温，抽搐无力，时作时止，舌淡苔白，脉沉弱。

证机概要：脾虚肝旺，肝阳亢而生风。

治法：温中健脾，扶土抑木。

方药：缓肝理脾汤加减。常用人参、白术、干姜、茯苓、白芍、钩藤、炙甘草等。

抽搐频发者，加天麻、蜈蚣；腹泻日久将干姜改为煨姜，加山楂炭、升麻、葛根；纳呆食少者，加焦神曲、焦山楂、砂仁；四肢不温，大便稀溏较甚者，改用附子理中汤。

针刺：取印堂、筋缩、气海、肾俞、足三里、太冲。脾肾阳虚者，加神阙、脾俞、肾俞；肝肾阴虚者，加肾俞、肝俞、太溪。印堂、筋缩、太冲用毫针泻法，气海、肾俞、足三里用补法。配穴用泻法。

推拿：运五经，推脾土，揉脾土，揉五指节，运内八卦，分阴阳，推上三关，揉涌泉，揉足三里。

2. 脾肾阳衰

临床表现：精神萎靡，昏睡露睛，面色皖白或灰滞，口鼻气冷，额汗不温，四肢厥冷，溲清便溏，手足蠕蠕震颤，舌质淡，苔薄白，脉沉微。

证机概要：脾虚日久，累及肾阳，筋脉失于温煦。

治法：温补脾肾，回阳救逆。

方药：固真汤合逐寒荡惊汤加减。常用党参、白术、茯苓、黄芪、甘草、炮附子、肉桂、山药、炮姜、丁香等。

汗多者加龙骨、牡蛎、五味子、灵磁石；恶心呕吐者，加吴茱萸、胡椒、半夏。

3. 肝肾阴虚

临床表现：精神疲惫，形体憔悴，面色皖白或时有潮红，虚烦低热，手足心热，易出汗，大便干结，肢体拘挛或强直，抽搐时轻时重，舌绛少津，苔少或无苔，脉细数。

证机概要：肝肾阴虚，筋脉失于濡养，虚风内动。

治法：育阴潜阳，滋水涵木。

方药：大定风珠加减。常用白芍、龟甲、生地黄、麻仁、鳖甲、五味子、生龙骨、生牡蛎、麦冬、当归、甘草等。

日晡潮热者，加地骨皮、银柴胡、青蒿；抽搐不止者，加天麻、乌梢蛇；汗出较多者，加黄芪、浮小麦；肢体麻木，活动障碍者，加赤芍、川芎、地龙。

四、转归与预后

惊风因其原发疾病的不同而预后转归差别很大。急惊风虽然来势急骤，病情危重，但如能得到及时、正确的治疗，见效亦快，发作后恢复亦较快，预后良好，但其中30% ~50%的患儿以后发热时易出现再次惊风。慢惊风反复发作，需要尽早查明病因，采取针对性的病因治疗，其中部分为难治性疾病，预后一般较差。

五、预防与调护

1. 预防

（1）高热患儿应及时服用羚羊角粉或紫雪散清热止痉，高热仍不退者可用50%酒精或温水擦浴降温，亦可用冰袋等降温，以防抽搐。

（2）对于暑温、疫毒痢的患儿，要积极治疗原发病，防止惊厥反复发作。

（3）慢惊风患儿，要加强体育锻炼，增强体质，减少发作。

2. 调护

（1）抽搐发作时，切勿强制按压，以防骨折。应将患儿平放，头侧位，并用纱布包裹压舌板，放于上下牙齿之间，以防咬伤舌体。

（2）保持呼吸道通畅，痰涎壅盛者，随时吸痰，同时注意给氧。

（3）保持室内安静，避免过度刺激。

（4）随时观察患儿面色、呼吸及脉搏变化，防止突变。

第四十一节　痄　腮

痄腮是由痄腮时邪引起的一种急性时行疾病，以发热、耳下腮部肿胀疼痛为主要特征。现代医学中的流行性腮腺炎可以参考本病论治。

一、病因病机

本病的病因为感受痄腮时邪。

痄腮的基本病机为邪毒壅阻足少阳经脉，与气血相搏，凝滞于耳下腮部。病位主要在足少阳胆经，可累及足厥阴肝经。足少阳胆经与足厥阴肝经互为表里，热毒炽盛者，邪盛正衰，邪陷厥阴，扰动肝风，蒙蔽心包，可见高热、抽搐、昏迷等症，此为邪陷心肝之变证。足厥阴肝经循少腹络阴器，邪毒内传，引睾窜腹，可见睾丸肿胀、疼痛，或少腹疼痛等症，此为毒窜睾腹之变证。肝经热毒壅滞乘脾，还可出现上腹疼痛、恶心呕吐等症。

二、诊断与鉴别诊断

1. 诊断要点

（1）发病前2~3周有流行性腮腺炎接触史。

（2）发热，以耳垂为中心的腮部肿痛，边缘不清，触之有弹性感，压痛明显。常一侧先肿大，2~3天后对侧亦可肿大。腮腺管口红肿。青春期患儿可合并睾丸炎、附睾炎或卵巢炎等。合并脑膜脑炎者可见发热、头痛、呕吐、嗜睡、颈项强直，甚至神昏、抽搐等。

（3）血常规检查白细胞总数正常或稍降低，淋巴细胞可相对增加。血清、尿淀粉酶增高。

（4）病原学检查可从患儿唾液、脑脊液、尿或血中分离出腮腺炎病毒。

2. 鉴别诊断

本病主要与发颐（化脓性腮腺炎）相鉴别。发颐腮腺肿大多为一侧，表皮泛红，疼痛剧烈，拒按，若按压腮部可见口腔内腮腺管口有脓液溢出。发颐无传染性，血常规检查白细胞总数及中性粒细胞增高。

三、辨证论治

痄腮的治疗应以清热解毒、软坚散结为基本治法。邪毒在表者，治宜疏风散邪；热毒入里者，治宜清热解毒；邪毒传变，窜睾入腹，治宜清肝泻火；内陷厥阴者，治宜息风开窍。本病治疗宜采用药物内服与外治相结合，有助于腮部肿胀的消退。

1. 常证

(1) 邪犯少阳证

临床表现：轻微发热恶寒，一侧或两侧耳下腮部漫肿疼痛，咀嚼不便，或有头痛，咽红，纳少，舌质红，苔薄白或薄黄，脉浮数。

证机概要：风温邪毒壅阻少阳经脉，气血郁滞。

治法：疏风清热，散结消肿。

方药：柴胡葛根汤或银翘散加减。常用柴胡、葛根、黄芩、银花、连翘、生石膏、升麻、牛蒡子、桔梗、甘草、板蓝根、夏枯草、僵蚕等。

中成药：板蓝根冲剂。

涂敷法：新鲜仙人掌（去刺）、鲜马齿苋任选一种，捣烂外敷患处，每日 1～2 次。

针刺：取翳风、颊车、合谷穴。发热者，加大椎、曲池；睾丸小腹疼痛者，加血海、三阴交。用泻法，强刺激，每日 1 次。

(2) 热毒壅盛证

临床表现：高热，一侧或两侧耳下腮部肿胀疼痛，坚硬拒按，张口咀嚼困难，或有烦躁不安，口渴欲饮，头痛，咽红肿痛，颌下肿块胀痛，纳少，大便秘结，尿少而黄，舌质红，舌苔黄，脉滑数。

证机概要：温毒入里，热毒蕴结。

治法：清热解毒，软坚散结。

方药：普济消毒饮加减。常用柴胡、黄芩、黄连、连翘、板蓝根、升麻、牛蒡子、马勃、桔梗、玄参、薄荷、陈皮、僵蚕等。

壮热、口渴者，加生石膏、知母清气分之热；腮肿坚硬者，加海藻、昆布软坚散结；大便秘结者，加大黄、芒硝通腑泄热。

中成药：五福化毒丸。

2. 变证

（1）邪陷心肝证

临床表现：高热，耳下腮部肿痛，坚硬拒按，神昏嗜睡，项强，反复抽搐，头痛，呕吐，舌红苔黄，脉弦数。

证机概要：热毒炽盛，内窜心肝，热极生风，扰乱神明。

治法：清热解毒，息风开窍。

方药：清瘟败毒饮加减。常用生石膏、知母、栀子、黄连、连翘、水牛角、生地黄、牡丹皮、赤芍、竹叶、玄参、芦根、钩藤、僵蚕、生甘草等。

高热、神昏、抽搐者，可配合用安宫牛黄丸、紫雪丹增加清热凉营、息风开窍之功。

（2）毒窜睾腹证

临床表现：腮部肿胀消退后，一侧或双侧睾丸肿胀疼痛，或脘腹、少腹疼痛，痛时拒按，舌红，苔黄，脉数。

证机概要：热毒炽盛，内陷厥阴，引窜睾腹。

治法：清肝泻火，活血止痛。

方药：龙胆泻肝汤加减。常用柴胡、龙胆草、栀子、黄芩、车前子、川楝子、荔枝核、桃仁等。

中成药：龙胆泻肝丸。

四、转归与预后

本病经恰当的治疗，多数预后较好，痄腮重证，如邪陷心肝证、毒窜睾腹证，中医药也有较好的疗效。

五、预防与调护

1. 预防

（1）痄腮流行期间，易感儿应少去公共场所。学校及托幼机构中发现有接触史的可疑患儿，要进行隔离观察。

（2）出生后 14 个月可给予减毒腮腺炎活疫苗接种。

2. 调护

（1）发病期间应隔离治疗，直至腮部肿胀完全消退后 3 天为止。患儿的衣被、用具等物品均应煮沸消毒。

（2）患儿应卧床休息直至热退，并发睾丸炎者应适当延长卧床休息时间。

（3）给易消化、清淡流质饮食或软食为宜，忌吃酸、硬、辣等刺激性食物。每餐后用生理盐水或 4% 硼酸溶液漱口或清洗口腔，以保持口腔清洁。

（4）对高热、头痛、嗜睡、呕吐者应密切观察病情变化。睾丸肿大痛甚者，局部可给予冷湿敷，并用纱布做成吊带，将肿胀的阴囊托起。

第四十二节　面　瘫

面瘫是以口眼向一侧歪斜为主症的病证。现代医学中的周围性面神经麻痹可参考本病证治疗。

一、病因病机

劳作过度，机体正气不足，脉络空虚，卫外不固，风寒或风热乘虚入中面部经络，致气血痹阻，经筋功能失调，筋肉失于约束，出现㖞僻。周围性面瘫包括眼部和口颊部筋肉的症状，由于足太阳经筋为“目上冈”，足阳明经筋为“目下冈”，故眼睑不能闭合为足太阳和足阳明经筋功能失调所致；口颊部主要为手太阳和手、足阳明经筋所主，因此，口歪主要系该三条经筋功能失调所致。

二、辨证论治

临床表现：本病常急性发作，常在睡眠醒来时，发现一侧面部肌肉板滞、麻木、瘫痪，额纹消失，眼裂变大，露睛流泪，鼻唇沟变浅，口角下垂，歪向健侧，病侧不能皱眉、蹙额、闭目、露齿、鼓颊。部分患者初起时有耳后疼痛，还可出现患侧舌前2/3味觉减退或消失、听觉过敏等症。部分患者病程迁延日久，可因瘫痪肌肉出现挛缩，口角反牵向患侧，甚则出现面肌痉挛，形成“倒错现象”。

兼见面部有受凉史，舌淡，苔薄白，为风寒证；继发于感冒发热，舌红，苔黄腻，为风热证。

1. 针灸治疗

证机概要：风寒外袭，经气阻滞，经筋失调。

治法：祛风通络，疏调经筋。

处方：以手足阳明和手足太阳经穴为主，常用攒竹、阳白、四白、颧髎、颊车、地仓、合谷等。

风寒证加风池；风热证加曲池；恢复期加足三里；人中沟歪斜加水沟；鼻唇沟浅加迎香；乳突部疼痛加翳风；舌麻、味觉减退加廉泉；目合困难加鱼腰、申脉（或昆仑）。

操作：攒竹、阳白均向鱼腰部透刺。面部腧穴均行平补平泻法，恢复期可加灸法。在急性期，面部穴位手法不宜过重，针刺不宜过深，取穴不宜过多，肢体远端的腧穴行泻法且手法宜重；在恢复期，肢体远端的足三里施行补法，合谷、昆仑行平补平泻法。余穴均用泻法。

2. 刺络拔罐法

用三棱针点刺阳白、颧髎、地仓、颊车，拔罐，每周2次，适用于恢复期。

3. 皮肤针法

用梅花针叩刺阳白、颧髎、地仓、颊车，以局部潮红为度，每日或隔日 1 次，适用于恢复期。

三、预防与调护

1. 面部应避免风寒，必要时戴口罩、眼罩。

2. 因眼睑闭合不全，灰尘容易侵入，每日点眼药水 2 ~3 次，以预防感染。

第四十三节　漏肩风

漏肩风是以肩关节酸重疼痛、运动受限为主症的一种疾病。现代医学中的肩关节周围炎可参考本病证治疗。

一、病因病机

因体虚、劳损、风寒侵袭肩部，使经气不利所致。肩部感受风寒，阻痹气血，或劳作过度、外伤，损及筋脉，气滞血瘀，或年老气血不足，筋骨失养，皆可使肩部脉络气血不利，不通则痛。肩部主要归手三阳经所主，内外因素导致肩部经络阻滞不通或失养，是本病的主要病机。

二、辨证论治

临床表现：肩周疼痛、酸重，夜间为甚，常因天气变化及劳累而诱发或加重，患者肩前、后及外侧均有压痛，主动和被动外展、后伸、上举等功能明显受限，后期可出现肌肉萎缩。

当肩后部压痛明显时，为手太阳经证；当肩前部压痛明显时，为手阳明经证；当肩外侧压痛明显时，为手少阳经证。兼有明显的感受风寒史，遇风寒痛增，得温痛缓，畏风恶寒，为外邪内侵；肩部有外伤或劳作过度史，疼痛拒按，舌暗或有瘀斑，脉涩，为气滞血瘀；肩部酸痛，劳累加重，或伴见头晕目眩，四肢乏力，舌淡，苔薄白，脉细弱，为气血虚弱。

1. 针灸治疗

证机概要：风寒湿邪外袭，或劳损筋脉，气血痹阻。

治法：通经活血，祛风通络。

处方：以阿是穴及手阳明、手少阳、手太阳经穴为主，常用肩髃、肩髎、肩贞、肩前、阿是穴。

手太阳经证加后溪、昆仑；手阳明经证加合谷、条口；手少阳经证加外关、阳陵泉。外邪内侵加合谷、风池；气滞血瘀加内关、合谷；气血虚弱加足三里、气海。

操作：足三里、气海用补法，余穴均用泻法。先刺远端配穴，做较强刺激，行针时鼓励患者运动肩关节；肩部穴位要求有强烈的针感，直达病变部位。

2. 刺络拔罐法

用三棱针在肩部压痛点点刺，使少量出血，加拔火罐；或用皮肤针叩刺肩部压痛点，加拔火罐。

3. 小针刀疗法

肩关节出现粘连时在局麻下将小针刀刺入痛点，可触及硬结及条索状，顺肌纤维走行方向剥离松解粘连。

三、预防与调护

1. 肩部应注意保暖。

2. 肩关节疼痛缓解，肿胀消失后，应在医生指导下坚持关节功能锻炼。

第四十四节 牙 痛

牙痛是指以牙齿疼痛为主要症状的一种疾病，常常遇冷、热、酸、甜等刺激时牙痛加剧。现代医学中的龋齿、牙髓炎、根尖周围炎和牙本质过敏可参考本病证治疗。

一、病因病机

手、足阳明经脉分别入下齿、上齿，大肠、胃腑积热，或风邪外袭经络，郁于阳明而化火，火邪循经上炎而发牙痛。肾主骨，齿为骨之余，肾阴不足，虚火上炎，亦可引起牙痛，亦有多食酸甘之物，口齿不洁，垢秽蚀齿而作痛者。因此，牙痛主要与手足阳明经和肾经有关。

二、辨证论治

临床表现：牙痛甚烈，兼有口臭、口渴、便秘、脉洪等症，为阳明火邪；痛甚而龈肿，兼形寒身热，脉浮数等症者，为风火牙痛；隐隐作痛，时作时止，口不臭，脉细或齿浮动，属肾虚牙痛。

证机概要：阳明火邪，循经上炎，或肾阴不足，虚火上炎。

治法：祛风泻火，通络止痛。

处方：以手足阳明经穴为主，常用颊车、下关、合谷。

风火牙痛加外关、风池；胃火牙痛加内庭、二间；阴虚牙痛加太溪、行间。

操作：主穴用泻法，循经远取可左右交叉刺，合谷持续行针1～3分钟。配穴太溪用补法，行间用泻法，余穴均用泻法。

三、预防与调护

注意口腔卫生，避免过度地进行硬物咀嚼和冷、热、酸、甜等刺激。